辨证奇闻

（第二版）

清·陈士铎◎著

柳长华　柳　璇　宋白杨◎校注

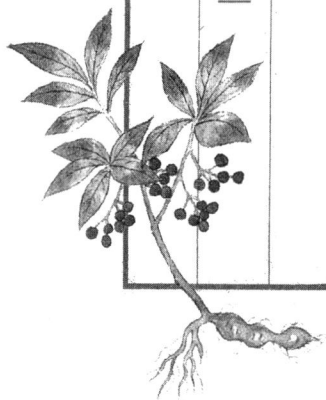

《中医非物质文化遗产临床经典读本》

第一辑

中国健康传媒集团

中国医药科技出版社

图书在版编目（CIP）数据

辨证奇闻 /（清）陈士铎著; 柳长华, 柳璇, 宋白杨校注 . —2 版 . —北京：中国医药科技出版社，2019.7

（中医非物质文化遗产临床经典读本）

ISBN 978-7-5214-1013-6

Ⅰ . ①辨… Ⅱ . ①陈… ②柳… ③柳… ④宋… Ⅲ . ①医案—中国—清前期 Ⅳ . ① R249.49

中国版本图书馆 CIP 数据核字（2019）第 044341 号

美术编辑 陈君杞

版式设计 也 在

出版 中国健康传媒集团 | 中国医药科技出版社

地址 北京市海淀区文慧园北路甲 22 号

邮编 100082

电话 发行：010 - 62227427 邮购：010 - 62236938

网址 www.cmstp.com

规格 880 × 1230mm $\frac{1}{32}$

印张 13 $\frac{1}{8}$

字数 272 千字

初版 2010 年 12 月第 1 版

版次 2019 年 7 月第 2 版

印次 2024 年 3 月第 4 次印刷

印刷 大厂回族自治县彩虹印刷有限公司

经销 全国各地新华书店

书号 ISBN 978-7-5214-1013-6

定价 35.00 元

获取新书信息、投稿、为图书纠错，请扫码联系我们。

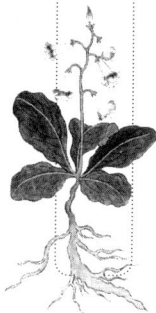

　　《辨证奇闻》又名《辨证录》《辨证冰鉴》，全书共十五卷，清·陈士铎著。陈士铎，字敬之，号远公，别号朱华子，又号莲公，自号大雅堂主人，浙江绍兴人，生卒年代约为公元 1627~1707 年。陈士铎是有反清思想的人，以道者自居，好游历，遍访名人，并与傅青主有密切交往，因此，在他的书中常用隐语表示与诸多人物的关系，如"吕道人岩""汉长沙守张机"等，读者勿以为怪。这次分别整理出版了陈士铎的《外经微言》《本草新编》《脉诀阐微》《石室秘录》《辨证玉函》《辨证奇闻》《辨证录》《洞天奥旨》是存世的陈士铎全部著作，可以系统反映陈士铎的医学思想和临证治验。

　　《辨证奇闻》载 162 证并 700 余则临证经验，内容涉及内、外、妇、儿、五官等证。其辨证用药多以五行生克之理立论。每证附一医案，详列病状、病因、立法和处方，详述方药作用和配伍机理，辨证用药多有独特见识，故称"奇闻"。

　　《辨证奇闻》与《辨证录》乃一源而二歧。一是《辨证录》较《辨证奇闻》增出近 20 万字，主要是附方的内容；二是《辨证录》因避讳删除了部分文字。二书有如此差异，表明今存之《辨证奇闻》乃是原本，《辨证录》应是后之增删本，读者可以相互参考。

内
容
提
要

《中医非物质文化遗产临床经典读本》

编委会

出版者的话

  中国从有文献可考的夏、商、周三代，就进入了文明的时代。中国人认为自己是炎黄的子孙，若以此推算，中国的文明史可以追溯到五千年前。中华民族崇尚自然，形成了"天人合一"的信仰，中医学就是在这种信仰的基础上产生的一种传统医学。

  中医的起源可以追溯到炎帝、黄帝时期，根据考古、文献记载和传说，炎帝神农氏发明了用药物治病，黄帝轩辕氏创造脏腑经脉知识，炎帝和黄帝不仅是中华民族的始祖，也是中医的缔造者。

  大约在公元前 1600 年，商代的伊尹发明了用"汤液"治病，即根据不同的证候把药物组合在一起治疗疾病，后世称这种"汤液"为"方剂"，这种治病方法一直延续到现在。由此可见，中华民族早在 3700 多年前就发明了把各种药物组合为"方剂"治疗疾病，实在令人惊叹！商代的彭祖用养生的方法防治疾病，中国人重视养生的传统至今深入民心。根据西汉司马迁《史记》的记载，春秋战国时期的秦越人扁鹊善于诊脉和针灸，西汉仓公淳于意善于辨证施治。这些世代传承积累的医药知识，到了西汉时期已蔚为大观。汉文帝下诏命刘向等一批学者整理全国的图书，整理后的图书分为六大类，即六艺、诸子、诗赋、兵书、术数、方技，方技即医学。刘向等校书，前后历时 27 年，是对中国历史文献最

1

为壮观的结集、整理、研究，真正起到了上对古人、下对子孙后代的承前启后的作用。后之学者，欲考中国学术的源流，可以此为纲鉴。

这些记载各种医学知识的医籍，传之后世，被遵为经典。医经中的《黄帝内经》，记述了生命、疾病、诊疗、药物、针灸、养生的原理，是中医学理论体系形成的标志。这部著作流传了2000多年，到现在，仍被视为学习中医的必读之书，且早在公元7世纪，就传播到了周边一些国家和地区，近代以来，更是被翻译成多种语言，在世界许多国家广泛传播。

经方医籍中记载了大量以方治病和药物的知识，其中有《汤液经法》一书，相传是伊尹所作。东汉时期，人们把用药的知识编纂为一部著作，称《神农本草经》，其中记载了365种药物的药性、产地、采收、加工和主治等，是现代中药学的起源。中国历代政府重视对药物进行整理规范，著名的如唐代的《新修本草》、宋代的《证类本草》，到了明代，著名医学家李时珍历经30余年研究，编撰了《本草纲目》一书，在世界各国产生了广泛影响。

东汉时期的张仲景，对医经、经方进行总结，创造了"六经辨证"的理论方法，编撰了《伤寒杂病论》，成为中医临床学的奠基人，至今仍是指导中医临床的重要文献。这部著作早在公元700年左右就传到日本等国家和地区，一直受到重视。

西晋时期，皇甫谧将《素问》《针经》和《黄帝明堂经》进行整理，编纂了《针灸甲乙经》，系统地记录了针灸的理论与实践，成为学习针灸的经典必读之书，一直传承到现在。这部著作也被翻译成多种语言，在世界各地广泛传播。

中医学在数千年的发展历程中，创造积累了丰富的医学理论与实践经验，仅就文献而言，保存下来的中医古籍就有1万余种。中医学独特的思想与实践，在人类社会关注健康、重视保护文化多样性和非物质文化遗产的背景下，显现出更加旺盛的生命力。

中医药学与中华民族所有的知识一样，是"究天人之际"的学问，所以，中国的学者们信守着"究天人之际，通古今之变，成一家之言"的至理。《素问·著至教论篇》记载黄帝与雷公讨论医道说："而道，上知天文，下知地理，中知人事，可以长久。以教众庶，亦不疑殆。医道论篇，可传后世，可以为宝。"这段话道出了中医学的本质。中医是医道，医道是文化、是智慧，《黄帝内经》中记载的都是医道。医道是究天人之际的学问，天不变，道亦不变，故可以长久，可以传之后世，可以为万世之宝。

医道可以长久，在医道指导下的医疗实践，也可以长久。故《黄帝内经》中的诊法、刺法可以用，《伤寒论》《金匮要略》《备急千金要方》《外台秘要》的医方今天亦可以用，《神农本草经》《证类本草》《本草纲目》的药今天仍可以用。

或许要问，时间太久了，没有发展吗？不需要创新吗？其实，求新是中华民族一贯的追求。如《礼记·大学》说："苟日新，日日新，又日新。"清人钱大昕有一部书叫《十驾斋养新录》，他以咏芭蕉的诗句解释"养新"之义说："芭蕉心尽展新枝，新卷新心暗已随，愿学新心养新德，长随新叶起新知。"原来新知是"养"出来的。

中华民族"和实生物，同则不继"的思想智慧，与当今国际社会提出的保护和促进文化多样性、保护人类的非物质文化遗产的需求相呼应。世界卫生组织 2000 年发布的《传统医学研究和评价方法指导总则》中，将"传统医学"定义为"在维护健康以及预防、诊断、改善或治疗身心疾病方面使用的各种以不同文化所特有的理论、信仰和经验为基础的知识、技能和实践的总和"，点明了文化是传统医学的根基。习近平总书记深刻指出："中医药学是中国古代科学的瑰宝，也是打开中华文明宝库的钥匙。"这套丛书的整理出版，也是为了打磨好中医药学这把钥匙，以期打开中华文明这个宝库。

希望这套书的再版，能够带您回归经典，重温中医智慧，获得启示，增添助力！

中国医药科技出版社

2019 年 6 月

校注说明

　　《辨证奇闻》后世鲜有著录，今存最早的版本是乾隆二十八年（1763年）的刻本，内题"积善堂藏版"，前有乾隆癸未（1763年）鹅溪欧刚晟序、同里天留客引、乾隆癸未南塘刘浩序。卷首题：山阴陈士铎远公父原本、宁乡文守江南纪氏敬述。根据欧阳晟的序，知文南纪曾亲受陈士铎之传，故称敬述。凡十五卷，花口，单鱼尾，左右双边，半页十行，行二十二字。根据天留客引中所说"惜原版浸淫，久无重刻"，知此本已不是初刻木。原版为何人所刻，已不可详考。又考今存《伤寒辨证录》年希尧刻书之序，是否为年氏所刻之本，俟后证之。因此本内容犯清讳之处甚多，后之好事者遂将此部分内容删去，引增附大量方剂，名为《辨证录》。又有道光三年（1823年）钱松自刻本之十卷本，则又是在《辨证录》之基础上重刻者。此本后世版刻较多，流通亦较前者广。今所收《辨证奇闻》，版刻较少，后世尚有道光六年（1843年）经元堂刻本、同治六年（1867年）刻本等，均是在乾隆本的基础上重刻。此次整理，即以积善堂本为底本，另以《辨证录》与钱松刻本作为校本。

　　《辨证奇闻》与《辨证录》乃一源而二歧，凡《辨证录》所补或因避讳而删者，均不出校。底本中的脱误衍倒等问题，均据别本予以校正，并出校记说明。原书之眉批，均移于相应的正文之后，首以"批"字标示。凡缺文无从补入者，均以"□"标示。原书无标点，今采用国家颁布的《中华人民共和国国家标准标点符号用法》进行标点。

校注者

2009 年 10 月

目 录

❀ 卷四

❀ 卷五

🪷 卷九

🪷 卷十

卷十一

卷十二

卷十五

卷 一

山阴　陈士铎远公父原本
宁乡　文守江南纪氏敬述

伤　寒

一冬月伤寒，发热头痛，汗出口渴，人谓太阳证，谁知太阳已趋阳明。若徒用干葛汤治阳明，则头痛不能除；若徒用麻黄汤治太阳，则汗不能止，口渴不能解，势必变症多端。法宜正治阳明，兼治少阳。盖邪入阳明，留于太阳者，不过余邪，治太阳反伤太阳矣。故太阳不必治，宜正治阳明。盖阳明多气多血，邪足恣其凶横，如贼入通都大邑，其抢掠之势，较穷乡僻壤自不同，所得之物，足以供其跳梁。故邪入阳明，挟其腑之气血，炎氛烈焰，往往然也，岂可以轻小之剂望其解散，必须大剂凉药始可祛除其横暴。用：石膏一两，知母二钱，麦冬二两，竹叶二百片，茯苓、人参三钱，甘草、柴胡、栀子一钱。一剂头痛除，二剂身热退，汗止，口不渴。此即白虎汤变方。用石膏、知母泄阳明火邪；柴胡、栀子断少阳路径；妙在用麦

1

冬至二两，以清补肺气，使火邪不上逼；更妙用茯苓引火下趋膀胱，从小便出，太阳余邪尽随外泄。至于人参、甘草、竹叶，取其调和脏腑，所谓攻补兼施也。

或惧前方太重，则**清肃汤**亦可，兼载以备选用。石膏五钱，麦冬一两，知母、甘草、人参、柴胡、栀子一钱，独活、半夏五分。[批]集中未注煎法者，俱系水煎服，各卷仿此。

一冬月伤寒，发热口苦，头痛，不欲饮食，腹中时痛，人谓太阳证，谁知是少阳证乎。伤寒未有不从太阳入者。由太阳入阳明，由阳明入少阳者，传经次第也。何以初入太阳，即越阳明而入少阳？人谓隔经之传，孰知不然。盖少阳乃胆经，胆属木，木最恶金，肺属金，主皮毛，风邪之来，肺金先受，肺欺胆木之虚，即移邪于少阳。故太阳往往多兼少阳同病者，此耳。然此证乃二经同感，非传经之证。治法似亦宜兼①二经同治，而又不然，单治少阳，太阳之病自愈。方用：柴胡二钱，白芍五钱，甘草、陈皮一钱，黄芩、神曲一钱，白术、茯苓三钱。一剂热止，二剂腹不痛，头不疼，口亦不苦。此即逍遥散之变方，何治伤寒如此之神？不知病在半表里，逍遥解散实邪，表里之邪既解，太阳膀胱之邪何能独留？况方中原有白术、茯苓三钱以利腰脐，通膀胱之气乎？余所以止加神曲、黄芩，少解胃火、和脾气，诸症所以尽除。

此用**舒经汤**亦佳。薄荷、白术二钱，白芍、茯苓五钱，甘草八分，黄芩一钱，桂枝三钱。

一冬月伤寒，发热口渴，谵语，时发厥，人谓热深厥亦深，

---

① 兼：原作"间"，义晦，声之误，今改。钱本无"兼"字。

疑厥阴证，谁知太阴症乎。夫太阴土与阳明胃相表里，表热里亦热，此胃邪移于脾经也，此症最危。盖人以脾胃为主，脾胃尽为火邪所烁，肾水有不熬干乎？宜急救脾胃。然救脾而胃火愈炽，救胃而脾土立崩，此中消息最难，然终何以救？必速救肾水之枯。玄参三两，甘菊、熟地一两，麦冬二两，芡实五钱。名**救枯丹**。用玄参以散脾胃浮游火，甘菊以消胃邪，麦冬以滋肾液，熟地以生肾水，庶几滂沱大雨自天而降，大地焦枯立时优渥，何旱魃之虑哉。又恐过于汪洋，加芡实以健土，又仍是肾经药，则脾肾相宜，得其灌溉之功，绝无侵凌之患，此立方之所以神也。故一剂谵定，再剂渴除，三剂厥止身凉①。

此证用**清土散**亦效。石膏、麦冬、生地一两，甘草一钱，银花五钱，白术三钱。

一冬月伤寒，大汗而热未解，腹又痛不可按，人谓邪发在外未尽，内结腹中，阳证变阴之候，余以为不然。伤寒汗大出，邪必随出，宜无邪在中，何又腹痛？此乃阳气尽亡，阴亦尽泄，腹中无阴相养，有似邪之内结作痛，此阴阳两亡急证。夫痛可按为虚，不可按为实，何以此不可按又谓虚？不知阴阳两亡，正在将绝，不按痛且难忍，况按又伤肠胃，安得不重增其苦，所以不可按也。此急证，不可缓，用**急救阴阳汤**。人参、白术、熟地二两，当归、甘草三钱，黄芪三两。一剂腹痛止，身热解，汗尽止。方用参、芪补气，使阳回于阴内；归、地补血，使阴摄于阳中；术、草和脾胃而通腰脐，使阴阳归于气海、关元，

---

① 身凉：《辨证录》卷一此下有"此症世人未知治法，即仲景张使君亦未尝谈及，天师因士铎之请，物传神奇治法，以为伤寒门中之活命丹也"四十三字。

则亡者不亡，绝者不绝。倘认是阳证变阴，纯用温热，加肉桂、姜、附，虽能回阳于顷刻，然内无阴气，阳回阴不能摄，亦旋得而旋失。

用**救亡汤**亦效。人参、当归、熟地各一两，甘草二钱，熟附一片。［批］后方更稳。

一冬月伤寒，大汗热解，腹微痛，腰不可俯仰，人谓邪在肾经，欲用**豨莶丸**加防己，不知此乃发汗亡阳，阳虚阴不能济也。阴阳互为其根，无阳阴不生，无阴阳不化，此证汗泄过多，阳气无几，阴又自顾不遑，不敢引阳入室，阳无所归，故行于腹，孤阳无主而作痛；肾中之阴，因阳气不归，孤阴无伴，不敢上行于河车之路，故腰不可俯仰。用**引阳汤**：杜仲、甘草一钱，山药五钱，茯苓二钱，芡实、人参三钱，肉桂三分，白术五钱，一剂腹痛止，二剂腰痛轻，三剂俯仰自适。方妙在助阳气不去助阴。盖阴之所以杜阳者，欺阳衰也。譬之夫妇好合，岂忍永绝良人。因夫不慎，外侮相争，焦头烂额，狼狈逃回，因羞变怒，杜绝不许入房。倘夫得良朋之益，捆载而归，见金多有不变色者乎？知必开门迎笑，所以助阳兼助阴者，此耳。倘用豨莶、防己，重损阴阳，则夫贫妇贫，彼此成仇，终身反目。

济阳汤亦可。杜仲二钱，山药一①两，甘草、故纸一钱，人参、白术五钱。［批］加故纸甚当。

一冬月伤寒，大汗，气喘不能息，面如朱红，口不能言，

---

① 药一：原倒作"一药"，今乙正。钱本一作二。

呼水自救，人为热极，欲用白虎解阳明火，而不知此乃戴阳证，上热下寒，若用白虎，虽多加人参，下喉即亡。用**八味地黄汤**半斤，煎汤，恣其渴饮，必熟睡半日，醒来汗必止，气必不喘，面必清白，口不渴。此原不必汗而汗，必致大汗。汗既大出，阳邪尽泄，阳尽散，阴亦随之上升，欲尽从咽喉外越。以皮毛出汗，阴气奔腾，不得尽随汗泄，故直趋咽喉大路，不可止抑。阴既上升，阳又外泄，不能引阳回气源源，阳亦随阴而上，阴气逼之不可下，故气喘不能息。且阳在上，火亦在上者，势也。况阴尽上升，则肾宫寒极，下既无火，上火不归源，故面赤。上火不散，口亦渴，呼水自救者，救咽喉热，非救肠胃热。实热多成于胃火，胃热必号咷喘呼，今虽喘，形症尚宁，口欲言而不得，非虚热而何？此真上假热下真寒。八味汤妙在补水仍补火，下喉，火得水而解，入胃，水得火而宁，调和上下，灌溉肺肾，实有妙用。夫发汗亡阳，本是伤气，何以治肾而能奏功？不知亡阳证内无津液，致内火沸腾，大补真阴，胃得之而息焰。胃火息，肾之关门闭矣。肾关闭，胃土气自生。胃气生，肺气不因而得养乎？肺气生，清肃之令行，母呼子归，同气相招，势必下引肾经，自归子舍。肾气既归，而肾中又有温和春色以相熏，汪洋春水以相育，则火得水生，水得火悦，故奏功。

返火汤亦神。熟地三两，肉桂三钱，枣皮一两。

一冬月伤寒，发厥，面青手冷，两足又热。人谓直中阴寒，宜理中汤。不知此乃肝气抑郁不散，风邪在半表里，若用理中，必发狂死。夫直中阴寒，未有不从足先冷者，今足既热，非直中肝经明矣。邪既不在肝，似不可径治肝。然邪虽不在肝经内，未尝不在肝经外。邪在门外，与主何与，而现发厥、面青、手冷？不知震邻之恐，犹而警惕，岂贼在门外，主人有不张惶者乎。势必执枪刀思御侮。此时而能登高号召，劝谕高呼，贼知内有防护，外恐有应援，自易解散。倘用理中，是以火攻杀贼，贼未擒，房舍先焚，贼且乘火突入，杀主而去。法用**小柴胡汤**加减，以散半表里之邪，肝气自安，外邪化为乌有。柴胡二钱，白芍五钱，甘草、黄芩、半夏一钱，当归钱半。一剂手温，再剂厥止身热，面青自愈。

一冬月伤寒，身热，汗自出，恶寒不恶热。人谓阳明之证，欲用石膏汤，不知非阳明也。汗出似阳明，然阳明未有不恶热者。今不恶热而恶寒，此阳气甚虚，邪欲出不出，内热已解，内寒未散，必因误汗所致。用**补中汤**：人参、黄芪三钱，白术、当归二钱，柴胡、甘草、陈皮一钱，升麻四钱，桂枝五分。一剂汗止身凉，寒亦不恶。补中汤东垣用治内伤，实有神功，不见讥长沙张使君乎？不知伤寒亦有内伤，不可拘于伤寒，不思治变证之方。况证因误汗而成，汗已出，邪存于经络者必浅，即畏寒，寒邪亦不重，是外感而兼内伤。此方补正有祛邪，故兼用成功，况又加桂枝散寒乎。倘作阳明证，用白虎，少投石膏，鲜不变虚寒而死。

温正汤亦可。人参、当归五钱，黄芪一两，柴胡、神曲一钱，甘草五分，桂枝三分。

一冬月伤寒，身热五六日不解，谵语声低，口渴，小便自利，欲卧。人谓阳明余热未解，余谓不然。夫谵语虽属胃热，然声必高，拂意必怒，今谵语低声，非胃热。既非胃热，何口渴欲饮水自救耶？然口渴饮水，水不能化痰上涌，直奔膀胱，小便自利，其非胃热又明矣。阳明火盛多发狂，今欲卧，岂是胃热。但非胃热，何谵语、口渴不解至五六日耶？不知此乃心虚症，心虚神不守舍而谵语，火起心包而口渴。心与小肠相表里，水入心，心即移水于小肠^①而小便自利。用**清热散**：茯苓五钱，麦冬一两，丹皮二钱，柴胡一钱，甘草五分。一剂谵止，二剂渴除热解。用麦冬补心，茯苓分消火热，柴胡、丹皮、甘草和解邪气。心气足，邪不能侵，尽从小肠^②以泄，中心宁静，津液自生，故渴除，肾气上交于心，精神自长，不思卧。倘疑胃热而用白虎，鲜不败衄。

凉解汤亦可。茯神三钱，玄参一两，柴胡一钱，甘草二分，砂仁^③二钱，麦冬五钱。

冬月伤寒五六日，往来寒热，胸胁痞满，或呕吐，或渴或不渴，或烦或不烦，人谓少阳证，宜小柴胡和之。小柴胡，少阳药，少阳居表里之间，邪入而并于阴则寒，邪出而并于阳则热，故痰结于胸而苦满，欲吐不吐，欲渴不渴，烦闷生。用之自易奏功，然不可常用，何也？盖少阳胆木，最喜水，其次喜风。柴胡风药，得之解愠，然日以风药投之，枝叶条达，终必干燥，一旦大雨则郁郁葱葱，其扶疏青翠为何如耶。故用柴胡汤后，必须补水。用**济生汤**：熟地、玄参五钱，麦冬、白芍三钱，枣皮一钱，山药、茯苓二钱，柴胡五分，神曲三分，竹叶一团。一剂烦闷除，再剂寒热止，三剂愈。方多直补肾水，直补其胆木之源，则胆汁不枯，足以御侮。况加柴胡，仍散半表

---

① 小肠：此二字原无，今据钱本与《辨证录》补。
② 小肠：原作"少阳"，据《辨证录》改。
③ 砂仁：《辨证录》作"炒枣仁"。

里之邪，安得不收功速乎。倘疑伤寒后不宜纯用补肾药，恐胃气有伤，难以消化。不知少阳之证，由太阳、阳明传来，火燥水涸，不但邪逼胆汁，半致熬干，五脏六腑尽多火烁，是各经无不喜盼霖雨，非惟少阳胆木喜水也。补水之药，又何有停隔哉。

和隔散亦妙。柴胡一钱，白芍一两，生地五钱，玄参三钱，麦冬、茯苓各二钱，竹茹一团、芥子一钱，水煎。

一冬月伤寒，发热至六七日，昼则了了，夜则谵语，如见鬼状，按腹痛欲死。人谓热入血室，然不止此。虽因经水适来，感寒而血结，故成疟状。然未伤寒前，有食未化，血包其食而为疟母。论理小柴胡为正治，然此汤止能解热，使热散于血室中，不能化食，使食消于血块内。一方最神，治热入血室正相宜。用**两消丹**：柴胡、炒栀仁二钱，丹皮、白芍五钱，鳖甲、当归三钱，楂肉、甘草一钱，枳壳五分，桃仁十粒。一剂痛轻，二剂鬼去，谵语止，腹安，杳无寒热。此方既和表里，血室之热自解。妙在用鳖甲直攻血块内，以消宿食，所谓直捣中坚，疟母何有而作祟乎。服吾药，实可作无鬼论。

清白散亦妙。丹皮、当归、茯苓三钱，柴胡、前胡、青皮、炒栀仁二钱，白芍一两，白术五钱，人参、半夏、甘草一钱。

一冬月伤寒，项背强几几，汗出恶风，服桂枝加葛根汤不愈，人谓太阳阳明合病，舍前方无药治。不知太阳邪既入阳明，自宜专治阳明，不必又顾太阳。况葛根汤仍用桂枝以祛太阳邪，是太阳邪轻，阳明邪重。方用**竹叶石膏汤**以泄阳明火，前症自愈。但不必重用石膏。石膏、麦冬三钱，知母八分，半夏、甘草二钱,竹叶五十片。一剂汗止,再剂项背强几几尽去,风亦不畏。倘仍用前方,病虽愈,消烁津液必多。予更示方法使治伤寒者宜思变计,而不可死于古人文内。

清胃汤亦佳。玄参、生地五钱,知母二钱,半夏一钱,甘草五分。

一冬月伤寒,头痛几几,下利。头痛,太阳证;几几,阳明证。二经合病无疑,似宜两解,然不可两治,以其下利耳。阳明胃土,今挟胃中水谷下奔,其势欲驱邪而尽入于阴经,若不专治阳明,急止其利,则阳变为阴,热变为寒,害不可言。**方用解合汤**:葛根二钱,茯苓五钱,桂枝三分。一剂利止,二剂头痛几几愈。盖葛根乃太阳、阳明圣药,况加桂枝,足散太阳之邪,茯苓不独分消水势,得桂枝且能直趋膀胱。夫膀胱,太阳本宫,得茯苓淡泄,葛根亦随之同行,祛逐其邪尽从小便出,小便利,大便自止。此不止利正所以止利,不泄阳明正所以泄阳明,两解之巧,无过于此。

葛根桂枝加人参大妙。葛根三钱,桂枝五分,人参一钱。

一冬月伤寒,六七日后头疼目痛,寒热不已。此三阳合病,法不可合三阳统治。然治何经,三阳之邪尽散?邪之来者,太阳;邪之去者,少阳。欲去者使归,来者使去,必须调胃气。胃气一生,阳明之邪自孤,势必太阳、少阳之邪尽趋阳明以相援,可因其众而使散。如贼散四方,擒巢甚难,诱其蚁会一城,合围守困,一举受缚。用**破合汤**:白芍、石膏、粉葛、茯苓三钱,柴胡、陈皮、甘草一钱。方治阳明十七,治太阳十一,治少阳十二,虽三经同治,实专治阳明。故一剂目愈,再剂头痛除,三剂寒热解。皆胃气得生,故奏功速。倘不治阳明,惟治少阳，损伤胃气，少阳且引二经之邪尽遁阴经，反成变证。

和阳汤亦妙。石膏五钱[①]、葛根、白芍二钱，麻黄三分，柴胡、甘草一钱，花粉五分。

一冬月伤寒五六日，吐泄后又大汗，气喘不得卧，发厥，此因误汗，人谓坏证，不可治。大汗后宜身热尽解，今热不退，现此恶证，诚坏证也。欲于不可治中施治，庶几于不宜汗中救其失汗。伤寒至吐泄后，上下之邪必散，热未解者，邪在中焦也。理宜当时用柴胡汤和解，自然热退身凉，无如误汗何。误汗，热仍不退，身仍不凉，邪仍在中焦。此时用前方则虚虚，不死何待？必大补中气，使汗出亡阳仍归腠理，少加柴胡以和解，则转败为功，实有妙用。救汗，用**救汗回阳汤**：人参三两[②]，当归二两，柴胡一钱，白芍一两，陈皮五分，甘草一钱，冬麦五钱。一剂汗收，再剂喘定，三剂厥不作。去柴胡，将此方减十之六，渐渐调理，此救坏证一法也。人见人参多用，未必不惊，不知阳已尽亡，非多用参，何以能回。恐参回阳不能回阴，故又佐当归助参奏功。至于多用白芍、麦冬，恐参、归勇猛，使调和脏腑，二经不相战克，阳回阴中，阴摄阳内，听柴胡解纷，有水乳之合也，何必以多用参、归为虑哉。

救败散亦妙。当归、麦冬、人参一两[③]、白芍五钱，柴胡、甘草五分，北五味五粒[④]，神曲三分。

---

① 五钱：此下《辨证录》有"人参二钱"。
② 三两：原作"三钱"，据钱本、《辨证录》改。
③ 一两：《辨证录》作"五钱"。
④ 五粒：《辨证录》作"十粒"。

一冬月伤寒，汗吐后加大下，身热如火，发厥，气息奄奄欲死，人谓坏证，然亦有可救者，其误下也。夫误下必损胃气，未必不增风寒之势。必须救脾胃又不助邪，乃为得。方用**援下回生丹**：人参①、茯苓五钱，白术一两，柴胡五分，甘草、赤石脂一钱。水煎调服。一剂泄止厥定，再剂身热解，思饮食。此时止可少与米汤，渐加米粒。若骤用饮食，必变结胸，断难救。同是坏证，何前多用参，此条少用？盖大汗亡阳，势甚急；大下亡阴，势少缓。亡阳者，阳尽散；亡阴者，阴难尽。亡阳，遍身之阳皆泄，非多用参不能挽回于顷刻；亡阴，脾胃之阴尽而后及于肾，故少用参即救死于须臾。方妙参、术以固脾、胃、肾，茯苓分消水湿，柴胡、甘草以调和于邪正之内，赤石脂收涩其散亡之阴，此又救坏证法也。

定乱汤亦神。人参、山药各一两，茯苓、薏仁五钱，甘草、黄连五分，陈皮、神曲三分，砂仁一粒。

一冬月伤寒，汗下后又加大吐，吐后遂呕逆饱闷，胸中痞满，时时发厥，昏晕欲死，谵语见鬼，且知人出入，此亦坏证也。然因误吐以成，于误吐后思安吐之方，舍**转气救吐汤**不可。方用：人参一两，旋覆花、石脂末一钱，茯神五钱。一剂气逆转。

另用**招魂汤**。麦冬、人参、茯苓、山药、芡实三钱，陈皮、神曲三分，柴胡一钱，白芍五钱。一剂身凉，神魄宁，前症尽愈。汗下后身热未解者，邪在半表里，宜和解，乃不用，而妄吐，邪随气涌。气升不降者，汗下后元气大虚，又加大吐，五

---

① 人参：此下《辨证录》有"三钱"二字。

脏反覆，自然气逆不能顺，气既逆，呕吐何能遽止。胸中无物而作虚满、虚痞，神不守舍，随吐越出，故阴阳人鬼尽见。似宜追魄招魂为急，何必先转气？盖气不转，则神魄终不能回，所以必先转气，气顺而神归也。况转气仍佐定神之品，安得不奏功如响？至后反用招魂者，非神魄用此招，盖气虚极，用药顺之，苟非和平之剂调之，未必不仍变为逆。招魂汤健脾理胃，土气既生，安魄定魂，神自长处于心宫。然则招魂汤亦养神汤也，此又救坏证一法也。

救逆汤亦可。人参二两，白芍、茯苓各一两，故纸、附子一钱，麦冬五钱，牛膝二钱。

一冬月伤寒，目不见人，自利不止，此亦坏证。此乃误汗下，一误再误，较前三条更重，本不治。内有生机者，以胃未经吐，胃气且未伤，扶胃气以回阳，助胃气以生阴，未必非可救。方用**渐生汤**：人参三钱，白芍、黄芪、白术五钱，茯苓、山药、芡实一两，甘草一钱，砂仁三粒。一剂目见，二剂利止，三剂身凉体轻。方妙在缓调胃气，胃气生，脏腑俱有生气。阴阳衰者，生其阴阳。夫衰与绝不同，坏证乃阴阳绝，非衰也。衰易生，绝难救。不知一线未绝，仍是生气，非坏极。此正在欲绝未绝，故用参、苓、芪、术，得以回春。倘阴阳已绝，安能续乎？此又救坏证一法。

一冬月伤寒，误吐，误汗，误下，身热未退，死证俱现，人谓必死。法在不救，吾再传一方，**名追魂丹**。人参、山药、生枣仁一两，茯神五钱，附子一分，甘草一钱。一剂，或大便，或汗吐，三症止一，便有生机。盖阴阳未绝，得一相接，自能相生。如星星之火，引之可以焚山。误吐，误下，误汗，阴阳未绝，因其误而亡耳。阴阳之根自在，故得一相引，生意勃然。服之大便止，肾阴未绝；吐止，胃阳未绝；汗止，脏腑之阴与阳未绝，何不可生。倘三不一应，是阴阳已绝，无方可救。或问方中纯回阴、回阳之药，绝不顾邪者，岂无邪可散乎？使无邪，宜热尽退，何又热如故？嗟乎！经汗吐下后，何邪在身？热未退者，因阴阳之虚耳，使早用补剂，何至如此。故只大补其阴阳，阴阳回，已无余事。若顾邪用解纷之药，又安能回阴阳。

一冬月伤寒八九日，腹痛，下利便脓血，喉痛，心内时烦，本少阴证，治法不可纯治少阴，然舍少阴必生他症。使治便脓，用桃花汤，则心烦不宜；治喉痛，用桔梗汤，则腹痛不宜。我谓二方未尝不可选用。酌定一方，**名草花汤**：甘草、赤石脂二钱，糯米一撮。一剂腹痛除，二剂喉痛止，三剂利愈烦安。盖少阴证，脾气拂乱也，故走下便脓血，奔上伤咽喉，今用甘草和缓之，则少阴之火不上，后以赤石脂固滑。又糯米之甘以益中气，则中气不下坠，滑脱自止，又何必用寒凉泄火而化脓血？脓血即化，中焦又何邪作祟，使心中烦闷乎？

一冬月伤寒，一二日即自汗，咽痛，吐利交作。人谓太阴病，不知此乃少阴肾寒，非太阴脾虚也。盖伤寒初起宜无汗，今反汗出者，无阳固外，故邪不出而汗先出。此证实似太阴，以太阴亦有汗自出之条。但太阴出汗，因无阳自泄；少阴出汗，因阳虚自越。夫少阴邪既不出肾经，不能从皮毛分散，势必随任、督上奔咽喉，咽喉之窍甚小，如奔马不能尽泄，又下大肠，下焦虚寒，复不能传送以达肛门，又逆冲胃脘作吐。用**温肾汤**：人参三钱，熟地、白术一两，肉桂二钱。一剂汗止，吐泻愈，咽痛亦除。此下部虚寒，温其经可也。用参、术回阳，肉桂助命门火，则虚火自归经，安于肾脏。然肉桂辛热，雷火速甚，有助热之虞，得熟地相制，则水火既济。

一冬月伤寒五六日，腹痛，利不止，厥逆无脉，干呕。人谓直中阴寒，不知直中乃冬月一时得之，身不热，腹痛呕吐，发厥者为真。今身热五六日后见前症，乃少阴传经，非直中也。虽传经阴证，可通以治直中，辨证终不可不清。此证自然用白通加猪胆汁汤。本阴寒，何以加人尿、胆汁？不知白通汤乃纯大热，治以阴寒，反相格，而岂藉人尿、胆汁为向导乎？正阴盛格阳，用以从治之为得也。盖违其性则背，顺其性则安。此证往往脉伏不见，服此脉暴出者，大非佳兆。缓出转有生机，何也？此病是假热，药是假寒，取其相畏相制，有调剂，不取其相争相逐，竟致败亡。

一冬月伤寒，四五日后腹痛，小便利，手足沉重而疼，或咳、呕。人谓少阴证，宜真武汤是矣。所以用此汤之故，世尚未知。四五日后腹中作痛，此阴寒入腹犯肾也。小便利，膀胱肾气尚通，可消寒邪从小便出。倘小便不利，则膀胱内寒无肾火之象矣。火微不能运动四肢，手足所以沉重作疼。火既不能下通膀胱，引寒邪下出，势必上逆为咳为呕。真武汤补土药，土健水不泛滥，仲景制此方，火中补土，土热水亦温，消阴摄阳，神功不可思议。

一冬月伤寒，四五日后手足逆冷，恶寒身倦，脉不至，躁扰不宁。人谓少阴阳绝，不知阴亦将绝，盖恶寒身蜷，脉更不至，阳已去矣。阳去不加躁扰，阴犹未绝，尚可回阳以摄之。今躁扰不宁，基趾已坏，何以回阳。然人阴阳未易遽绝，一线未泯，可援可救。阴阳有根，非后天有形之物，实先天无形之气。补先天而后天自续。用**参附汤**：人参二两，附子二钱。虽此方，难必效。然宁尽心不济，不可置方听死。况参能回阳于无何有之乡，附子夺神功于将离之际，魂魄重归，阴阳再长，原有奇功，乌可先存必死之心。

一冬月伤寒，六七日经传少阴而息高。人谓太阳证未除作喘，不知太阳之喘与少阴之息高状似实殊。太阳喘，气息粗盛，邪盛也；少阴息高，气息缓漫细小，真气虚不足以息，若高非高也。故太阳喘宜散邪，少阴息高宜补正。何也？少阴肾火衰，不能藏于气海，上奔欲散，症至危，宜**朝宗汤**。人参、麦冬、熟地三两，枣皮、山药一两，故纸一钱，胡桃一枚。一剂息平，再剂息定。此补气填精，不治息自平者，气得补有所归也。如败子田园消尽，逃外岂不欲归？计无复之耳。倘骤获多金，自然耀乡里，宁岂乞食戚党？或曰下寒，火必上越，此息高独非肾气虚寒乎？何不用肉桂引火归原？嗟乎！肾气奔腾，实本因肾火上冲所致，然不用桂、附，亦有说。肾火必得肾水以养，不先补水遽助火，火无水济，龙雷反上升，转不收息，所以先补水，不急补火。况故纸亦补火，更能引气入气海，又何必用桂、附之跳梁哉。

一冬月伤寒，太阳麻黄汤证。元气素薄，尺脉迟缓，不敢用前方，人谓宜建中汤。以国弱兵微，宜守不宜战①。建中能守而不能战，且贼盛围城，城中又有奸细，安能尽祛而出。证本太阳伤荣②，舍麻黄终非治法。加人参一两，则麻黄汤散邪，人参助正，补攻兼施，正不伤，邪尽去。或谓麻黄证不得已而用参，可少用否？不知元气大虚，非参不能胜任，故必用一两，庶元气无太弱之虑，且能生阳于无有之乡，可以御敌逐寇。倘不多加人参，则邪留胸中，元气未复，安能背城一战乎？或曰：无气大虚，直用参，何以又用麻黄？似麻黄断不可少，何不以麻黄为君？嗟乎！麻黄为君，人参为佐使，必偾事。今人参一两，麻黄止一钱，是以人参为君，麻黄转作佐使，正正奇奇，并而用之，此兵道可通医道。

一冬月伤寒，汗吐下后虚烦脉微，八九日，心下痞硬，胁痛③，气上冲咽喉，眩冒，经脉动扬④必成痿证。人谓太阳坏证，然不止于太阳之坏。伤寒经汗吐下后虚烦，虚之至也。况脉微，非虚而何？宜现各症。痿证责在阳明，岂未成痿前反置阳明不问乎？治阳明火，宜用人参石膏汤。然汗下后，石膏峻利，恐胃难受，方用**青蒿防痿汤**：人参一两，青蒿五钱，半夏、干葛一钱，陈皮五分。连服二剂，胃气无伤，胃火自败，诸症渐愈，痿证自可免。盖此证不独胃火，肾、肝之火亦起，青蒿去胃火，且散肾肝火，一举三得。然非用参之多，则青蒿力微，不能分治脏腑。尤妙在佐之半夏、陈皮，否则痰未能全消，而气不能

---

① 宜守不宜战：原作"宜战不宜守"，今据《辨证录》改。

② 伤荣：荣上原有"寒"字，《辨证录》无，今删。

③ 胁痛：此二字原无，今据《辨证录》补。

④ 扬：《辨证录》作"惕"。

遽下，痞硬、胁痛乌能尽除？然恐青蒿力微，故佐干葛以共泄阳明火，则青蒿更能奏功。况干葛不甚散气，得人参以辅青蒿，尤有同心之妙。

一冬月伤寒，谵语潮热，以承气下，不应，脉反微涩，是里虚。仲景谓难治，不可更用承气，岂承气固不可用乎？既用承气不大便，是邪盛烁干津液，故脉涩而弱，非里虚表盛明验乎？倘攻邪，邪未去，正益虚，故难治。此时不妨明言坏证。有一法，或可望生，恐难必效，病家请治，则用**人参大黄汤**救之。人参一两，大黄一钱。一剂得大便，气不脱即生，否则死矣。苟大便气不脱，再用：人参、甘草三钱，陈皮三分，芍药一钱。煎服二剂，可全生。

一冬月伤寒，发热而厥，厥后复热，厥少热多，病当愈。厥后热不除，必便脓血，厥多热少，寒多热少，病皆进也。厥少热多，邪渐轻，热渐退。伤寒厥深热亦深，何厥少热反深？此邪不能与正争，正反凌邪作祟。譬贼入人家与主斗，贼弱逃遁，主人愈加精神以壮威，正气旺，邪势自衰，故病当愈。至于厥后热不除，如贼首被获，余党未擒，贼知势败，必带伤而战。贼既受伤，主亦必损，故热势虽消，转不尽散，更坚无生之气，虽不敢突入经络，必至走窜肠门，血污狼藉成脓血。法不必用大寒药，只用和解，贼自化为良民，何有余邪成群以作祟。用**散群汤**：甘草二钱，黄芩三钱，当归五钱，白芍一两，枳壳一钱。一剂，未成脓血必无，既成脓自止。妙在归、芍活血，加甘草、黄芩和血凉血，所以邪热尽除，非单用枳壳之攻散耳。至于厥多热少，无非正气之虚。正虚则邪盛，邪盛凌正，正敢与战，安得不病进。治法宜大补正气，少加祛邪，自然热变多，寒变少，用**祛厥汤**：人参、当归五钱，白术一两，甘草二钱，柴胡一钱，附子一分。一剂转热，二剂厥定寒除。热深厥亦深，似消热即消厥，何以反助热？不知此二证，非热盛而厥，乃热衰而厥。热衰正衰，非邪衰。吾以参助正气，非助邪热也。正旺则敢与邪争作热，一战而胜，故寒热尽除。方加附子尤妙，参、术未免过于慈祥，非附子将军，则仁而不勇，难成迅扫之功，加一分以助柴胡，则无经不达，寒邪闻风尽散，所谓大勇济其仁。

一冬月伤寒四五日，下利，手足逆冷无脉。人谓厥阴寒证，急灸之，手足不温，脉不还，反作微喘，人谓死证，吾谓可救，盖因无脉耳。人必死后无脉，今未死乃脉伏不现，非真无脉。无脉固不可救，伏有可救，用灸亦救其无脉。今灸之脉不还，反作微喘者，正生机也。盖脉欲应灸，无如内寒极，止藉艾火，何能遽达，是微喘脉欲出明矣。急用**参附汤**助阳气，脉自出。但宜多用。人参二两，附子三钱。一剂手足温，再剂脉渐出，三剂利止。附子斩关夺门，人参回阳续阴，然非多用，寒邪势盛，不能陷阵突围。遇此证，必信深见到，用勇任大始济。倘徒施灸法，或参、附不多用，皆无识也。死台号冤，慎之。

一冬月伤寒，身热一日即谵语。人谓邪传阳明，谁知素有阳明胃火，风入太阳，胃火即沸腾矣。兼治阳明泄胃热，亦无差。然太阳邪炽，不专治太阳，则卫邪不能救，营邪不能解。先治阳明，必引邪入门，反助腾烧。不若单治太阳，使邪不深入阳明，火不治自散。用**争先汤**①。桂枝三分，麻黄、甘草、花粉一钱，青蒿三钱。一剂热退谵止。此桂枝少，麻黄多，以寒轻热重也。青蒿为君者，能退热，又散寒，且入膀胱，又走胃，既解膀胱邪，又解胃火，不特不引邪入阳明，且散邪出阳明。加花粉，以谵语必带痰气，花粉消膈中痰，复无增热之虑，入诸药中，通上达下，消痰消邪，又何谵语。

一冬月伤寒，身热二日即如疟，人谓证传少阳，谁知少阳原有寒邪，一遇伤寒，因之并见。小柴胡亦奏功，但法非宜。必重治阳明，兼治少阳为是。盖阳明火邪未散，虽见少阳证，邪仍留阳明，寒热谵狂，必因而起。惟重治阳明，则胃火自散，使邪不走少阳，少阳原存之寒邪孤立，何能复煽阳明之焰。阳明火息，少阳之邪自解。用**破邪汤**：石膏、玄参、茯苓三钱，柴胡、半夏、甘草、陈皮一钱，麦冬一两。一剂热解，疟状愈。方妙在石膏、玄参治阳明火，尤妙在用麦冬滋肺燥，恐肺燥不能制肝胆，且肺燥必取给于胃，则胃枯，火愈炽。今多用麦冬使肺润，不藉胃土，肺气得养，自能制木，少阳之邪，何能附和胃火作祟？况柴胡足舒少阳气，苓、草二陈调和阳明，少阳邪无党援，安得不破。

一冬月伤寒，身热三日，腹满自利，人谓阳传于阴，孰知腹满自利，少阳太阴皆有，不辨阴阳，鲜不误事。夫太阴自利，寒极而痛；少阳自利，热极而痛。手按愈痛者少阳，按不痛者太阴。此仍须和解少阳邪，不可误认太阴。用加减**柴胡汤**：柴胡、陈皮、甘草一钱，白芍五钱，茯神、栀子二钱，当归三钱，枳壳、大黄五分。一剂腹满除，二剂利止。此和解寓微攻，分消兼轻补，所以火邪易散，正又不伤。若大承气，过于推荡，大柴胡，重于分消，故定此方以治腹满自利。

一冬月伤寒，身热四日，畏寒不已，人谓太阴转少阴，谁知仍是太阴证。太阴脾、少阴肾似不同。然脾乃湿土，土中带湿，则土原有水象，故脾寒即水寒，所以不必邪传于肾，早有畏寒。法不必治肾，专治脾，寒症自消。用**理中汤**加减治。白术一两，人参、茯苓三钱，肉桂、附子一钱。一剂寒热解。方用桂、附，似仍治少阴肾，然参、术为君，仍治脾。况脾、肾原可同治，参、术治脾亦治肾；况得桂、附，无经不达，安在独留于脾。

一冬月伤寒，身热五日即发厥，人谓邪入厥阴，谁知肾水干燥不能润肝。厥本厥阴证，邪未入于厥阴何发厥？盖肝血燥极，必取给于肾，肾水枯，又受风邪，肝无所养，故发厥，母病子亦病。法但治肾，厥症自定，母安子亦安。用**子母两快汤**：熟地、麦冬、玄参五钱，当归、茯苓、山药二钱，枣皮、芡实三钱，山药二钱。一剂厥定，再剂身热愈。方纯补肾，惟当归滋肝血，治肾，肝在其中。所以不用芍药者，过于酸收，不若单用补水，水足制火，为更胜耳。故子母两快汤不用白芍，单用当归也。且当归善助地、枣生水，生水滋肝，即补肾肾制肝。

一冬月伤寒，身热五六日，汗不解，仍有太阳证，人谓邪反太阳，谁知邪欲反不能反乎。邪不能反太阳，当无太阳证，宜不治太阳。然不治太阳转多变。盖邪不能返，窥门而入，已过势也。太阳曾传，用药引归，邪走原路，反易散。少用桂枝汤散之，一剂邪尽除。倘多用则焦头烂额，易胜祛除？此用药机权，不可不知。

一冬月伤寒，至七日热犹未解，谵语不休，人谓复传阳明，谁知邪欲走阳明，阳明不受乎。阳明已经前邪，见邪则拒，似乎难入。然切肤之痛，前已备经，见邪再入太阳，震邻之恐，号呼谵语，非若前邪实作谵语者比。治法不必专治阳明，以截阳明之路，散太阳之邪，断不复入阳明。用桂枝汤。一剂谵语自止，何必用石膏汤重伤胃气。

一冬月伤寒，至八日潮热未解，人谓邪再传少阳，谁知邪在阳明，欲出未出乎。阳明多气多血，气血既多，脏痰^①亦不少。痰在胃膈，自发潮热，不必假借少阳。况邪又将出，少阳前受阳明贻害，未免寒心，故现潮热，其实未入少阳。法不须治少阳邪，宜解阳明热。阳明热解，少阳邪自散。用**解胃汤**：青蒿、麦冬五钱，茯苓二钱，甘草五分，玄参三钱，竹叶五十片。一剂胃热解，再剂潮热退，不必三剂。此方息阳明焰，又解少阳氛。倘徒治少阳，阳明愈炽，倘息阳明，少阳又燥。有偏胜必有独干，自然轻变为重，邪传无已。今单治阳明，已有少阳治法，故收全功。

一冬月伤寒，九日利不已，人谓邪入太阴，阳变阴症，谁知是阳辞阴症乎。变阴、辞阴何辨？变阴，阳传于阴；辞阴，

---

① 痰：《辨证录》作"邪"。

阳传出于阴也。入阴自利，岂出阴亦自利？不知阴阳不接，多泄利不已，但入阴自利，腹必痛；出阴自利，腹不痛。至九日利不已，腹不痛者，离阴自利也。切戒太阴止利药，用之邪传入阴，危矣！法仍治少阳，解表里则利止，寒热之邪亦散。用**小柴胡汤**加减治之。柴胡、甘草①一钱，茯苓三钱，陈皮五分。一剂利止，寒热解。此专治半表里邪，又分消水湿，既不入阴，又善治阳，故取效独捷。

一冬月伤寒十日，恶寒呕吐，人谓邪再传少阴，谁能知邪不欲入少阴乎。不入少阴何恶寒呕吐？不知传经再入太阴，中州之气已经刻削，脾气已虚，必耗肾中火气，肾又曾经邪犯，自顾不遑，故邪入脾，脾甘自受，恶寒呕吐，不待传少阴始见。法单治太阴脾土，呕吐可止。然不治肾，肾火不生脾土，恶寒终不愈。寒不除，呕吐亦暂止。用**脾肾两温汤**：人参、巴戟、芡实、山药三钱，白术、肉桂一钱，丁香三分，肉蔻一枚。一剂寒止，二剂呕吐除。方用参、术补脾，巴戟、芡实、山药补肾，肉桂、丁香辟寒气、旺肾火，以生脾土，则土气自温。

一冬月伤寒，十一日热反更盛，发厥不宁，一日三四见，人谓邪再传厥阴也，谁知邪不能传肝乎。少阴寒水未入厥阴，何以发厥见热证？然厥似热非热也。内寒甚逼阳，外见发厥，故不待传入厥阴先发厥。此本死证，仲景无方，非无方也，以灸法神奇，示人以艾灸少阴者，正不必治厥阴也。虽灸之可，汤药又安不可？用**回生至神汤**：人参三两，肉桂三钱，白术二

---

① 甘草：此下《辨证录》有"黄芩一钱"。

两，姜汁一合、葱十条，用姜葱汁同水煎服。一剂厥止，二剂身热解。方用参、术虽多，苟非姜、葱，不能宣发。邪伏肾中不得出，惟参、术得姜、葱导之出外，不必走肝，厥自安。此治之巧也。

一冬月伤寒，十二日热不退，不见发厥，人谓伤寒至厥阴，不发厥，热自退。谁知虚极欲厥不得乎。热深厥亦深者，元气足以致之，此热深不发厥，元气不足以充也。传经至十二日，已入肝，厥不应者，非热之不深，乃元气甚困焉，可因不厥即厥疑阴之不热？治法补其肝气，辅以解热，则厥阴不燥，木气又舒，邪不能留，非惟热解而见厥，抑亦邪散而消厥。用**消厥散**：白芍、当归五钱，丹皮、黑荆芥三钱，生地、花粉二钱，甘草、人参、炒栀子一钱。一剂厥止，再剂厥定。此补肝凉血以治传经伤寒。世无其胆，然肝燥内热，因虚厥伏，非滋肝血，则热深者何能外见？故必补虚而发厥，随可弃厥而散热，人可闻吾言而放胆。

一冬月伤寒，十二日后忽厥去如死状，但心中大①热，四肢如冰，至三四日，体不腐，人谓尸厥。谁知邪火犯包络，坚闭其气以护心乎。伤寒未有传心者，传心即死。然邪传心，因包络虚不能障心也。若包络无损，邪虽直捣心宫，膻中膜膈自足相拒。然邪遍传六经，各各损伤，包络相臣出死御敌，号召勤王，绝不一应，惟坚闭宫门，与君同殉。各脏腑见君相号令不宣，自然解体，所以肢体先冷如死。苟有将斩关夺门，扫群

---

① 大：《辨证录》作"火"。

妖，救君相，外藩响应，自必归诚。治法惟助包络加祛邪，可回死为生。用**救心神丹**：人参一两，白芍一两，黄连、半夏三钱，菖蒲二钱，茯苓五钱，附子一分。水煎，以竹筒通喉中，令人含药送下，无不受。一剂气苏，再剂心热自解，肢温。厥证多热，肢冷如冰，正心热如火也。热极反为寒颤，颤极人死，心实未死。方以人参固生气，黄连清心中包络火，附子为先锋，菖蒲为向导，引参、连突入心中，又得芍、苓、半夏平肝不助火，利湿共消痰，则声援势盛，攻邪尤易。或疑黄连清热，何用人参？既用参，何必许多？孰知六经遍传以攻心，脏腑自虚，用连不用参，则有勇无谋，必斩杀过甚，反伤元气。主弱臣强，虽救君不能卫君，不几虚用奇兵哉。

中　寒

一严寒忽感阴冷，直入腑，肢体皆冷，目青，口呕清水，腹中雷鸣，胸胁满逆，体寒发颤，腹中有凉气一股直冲而上，猝不知人，此寒气直中七腑也。中寒与伤寒大异。盖伤寒由表入里，中寒由腑入脏。虽入腑、入脏同是直中，治法终不同。盖入腑寒轻，治入腑之寒，乌可重于治脏哉。惟腑有七，中腑药似宜别。然阴寒中人，必乘三焦之寒而先入，温三焦，七腑之寒尽散。然三焦所以寒，又由胃气虚。徒温三焦而不急补胃气，则气虚不能接续，乌能回阳于顷刻？用**救腑回阳汤**：人参五钱，附子、肉桂一钱，巴戟一两。方用参扶胃，桂、附回阳，更借巴戟补心肾火，心肾火旺，三焦火更旺，且生胃气回阳，故用为君，尤统三位健将扫荡祛除，所以一剂奏功，阳回阴邪立散。

一严冬忽感阴寒，唇青身冷，手足筋脉拘急，吐泻，心腹痛，囊缩，指甲青，腰艰俯仰，此阴寒中脏。中脏重于中腑，寒入五脏，似宜分治，然不必分，直温命门火，诸脏寒尽散。盖命门为十二经主，主不亡，心君无下殿；肝木无游魂，肺金不为魄散，脾土不崩解。惟命门既寒，阳为阴逼，越出肾外，五脏不能独安，各随阳而俱遁。故中脏不必治五脏，温命门寒邪可解。虽然，五脏苟虚，大兵到处，扫荡群妖，苟无粮草，何以供命？此命门宜温，五脏之气亦当补。用**荡阴救命汤**：人参一两，白术、熟地、附子、茯神三钱，肉桂一钱，枣皮二钱。水煎服。一剂阳回，再剂痊愈。何神速？盖寒入五脏，由命门阳外出，一回其阳，寒气不留于脏。方用参、术为君，似救心、脾，附、桂、枣皮，肾亦救之，肺肝独缺，何以斩关直入，回阳顷刻？不知五脏为寒邪所犯，大约犯肾之后即犯脾、犯心，至犯肺、肝无多。故专固心肾脾，肺肝已寓，况参、附并用，无经不达，有肝肺不入乎？况补肝、补肺皆收敛药，祛邪使出，乌可留邪使入？倘用收敛补肝肺，反制参、附之手，不迅荡阴。此用药不杂，有秘义也。或曰收敛既不可以补肝肺，岂熟地、枣皮又可补肾？嗟呼！此又不通之论也。肾中水火原不相离，附、桂大热回阳，未免肾中干燥，与其回阳后补肾水以济阳，何如用火之时防微之为得。所以少用熟地、枣皮于附、桂中，以制火横。且火得水归原，水招火入宅。

一冬月直中阴寒，吐泄，身发热，人谓伤寒传经证，不知寒直中少阴，非传经也。直中阴寒，原无身热，兹何以热？此正阳与阴战，邪旺正不安于弱，以致争斗而成热。若传经少阴证，必数日后始吐泻，未有初感一日即身热，上吐下泻者，故乃直中，非传经也。直中，邪即入里；传经，由表入里。用**人参附子茯苓汤**：人参一两，茯苓五钱，附子一钱。一剂吐泻止，身热退。何其速也？此证原因阳气弱，阴气盛，故发热。助阳气，阳气旺，阴自衰。又佐附子勇猛，突围破敌，转易成功。且茯苓分消水气，胃土得安，上下之间无非阳气升降，阴邪何能冲决。

一直中阴寒，肾独受，身颤手颤，人谓寒入骨中，谁知命门火冷，不能外拒阴寒。盖命门十二官^①主，人有此火则生，无之则死，火旺运用一身，手足自温；火衰不能通达上下，一身皆冷，何能温手足？故命门火旺，可拒寒邪，惟火衰极，阴寒内逼，直入肾宫，命门火畏寒邪盛，几乎不敢同居。身颤难以自主，手颤难以外卫。法宜温补命门火。主不弱而后阳气旺，通达上下，阴消寒散，不致冲犯心宫。用直中阴脏第一方治之。附子、丁香一钱，肉桂、白术二钱。一剂寒祛，身手定。方尽阳药，以治阴证固宜，然急症何以少用分两，成功至神？盖因火欲外越，一助火即回宫。火既归，又有余火相助，则命门火旺，毋论祛寒，寒已望火遁矣。

一少阴肾感中邪气，小肠^②作痛，两足厥逆，人谓寒邪直入肾，孰知入肾兼入小肠腑乎。肾，脏也，脏重于腑，何必辨其邪入小肠？然辨证不清，药定寡效。虽肾开窍于二阴，又曰肾主大小便，肾寒小肠亦寒，治肾小肠亦愈，终不知小肠与肾同感寒也。盖寒客小肠则腹痛脉不通，脉既不通，安得两足不

---

① 官：原作"关"，声之误，今改。

② 肠：钱本作"腹"。

厥逆？法不必治小肠，仍治肾。治肾者，温肾也，温肾即所以温小肠。用**止逆汤**：附子一钱，白术三钱，前子三分，吴萸五分。一剂痛除厥止。方用附子祛寒，吴萸通气，加白术、车前利腰脐消湿，虽治小肠，实温肾宫。命门热，小肠之气化自行，又焉有不通。故不治痛痛除，不转逆逆定。

一猝中阴寒，身不能动，人谓寒中脾，谁知寒中肾乎。中寒手足不能动，已是危症，况身不能动乎。盖手足冷不动，犹四隅病，身僵不动，中州之患。脾主四肢，身不独属乎？人非为不生者，非心火，乃肾火。肾火旺，脾土自运于无穷；肾火衰，脾难转于不息。故肾寒脾亦衰，脾寒身自不能动。法不可徒治脾，必须温肾火。用直中阴脏第二方治之。附子、干姜、肉桂一钱，熟地二钱。一剂身动寒消。方用桂、附子、姜直捣中坚，迅扫寒邪，命门火勃发，寒邪自去。然过用纯阳，未免太燥，佐熟地，使阳得阴而生水，不至阳缺阴而耗水。

人有猝犯阴寒，两胁极痛至不可受，如欲破裂，人谓寒犯肝，谁知寒犯肾。胁乃肝位，犯肾宜病在肾，何在肝？因肾寒又畏外寒之侵，肾血逃肝子家，受创深重，不敢复出。肝因肾水遁入，见母受伤，能无复仇乎？自然奋不顾身，怒极欲战，两胁欲破，正肝郁难宣也。法以火熨外寒，少济其急。用**宜宽汤**①救之。人参一两，熟地二两，附子一钱，柴胡五分，甘草三分，肉桂三钱。一剂痛定。人见用参、附回阳，未必疑；用熟地滋阴，必疑。嗟乎！肾遁入肝，寒邪必乘势逼肝，肝气一怯，

---

① 宜宽汤：钱本与《辨证录》均作"宽肝汤"。

非上走于心，必下走于肾。走于心，引邪上犯心君，有下堂之祸；走于肾，引邪下侵相位，有同殉之虞。故用人参补心，使心不畏邪；熟地补肾，使肾不畏邪。肝瞻顾于子母，两无足虑，自然并力御寒。又益助火舒木之品，肝中之郁火解，故背城一战而奏捷。倘此药不效，是心肾两绝，肝独存，何能生？

卷 二

山阴　陈士铎远公父原本

宁乡　文守江南纪氏敬述

中 风

一入室向火，边热边寒，遂致左颊出汗，偶出户，为贼风所袭，觉右颊拘急，口喝于右，人谓中风，孰知向火，火逼热并一边也。惟和气血，佐解火，则火平，喝斜正。用**和血息火汤**：升麻、秦艽、甘草一钱，黄芪、麦冬三钱，防风、桂枝三分，当归、玄参五钱，白芷五分，花粉二钱。二剂愈。方补血气为先，何辅佐多用阳明药？盖阳明脉起于鼻交中，循鼻外，入上齿中，是两颊与齿正阳明部位。升麻、白芷，阳明经药，用之引于齿颊。秦艽能开口噤，防风能散风邪，桂皮实表，固宫卫，与黄芪、玄参同用，善通经络，活脏腑，纵真有风邪何处存？自应如桴鼓。

一久痢后卒昏仆，手撒眼瞪，小便自遗，汗出不止，喉作曳锯，人谓中风，孰知病在下多亡阴，阴虚阳暴绝，本不治。然灸气海，阳气得续，亦有生者。但阳回不用补气，阳气随回随绝。用**独参汤**：人参三两，附子三分。煎灌，而人不死。气海前与丹田相通，乃生气之原，故灸之而阳回，非助以人参，则气回不能生生不息。

一两手麻，面亦麻木，人谓中风将现，谁知气虚不能运血。头乃六阳之经，面乃阳之外见。气旺则阳旺，气衰则阳衰。旺则气行于面，面乃和；衰则气滞于血，面乃木。面木，阳衰可知，何能运动手指？治宜补气，通阳之闭，手面之麻木解。方用**助气通阳汤**：人参、当归、茯苓三钱，白术、黄芪、葳蕤五钱，防风五分，花粉、麦冬、乌药各二钱，木香、附子三分。二剂手解，四剂面解，六剂不发。此方大补气，气旺血行，又何麻木？

一身猝倒，目紧闭，昏晕不识人，人谓中风危症，谁知乃心气乏绝乎。身中未有不痰盛者，痰盛则直走心经，心气乏绝，则痰涎壅住，膻中不能开。虽膻中为心君相，痰来侵心，膻中先受，所以障心而使痰不入。然膻中本卫心以障痰，何反壅痰以害心？不知心气虚，膻中亦虚，膻中既虚，仅可障痰以卫心，力难祛痰以益心。况痰气过盛，犯心甚急，膻中坚闭夫膜膈，使痰之不入，心气因之不通，不能上通，故目闭不识人。治法急宜补君相火，佐之祛痰，心气一通，目自开，人自识。用**四君子加减**治之。人参一两，白术二两，茯苓三钱，附子一钱，竹沥、姜汁一合，菖蒲三分。一剂目开，再剂识人。此方用参、术以救生气之绝，然非附子，断不能破围直入。非竹沥、姜汁，则痰涎间隔。然附子孤单，又借菖蒲向导，直达心宫。

一素性好饮，两臂作痛，服祛风治痰药更麻木，痰涎愈盛，体软筋弛，腿膝拘疼，口噤语涩，头目晕重，口角流涎，身如虫行，搔起白屑，人谓中风已成，抑知脾气不足乎。人生赖饮食以养，饮食过多，反伤脾气，脾气伤，有何益？况酒散人真气，少饮则益，多饮则损。贪杯则脏腑无非糟粕之气，欲真气无伤，得乎？故体软筋弛，脾虚不能运也；痰涎加盛，脾虚不能化也；腿膝拘痛，脾虚不能行也；口噤语涩，脾虚气难接也；头目晕重，脾虚气难升也；流涎，脾虚不能摄；起屑，脾虚不能润，不补脾气乌能愈？用**六君子加味**治。人参五钱，白术一两，甘草一钱，半夏二钱，陈皮五分，附子三分，茯苓三钱。十剂愈。六君补脾兼治痰，然非附子，不能走经络，通血脉。或疑白术太多，不知白术健脾又去湿，多用始能利腰脐升阳气，阳气不下陷，脾得建其运化。

一怒后吐痰，胸满作痛，服四物、二陈加芩、连、枳壳不应，更加祛风，反致半身不遂，筋渐挛缩，四肢痿软，日晡益甚，内热口干，形体倦怠，人谓风中于腑，谁知郁怒未解，肝气未舒所致。误用风药，损气伤血，致似中风。法须仍解郁怒，佐补血补气，益阴益精之味。用**舒怒益阴汤**：熟地、白芍一两，当归五钱，茯苓、麦冬、丹皮三钱，甘草、陈皮五分，柴胡、人参一钱，白术二钱。十剂筋缩愈，再十剂肢不软。后用六味汤煎饮二月半，身皆遂。方即逍遥散加味，用参、地、麦冬，实有妙义。盖逍遥散为解郁圣药，散而得补，补始有功。用白芍一两以平肝，肝气平则木不克土，又健脾开胃，辅佐相成，反败为功。

　一怀抱郁结，筋挛骨痛，喉间似有结核不下，服乌药顺气等方，口眼歪斜，两臂不伸，痰涎愈甚，内热晡热，人谓偏枯之渐，谁知肝木不舒乎。木既不舒，木中之火又安得舒，自然木来克土，脾胃两伤，脾热胃燥，内自生风，正不必外风入始见前症也。法自必补脾胃。然徒补脾胃，肝来克土，脾胃仍不舒，必须摅肝以扶脾胃始得。方用**舒木生土汤**：白芍、熟地五钱，茯苓、白术、玄参三钱，山药、远志、郁金、人参一钱，生枣仁、麦冬、当归二钱，甘草五分。此心、脾、胃、肺、肝、肾药也。何以谓舒木生土汤？不知心者不耗肝气，治肾所以生肝，治肺使不克肝，治脾胃使不仇肝，群药无非滋肝舒木。木舒脾胃有不得其天者乎。此名实有微意。

　一一时猝倒，口吐痰涎，发狂号叫，坐立不定，目不识人，身中发斑，数日后变成疮疖，此真中风。盖元气未虚，忽为风邪所中，正盛邪又不弱，两相战不肯负，于是痰涎出，狂叫起，心中如焚，坐立不安，目不识人。内热既盛，由内达外，故斑发皮肤。火毒难消于肌肉，因变疮疖。如人家门户既牢，主伯亚族又健，突来强盗，劈门而入，两相格斗，大声咤叱，战斗既酣，目裂眦决竟不知。同舟人非敌国土矣，因而火攻烧杀，反成焦头烂额。法不必助正，惟事祛邪。用**扫风汤**：荆芥五钱，防风、半夏、茯苓三钱，陈皮、苏叶一钱，花粉钱半，黄芩二钱。一剂狂定，二剂痰消，三剂斑化，疮疖愈。此证万中生一人。不知中风真证，吾独表之，使知真中风如此，类中风亦宜辨。

一素多内热，一旦颠仆，目不识人，左手不仁，人谓中风，谁知肾水不足养肝，肝木太燥，木自生风颠仆。若作风治立亡，即作气虚治，阳旺阴愈消。必补肾水以生肝木，木得其养。用**六味汤**加味治。熟地、白芍一两，枣皮、当归五钱，山药四钱，茯苓、丹皮、泽泻、白芥子三钱，柴胡一钱。一剂识人，四剂不仁愈，十剂痊愈。六味丸治中风效者，以其似中风也。六味滋水，归、芍平肝木，柴胡、白芥子疏通肝气，消两胁之痰，水足木自条达，痰去气自疏通，内热顿除，体自适，又何左手不仁。

一人忽自倒，不能言语，口角流涎，右手不仁，肌肤顽，人谓气虚中风。气虚则有之，中风则未也。此乃心气虚，不能行气于胃，胃气又虚，胃自生热，蒸其津液，结为痰涎，壅塞隧道，不能行气于心，即堵截其神气出入之窍，故神明瞀乱，神明无主，则舌纵难言，廉泉穴开则口角流涎。一身运动，全藉气以行，今气大虚，不能行于四肢，则手自不仁。右，气所属。气不行于肌肤，则痛痒不知。若作风治，未有不死。即于补气中加祛邪药，或可苟延性命，亦必成半体风证。故半体之风，皆错治中风而成也。宜**六君加附子**治之。人参一两，白术、黄芪二两，半夏三钱，茯苓五钱，附子、甘草、陈皮一钱。一剂声出，二剂痰涎收，十剂尽愈。参、苓、芪、术补气圣药，加附子遍达诸经，岂独心胃相通，痰涎不壅塞乎？［批］原本未载附子分两，据愚酌定。文守江。

一无故身倒，肉跳心惊，口不能言，手不能动履，痰声如鼾，惟目能动，人谓因痰中风，孰知此痰病也。怪病多生于痰，痰病多生于湿，痰湿结而不散，有见鬼猝倒者，此特其一耳。医谓中风，误矣。然不治痰而治风，适招风生变；即不治风而治痰，亦不能消痰弭灾。必大补气血，用**十全大补汤**：人参、当归、茯苓、白术五钱，黄芪、熟地一两，白芍三钱，甘草一钱，川芎、肉桂二钱。一剂能言，二剂惊跳止，三剂鼾声息，十剂手动足行。又廿剂，如无病人。此证世以风治，多偾事。惟大补气血，断不生变。

——时猝倒，痰涎壅塞，汗出如雨，两手足懈弛不收，口不能言，囊缩，小便自遗，人谓中风急证，谁知阴阳两脱证。至危，刻不可缓。作风治，下口立亡，**必三生饮救之**。人参二两，生附子一枚，生南星五钱，生半夏三钱。一剂囊伸，小便止，再剂能言，始议他药。此病甚暴，非斩关夺门，何能直入脏腑，追散失之元阳？故投于人参数两，始可夺命于顷刻。惟关门既开，再有**济急丹**：人参、当归、熟地、麦冬一两，白术、茯苓、枣皮五钱，半夏三钱。二剂元气日旺，虚汗不流，手足运动，无瘫痪之忧。如破城而守，内无粮草，士有饥色，今关门大开，搬运而入，仓粮足，兵马飞腾，贼自望风而遁。倘仍用附子、南星，过于酷烈，损伤元气，不又多乎？妙在用归、地、枣皮、麦冬资阴。盖前此斩杀太甚，脏腑枯焦，一旦赍财接济，真不啻恩膏之赐，自然踊跃奋兴，手舞足蹈。

一口眼㖞斜，身欲颠仆，腹中时鸣，如囊裹浆状，人谓中风，内有水湿。水湿之气由于脾气虚，脾气不能运化夫水，水乃停积不化，必涌上。涌于头作晕，涌于口眼而为㖞斜。水在上则头重足轻，故身欲颠仆，似中风实非中风。方用**分水止鸣**

汤：人参五钱，白术、茯苓一两，车前子、半夏三钱，肉桂一钱。四剂腹中鸣止，口眼平复。此原无风，故不必祛风，单健脾气，土能制水。又虑徒消膀胱，恐水冷不化，再补命门火以生脾土，土有先天之气益，足以分后天之澜。大地回阳，溪涧无非春气，则膀胱不寒，尤能雪消冰解无阻隔。或曰口眼㖞斜，实系风证，安在水气使然？不知水寒成冰，口眼处于头面之间，一边经寒风而成㖞斜，似中风，然非风在内。风既在外，不入腠理，又何必祛风。

一猝倒后，渐致半身不遂，人谓中风成偏枯。中风万中间生一二，岂可因一时猝倒即作中风治。此原无风邪，既气虚猝倒，此时大补气血，少佐消痰，焉有偏枯证。惟过于祛风耗气，必右身不遂；耗血，必左身不遂。猝倒时正气不能主宰，乃不补气专耗气，欲气之周遍于身，得乎？天下至误者，谓中风有经、络、脏、腑之分。自此言出，世遂信风初中络，不可引入经；既中经，不可引入腑；既入腑，不可引入脏。诸般风药，杂然乱投，脏腑经络，未尝有风，强用风药成偏枯，犹其幸也。盖脏腑无风，元气实，尚不可用药侵耗，况羸弱摇摇靡定。今不死成偏枯，亦因补正中用祛风之剂，犹存残喘耳。然已成偏枯，可再用风药乎？用**全身汤**：人参、白术二两，茯苓一两，半夏三钱，附子三分，神曲一钱。四剂手足能举，八剂动履如故，身臂皆轻。

一猝倒后遍身不运[①]，手足不收，人谓中风成瘫痪，不知血

---

① 运：钱本与《辨证录》均作"通"。

虚气不顺。手得血能握，足得血能走，今手足不收，正血虚耳。气血本相兼，使血虚气顺，气能生血，尚供手足之用。今气不顺，气血有反背之失，欲血荫手足，得乎？故不独手足不收，一身且尽不通。手足犹在四隅，一身不通，腹心之疾。证名风痱，实无风也。用**四物汤**加味治。熟地、当归一两，白芍五钱，川芎、人参、半夏二钱，黄芪三钱。二剂知痛痒，十剂能步履，再十剂痊愈。若用风药，耗烁其血，血干气亦不顺，气既不顺，血益加虚，必为废人。

一猝倒于地，奄忽不知人，人谓中风重证，然此气虚不接续耳。既无口眼喝斜，又无手足麻木，若作风治，必引风入室。世谓中风必须填塞空窍，使风不能入。今用风药以治无风证，安得不开腠理？腠理即开，玄府大泄，欲风不入得乎？气虚不能接续，致猝倒，奄忽不知人，是风懿病，内未有风，作中风治，误也。用**六君子汤加人参**治。人参五钱，白术一两①，甘草、陈皮一钱，半夏、茯苓三钱。一剂知人，二剂痊愈，盖不治风，自能奏功。

一一时猝倒，状似中风，自汗不止，懒言语，人谓中风，谁知亦是气虚。猝倒加自汗，此虚极乃亡阳，非中风也。亡阳必用参附，始有生机，误用风药立亡。用**参芪归附汤**救之。人参、当归一两，黄芪二两，附子三钱。一剂汗止，二剂言出，四剂神气复。或曰猝倒后无五绝症，只汗多语言懒，似可缓治。不知此证非轻缓。凡初病易图功，久病难着力，亡阳证元气初脱，

---

① 一两：原作"一钱"，字之误，今据钱本与《辨证录》改。

中医非物质文化遗产临床经典读本

此时大补气血，实有无穷挽回。苟因循退缩，坐失机宜，日久百剂难效。

一男子，身未倒，右手不仁，言语謇涩，口流沫，人谓半肢风，然非外风，本气自病，名中气。气何有中？因似中风，又非中风，故曰中气。乃气虚，非中风，故不中左而中右。盖左血，右属气。女子右为血，左为气。男子右手不仁，非气虚何？惟极补气随效，用**至仁汤**：人参、白术、黄芪一两，茯苓、苡仁、半夏三钱，肉桂二钱，甘草一钱。一剂语清，二剂沫止，十剂不仁愈。此补气之妙也。或疑气虚补气，何加消痰？岂气旺不能摄水，气盛不能化水耶？至加肉桂助火，不更多事？不知气虚，未有不脾胃寒，脾胃既寒，水谷难化，不变精而变痰。故气虚者痰盛，痰乘气虚作祟，上迷心，旁及手足，身欲仆，手不仁，口吐涎沫。用参、芪补气，复用苓、术健土治湿，痰无可藏之经，更加半夏、以仁，逐已成之痰，犹恐脾胃久寒，入肉桂补命门火，火自生土，土旺气自郁蒸。气有根蒂，脏腑无非生气，经络皮肉何至不通。

一身未颠仆，左手半边不仁，言语謇涩，口流涎，人谓半肢风。谁知血虚，血不养筋脉，似中风耳。中气病速易效，中血病缓难效。中气阳证，中血阴证，阳速阴迟耳。用**生血起废汤**：葳蕤二两，熟地、当归一两，山药四两[①]，茯苓、白芥子五钱。一剂语清，十剂沫止，三十剂不仁愈。后再加人参三钱，黄芪五钱，减当归五钱，再服二十剂，不发。或疑葳蕤过中和，不

---

① 山药四两：《辨证录》作"山茱萸四钱"。

若四物流动，白芥子虽消膜膈痰，起首口角流涎，宜多用，后可少减，何始终用五钱？不知血病生痰，消痰始能补血。况中血血虚极，膜膈间皆痰，非多用白芥子断不能消。白芥子消痰不耗气，且助补血药生血，故始终必需。但力不及半夏、贝母，故必多用。四物补血圣药，白芍非中血所宜，川芎过于动，故特用葳蕤生血又起废，同归、地用，尤易奏功。且葳蕤暂用难效，久服易建功，治缓病实宜。况用二两，力更厚，加以辅佐得宜，故始终攸利。

一头面肿痛，口渴心烦，一旦猝中，手足溺^①，言语不清，口眼歪斜，人谓中风，谁知中火。火生木中，每藉风力，中火似即中风。不解风，火何由息？抑知火所畏者水，祛风息火，火焰少戢，火根未除，滋水救火，火光自消，况火中，内实无风，用祛风药，毛窍尽开，反通火路。火路通，风反得入，风火互势，欲不变风证得乎？法贵补水，用**灭火汤**：玄参三两，沙参二两，白芥子三钱，茯苓、熟地一两，枣皮、麦冬五钱，北味一钱。十剂痊愈。玄参息浮游之火，群药补水添精，自然水足火衰，倘少加风药，则拘挛其手足，水转助风，反增火势。或曰不用风药，独不可用凉药？不知实火可寒凉直攻，虚火断不可用，况玄参微寒，补中带泄，何必再用凉药。

一时猝中，手足牵搐，口眼喝斜，语言如故，神思清，人谓阳虚中风。阳虚猝倒必神昏，今神思清，乃阴虚之中耳。阴虚非血虚，盖真阴肾水干枯，不能上滋于心，痰来侵心，一时

---

① 溺：钱本、《辨证录》作"搐搦"。

猝中，及痰散，心清如故。作中风固错，作中血亦非。惟直补肾真阴，精足肾自交心，心液流行各脏腑，诸症自痊。用**填阴汤**：熟地四两，枣皮、北味、牛膝、三钱，麦冬、山药一两，白芥子五钱，故纸一钱，附子一分。水煎服。十剂痊愈。枣、药、熟地填精圣药，麦冬、五味益肺仙丹。单补肾水恐难速生，故又补肺，子母相资，更易滋润。又恐阴不下降，故用故纸、牛膝下安肾宫，则浊①阴不致上干，真阴自然相济。然阴药太多，未免过于腻滞，加附子一分以行真阴气，非假以助火也。水得火气，尤易生。

一无恙觉手足麻木，尚无口眼㖞斜等症，人谓风中于内，三年后必晕仆，劝预服搜风顺气药，以防猝中。其论是，所用方则非。手足麻木乃气虚，非气不顺。即气不顺，非风作祟。人苟中风，来甚暴，岂待三年哉？然气虚何以手足麻？盖气虚即不能化痰，痰聚胸中，气不通于手足。宜补气中佐消痰，用**释麻汤**：人参、半夏、白芥子、陈皮一钱，当归、黄芪②、白术三钱，甘草五分，柴胡八分，附子一分。服四剂，手足不木。倘仍麻木，前方倍加，再四剂必愈。盖手足麻木，乃四余轻病，不必重治。人疑重病，风药乱投，反致误事。苟知虚而非风，何难之有。

一遍身麻木，不颠仆，状似中风，然风则有之，中则非。此证不可不治风，又不可直治风。不治风，风不能出，直治风，损气血，风又欺气血虚，反客为主不肯去。必补气血中佐祛风

---

① 浊：原作"独"，字之误，今据钱本、《辨证录》改。
② 黄芪：此下《辨证录》有"茯苓三钱"。

祛痰，气血不伤，风又易散。用**解缚汤**：黄芪、葳蕤一两，当归、白芍、人参、白术、熟地五钱，花粉、秦艽三钱，附子、羌活一钱。四剂麻木愈，十剂痊愈。同一麻木，何上条用药少，此独多且重？盖手足麻木，无风入体，周身麻木，风乘虚入腑。故上条可轻治，此条宜重治。

一天禀厚，素好饮酒，一时怒激，致口眼喝斜，似中风，身未仆，且善饮食，脉洪大有力，非中风，乃火盛肝伤耳。此证西北人多，南人少。法不徒泄火，又须养肝血。用**解焚汤**：酒蒸大黄、白芥子、炒栀仁二钱，柴胡一钱，归、芍一两。大黄泄酒毒，栀子泄肝火，但二味除祛未免迅厉。用归、芍大补肝血，盖血足火自息。尤妙加柴胡、白芥子以疏肝叶风，以消膜膈痰，痰消肝气益舒，肝舒风自去。若误认中风，妄加麻黄、羌活等药，愈祛风愈动火。或不滋肝反补气，阳旺气盛，转来助火，肝中血燥，益足增怒，势必火亢自焚，成猝中。

一猝中后，手足流注疼痛，久则麻痹不仁，难屈伸，人谓中风，以致风湿相搏，关节不利。不知先有水湿，不治元气衰，反去祛风利湿以成。中风既因虚成湿致中，不治虚尚可治风湿乎？然风湿既搏击一身[①]，但补气不祛风利湿，亦非救济之道。用**两利汤**：白术、茯苓五钱，薏仁、白芍一两，人参、当归、半夏一钱，甘草、防风五分，肉桂三分。四剂疼痛止，十剂麻痹愈，二十剂屈伸利。方中补多于攻，用防风散风，不用苓、泻利水。盖因虚成风湿，既祛风何可复利水。况白术、薏仁亦

---

① 身：原作"时"，义晦，今据《辨证录》改。

利水药。于补水中行利水法，则水无阻滞。水湿去，风难独留，故少用防风，孤子之风，无水，难于作浪。

痹证

一两足牵连作痛，大便微溏，夜不能寐，卧则足缩不伸，伸则愈痛，人谓伤寒成痹，谁知风寒湿同结大肠乎。风入大肠，日大便，邪似易下，即有湿气，亦可同散，何以固结于中，痛形两足乎？不知寒邪入腹留大肠，又得风湿相搏，不肯遽散，因成痹。法必去风寒湿，使不留大肠，痹病可愈。使徒治大肠邪，三气转难祛散。又宜益大肠气，肠中气旺，转输倍速，三气易祛。用**逐痹丹**：人参一两，白术、茯苓五钱，升麻、神曲五分，甘草、苡仁一钱，肉桂三分。一剂湿去，二剂风寒散。此方治湿多，治风寒反轻。盖水湿最难分消，治其难，易者更易。况治湿不伤元气，大肠自传送，风寒随湿同解。

一呕吐不宁，胸膈饱闷，吞酸作痛，因而两足亦痛，人谓胃口寒，谁知风寒湿结胃而成痹乎。胃喜热不喜寒，胃口一寒，邪因相犯，风入胃不散，湿停胃不行，三者合，痹成。法祛三邪，仍调胃气，胃气健，三者不攻自解。用**六君子加减**治。人参、荆芥、茯苓三钱，白术五钱，生姜五片，半夏一钱，陈皮、甘草、肉桂五分。十剂痊愈。此方开胃，又喜分消，加生姜、荆芥，尤善祛散风寒。

一心下畏寒作痛，惕惕善惊，懒饮食，以手按，如水声咽咽，人谓水停心下，谁知风寒湿结于心胞络乎。水犯心则痛，风乘心则痛，毋论风寒湿均能成病，重则必死，今只畏寒作痛，正心胞络障心。心胞既能障心，捍卫之劳，心胞独当其锋，心胞安得不痛。法当急祛风寒湿三者，使毋犯心胞，心君自安。然祛三邪，不补心胞气，则心胞太弱，故必补心胞，兼治三邪。用**散痹汤**：巴戟、白术、山药、莲子五钱，菟丝、炒枣仁、茯苓三钱，柴胡、半夏一钱，远志八分，甘草三分。十剂痊愈。此方单治心，以心胞为心相臣，治心正治心包。

一小便艰涩如淋，下身生痛，时上升如疝气，人谓疝，或谓淋，孰知风寒湿入于小肠成痹。小肠主泄水，水出小肠，何邪不去。乃缩住不流，风寒作祟也。必散小肠，风寒湿不难去。然宜兼治膀胱，膀胱利，小肠无不利。虽膀胱亦有痹证，治小肠痹，当以治膀胱者治之。用**攻痹汤**①：车前子、茯苓三钱，苡仁一两，肉桂五分，木通二钱，白术五钱，王不留行一钱。连数剂，似淋不淋，似疝不疝，再数剂，痛如失。此方利湿不耗气，祛寒风自散，又何用逐风以损脏腑。

一身上下尽作痛，有时止，痰气不清，欲嗽不能，咽喉气闷，胸膈饱胀，二便艰涩，人谓肺气不行，谁知风寒湿犯三焦乎。三焦主气，气流通于上、中、下，风寒湿感一气即不宣，况三者抟结，毋怪其清浊两道闭塞，因而作痛。法宜急祛三者之邪。然三焦不可径②治，宜兼治肾、肺、脾胃。肾气旺，下焦气通；肺气肃，上焦气降；脾胃气健，中焦气始化。理肾、肺、脾胃气，益散邪，则三焦得令，风寒湿不难去。用**理本汤**：人参、

---

① 攻痹汤：《辨证录》作"攻痹散"。

② 径：原作"轻"，字误，今据《辨证录》改。

肉桂、豨莶草一钱，白术、芡实、山药五钱，麦冬、巴戟、茯苓三钱，桔梗、贝母五分，白芥子二钱，防己三分。四剂上中下气通，病尽解，八剂诸症痊愈。此方扶肺、肾、脾胃气，轻于祛风寒湿者，正理本也。理本，标在中，况兼荡邪，所以能神。

一胸背、手足、腰脊牵连疼痛不定，头重不举，痰唾稠黏，口角流涎，卧则喉中有声，人谓痹证，宜控涎丹。痹虽合风寒湿三邪而成，然气血不虚，邪从何入？即因气血虚，乌可徒治邪不补正？控涎丹甘遂、大戟，无补气血药，用治痹不能收功，坐此弊也。法宜补正助祛邪，则百战百胜。名**补正逐邪汤**。白术、苡仁五钱，人参一钱，桂枝三分，茯苓一两，白芥子三钱。十剂愈。参、术、茯、苡健脾补气又利湿，虽三者合成痹，湿为最多。湿在经络、肠胃间，最难分化。逐其湿，风寒自化，故佐桂枝数分已足。既用薏、苓、参、术健脾利湿，何虑痰为患哉？然三者每藉痰为奥援，用白芥子，膜膈痰尽消，各处之痰有不消乎？痰消，三气无薮可藏。或曰痹成，气血虚，宜并补，何方中补气不益血？不知气旺自生血，血有形之物，补之恐难速生，不若专补气更捷。

一肌肉热极，体上如鼠走，唇口反裂，久则缩入，遍身皮毛尽发红黑，人谓热痹。风寒湿合而成痹，未闻三者外更添热痹。此乃热极生风，似痹实非痹。解阳明热，少散风则得矣，不必更治湿。至于寒邪，尤不必顾，盖既热不寒耳。用**化炎汤**：玄参一两，甘菊五钱，麦冬、羚羊角①、生地五钱，炒荆芥、升

---

① 角：此下《辨证录》有"镑五分"三字。

麻三钱。二剂热少减，四剂尽愈。用玄参、升麻、生地、麦冬解阳明火，更退肺金炎，以肺主皮毛也。然仅治肺与胃，恐只散内热，不能散外热，又使升、芥导出外，不使内留以乱心君。外既清凉，内有不快乎。羚羊角虽取散火毒，亦藉其上引唇口，使缩裂愈。或谓阳明火毒，盍用石膏、知母？不知火热外现于唇口、皮毛、肌肉，用大寒凉直攻，必从下泄，不能随升、芥外泄。故用玄参、甘菊于补中表火为得。

一脚膝酸痛，行步艰难，按皮肉，直凉至骨，人谓冷痹。痹曰冷，正合风寒湿三者之旨。此虽合三邪，寒为甚。盖挟北方寒水之势侵入骨髓，乃至阴寒，非至阳热不能胜。然至阳热，又恐过虐，恐邪未及祛，至阴之水先已熬干，真水涸，邪水必泛，邪水盛，寒风助之，何以愈痹？用**真火汤**：白术五钱，巴戟一两，附子、防风一钱，牛膝、茯苓、石斛三钱，萆薢二钱。连服十剂，症尽愈。妙在用巴戟为君，补火仍是补水之，辅佐又彼此相宜，不用肉桂、当归温血分，实有意。盖补气则生精最速，生精①既速，温髓亦速。若入血分药，则沾濡迟滞，欲速不达。萆薢原忌防风，使相畏而相使，更复相宜，所以同群共济。

一肝气常逆，胸膈引痛，睡卧多惊，饮食不思，吞酸作呕，筋脉挛急，人谓肝痹，是矣。而所以成者，亦血气不足。肝血不足湿乘之，肝气不足风乘之，肝之血气不足寒乘之。三邪侵入肝经，肝血气益亏耗，于是魂不藏于肝，乃越出作惊。肝病何能生

---

① 精：原作"气"，按此承上句之义，当作精是，《辨证录》作精，今改。

心？心无血养，安能生胃？胃气不生，自难消化饮食，强食必至吞酸作呕。饮食养脏腑也，既不消化，不能变精以分布于筋脉，则筋无所养，安得不拘挛。乌可徒三邪，不顾肝经气血？用**肝痹散**：人参三钱，当归一两，川芎、茯苓五钱，代赭石末二钱，肉桂、枣仁一钱，羌活五分。水煎，调丹砂①末五分，服十剂痊愈。芎、归生血妙矣，尤妙在加人参益气以开血，引代赭通肝气，佐芎、归，气血开通，又加肉桂辟寒，茯苓利湿，羌活祛风，邪自难留，魂自不乱。况枣仁、丹砂末收惊特速。

一下元虚寒，复感寒湿，腰肾重痛，两足无力，人谓肾痹。肾虽寒脏，中原有火，有火则水不寒，风寒湿无从而入。人过作强，先天之水日日奔泄，火亦随流而去，使生气之原竟成藏冰之窟②，火不敢敌寒，寒邪侵之。寒既入，以邪招邪，风湿又至，则痹症生。法不必去邪，惟在补正。补正，补肾火也。火非水不长，补火必须补水。但补水恐增湿，风寒有党，未能遽去。然肾火乃真火也，邪真不两立，故补真火实制邪火也。况水中有火，何湿不去？最难治者，水邪即去，风寒不治自散。用**肾痹汤**：白术一两，枣皮、茯苓、苡仁、骨皮五钱，杜仲三钱，肉桂一钱，附子、防己五分，石斛二钱。二十剂痊愈。妙在补水少，去湿多，况并未补水，于水中补火，火无太炎；于水中祛寒，寒无太利。寒湿既去，风又安能独留？又有防己祛邪，故风寒湿尽去③。

---

① 丹砂：此下《辨证录》有"代赭石"三字。

② 窟：原作"屈"，声之误，《辨证录》作"窟"，今改。

③ 此一例《辨证录》在"咳嗽不宁"条下。

一咳嗽不宁，胸膈窒塞，吐痰不已，上气满胀，不能下通，人谓肺痹。亦知肺痹因于气虚乎？肺，相傅之官，治节出焉。统辖一身之气，无经不达，无脏不转，是肺乃气主。肺病则气病，气病则肺病。然则肺痹即气痹，治肺痹乌可舍气不治？但肺虽主气，药不能直入，必补脾胃以生肺气。然生肺者只脾胃，克肺有心，仇肺有肝，耗肺有肾。一处生不敌各处克，此气所以易衰，邪所以易入。且脾胃又能暗伤肺金。饮食入胃，必由脾胃转入于肺，今脾胃即受风寒湿，湿^①亦随脾胃气输肺，肺乃受伤。况多怒，肝气逆于肺；多欲，肾气逆于肺。肺气受伤，风寒湿填塞肺窍成痹。用**肺痹汤**：人参、茯苓三钱，白术、白芍五钱，苏叶二钱，半夏、陈皮一钱，枳壳、黄连、肉桂三分，神曲五分。十剂诸症尽愈。或谓人参是矣，但多用恐助邪，何用之咸宜？不知肺气因虚成痹，人参畏实不畏虚，况有苏叶治风，半夏消湿，肉桂祛寒，邪何能作祟。苓、术健脾开胃，白芍平肝，连、桂交心肾，肺气安宁，自然下降，正不必陈皮之助。

心　痛

一久患心疼，时重时轻，大约饥则重，饱则轻，人谓寒气攻心，谁知虫伤胃脘乎。盖心，宁静之宫，寒热皆不能到，倘寒犯心，立死，安能久痛？凡痛久皆邪犯心包、胃口，但暂痛，不常痛，断无饥重饱轻。惟虫饥则觅食，头上行，无食充饥，上窜，口啮胃脘之皮，症若心痛。不杀虫，痛何能止？用**化虫**

---

① 湿：《辨证录》作"邪"。

定痛汤[①]：生地二两，水煎汁二碗、入白薇二钱，煎汁一碗，淘饭食之。非吐物如虾蟆，即泄物如守宫。大凡胃湿热人多生虫，饮食倍常，皆有虫，此方皆效。盖生地杀虫于有形，白薇杀虫于无形，合用最神。虫死痛除，非药能定。

一一时心痛，倏又不痛，已而又痛，日数十遍，饮食无碍，昼夜不停，人谓虫。虫痛非一日而成，岂有无端一时心痛乎？或谓火，火必终日痛，非时痛时止。乃此气虚，微感寒湿，邪冲心包作痛，不冲即不痛，心痛不一，此即古云"去来痛"也。痛无补法，独此必须补。然徒用补，不祛寒、祛痰，亦不能定痛。用**去来汤**：人参、茯苓三钱，二术五钱[②]，甘草、川乌二钱，半夏一钱。一剂痛止，再剂不发。方用二术为君，最有微意。盖痛虽由气虚，毕竟湿气侵心包，二术去湿又健脾胃，以佐参、苓补气利湿，湿去气更旺；川乌直入心包，祛逐寒邪；半夏行中脘，消败浊痰；甘草调停邪正，以奏功于眉睫。

一心痛极苦，不欲生，彻夜呼号，涕泗滂沱，人谓火邪犯心，莫知其故。盖肝气不舒，郁火犯心，心属火，火极反致焚心，往往自焚而死。故心火太旺，为心所恶，又肝木助，则心不能受，必号呼求救，自然涕泪交垂。且肝木又系郁火，尤非心所喜，故入心心不受。然火势太旺，不能遏抑，虽心宫谨闭，心包掩护，未易焚烧，然肝火，龙雷之火，每从下冲上，霹雳震天，火光所至，焚林烧木，天地且为动荡，能遏止呼？此肝火冲心，所以直受其害。法必泄肝火，解木气郁，少佐安心，

---

① 化虫定痛汤：《辨证录》作"化虫定痛丹"。
② 二术五钱：《辨证录》作"苍术三钱、白术五钱"。

心痛自止。用**救痛安心汤**：白芍一两，炒栀子、苍术三钱，柴胡、贯仲二钱，甘草、乳香、没药一钱。一剂止，二剂愈。柴、芍解肝郁，栀子、贯仲泄肝火，乳香、没药止痛，甘草、苍术和中消湿，故二剂奏功。

一真心痛，法不救，其痛不在胃脘间、两胁处，恰在心窝中，如虫咬蛇钻，饮食不入，手足冷，面目青红是也。真心痛有二：一寒邪犯心，一火邪犯心。寒犯心，如直中阴经，病立死，死后手足尽紫黑，甚则遍身青，非药能救，以至急也。倘家存药饵，用人参一二两，附子一二钱，急救之，否则必死。若火犯心犹缓，可觅远物，故不可不传方。但同是心痛，寒热何辨？盖寒邪舌必滑，热邪舌必燥。辨是火邪，用**救真汤**投之。炒栀子三钱，炙草、菖蒲一钱，白芍一两，广木香二钱。一剂痊愈，但须忍饥一日，断不再发。慎之！既是心痛，宜用黄连治心火，何以治肝？不知肝为心母，泄肝木则肝不助火，心气自平，正善于治心火也。倘直泄其心，心必受伤，虽暂效，脾胃不能仰给心火，则生气遏抑，必至中脘虚寒，又变他症，此黄连不用反用栀子。

一心痛，百药不效，得寒得热皆痛，谓热不止于热，谓寒不止于寒，盖非心痛，乃胃痛。既胃痛何在心痛不止？不知寒热俱能作痛，不可执诸痛皆火之言，疑心痛尽是火非寒。夫热能作痛，寒何以作痛耶？因寒热相击痛生矣。寒热不并立，同乘于心胃，两相攻战，势均力敌。治心，胃受伤，治胃，心受损，所以治寒治热两无效。法宜两治，心痛自愈。用**双治汤**：附子、黄连、甘草一钱，白芍五钱。一剂自愈。用黄连清心火，附子除胃寒，妙在芍药、甘草为君，使两家和解，入肝平木，肝既平，自不克胃，反去生心，调和心胃，实有至理。

一心痛难忍，气息奄奄，服姜汤少安，按之能忍，日轻夜重，痛甚时几不欲生，人谓寒邪痛。盖寒有不同，凡心君宁静，由于肾气通心。心肾不交，寒邪中之，心遂不安而痛。徒祛寒不补肾，则肾火虚，不能下热于肾；肾水虚，不能上交于心。此救须救肾，补肾火以救心，尤须补肾水以救肾。用**补水救火汤**：熟地一两，枣皮、山药三钱，巴戟、白术五钱，肉桂一钱，北味五分。二剂愈，十剂不发。此绝非治心痛，用治心肾不交之心痛实奇。盖肾中水火不交，邪直犯心。补肾，使水得火相生，火得水相养，阴阳既济，心肾之阴阳安得有乖。故不必引其上下之相交，肾自通心，心自降肾，又原无寒邪，所以奏功。

胁　痛

一两胁作痛，经年累月，时少止，后又痛，痛时发寒热，不思饮食，人谓肝病，尚未知所以成之故。大约多因拂抑，欲怒不敢，不怒不能，忍耐吞声，未得舒泄，肝气郁，胆气亦郁，不能取决①于心，心中作热，外反变寒，寒热交蒸，肝血遂瘀，停住两胁作痛。顺境时肝气少舒，痛少愈，若遇不平，触动怒气，前病兴动更重。法须解怒气，解怒要在乎肝。用**遣怒汤**②：白芍二两，柴胡、甘草、木香末、乳香末一钱，白芥子、生地三钱，桃仁十粒，枳壳三分。十剂痛除。平肝舍白芍实无第二味，

---

① 决：原作"快"，字误，今据《辨证录》改。
② 遣怒汤：《辨证录》作"遣怒丹"。

世人不敢多用，孰知必多用而后效。用至二两，力倍寻常，遍舒肝气。况柴胡疏泄，甘草调和，桃仁、芥子攻瘀，乳香、广木止痛。

一横逆骤加，大怒，叫号骂詈，致两胁大痛，声哑，人谓怒气伤肝。然人必素有火性，肝脉必洪大无伦，眼必红，口必大渴呼水，舌必干燥开裂，急平肝泄火，方舒暴怒，倘不中病或稍迟，必触动其气，呕血倾盆。用**平怒汤**：白芍三两，丹皮、当归一两，炒栀仁五钱，炒黑荆芥、花粉、香附三钱，甘草一钱。三剂痛如失。用白芍平肝，甘草缓急，肝气平缓。加当归、荆芥之散，栀子、丹皮凉泄。然徒散火，火为痰气所结，未能遽散，又加香附通气，花粉消痰，怒虽甚，有不知而解。或疑药太重，凉药过多，讵知人素有火，加大怒，五脏无非热气，非大剂凉药，何以平怒解火。

一跌仆后，两胁胀痛，手不可按，人谓瘀血，用小柴胡加胆草、青皮愈。次年左胁复痛，仍用前药不效。盖瘀积不散，久而成痛。小柴胡半表里药，能入肝舒木，胁正肝部，何以不效？盖能散活血，不能散死血。活血易于推动，行气瘀滞可通，死血难于推移，行气沉积莫涤。用抵当丸，以水蛭、虻下有形死血。一剂必便黑血愈，后用**四物汤加减**调理。熟地、白芍一两，丹皮、三七根末三钱，川芎一钱，当归五钱。苟既下死血，不用四物补血，肝舍空虚，又因虚成痛，惟补血，则死去新生，肝气快畅，何至再痛。又加三七根止血者，盖水蛭、虻虫过于下血，死血行后，新血随之，不其无益。所以旋补旋止，始奏万全。

一右胁大痛，肿如杯覆，手按益甚，人谓肝火，谁知脾火内伏，瘀血成积不散。血虽肝主，肝克脾，脾受肝克，则脾亦随肝作痛。然无形之痛，治肝乃止，有形之痛，治脾后消。今作肿，必有形之痛，乃瘀血积脾中，郁而不舒，乘肝隙，外肿于右胁。法须通脾中伏热，下其瘀血，痛可立除。用**败瘀止痛汤**：大黄、当归三钱，桃仁十四粒，白芍一两，柴胡、甘草、黄连一钱，厚朴二钱。水煎服。一剂瘀下，二剂痛除肿消。此方妙在大黄、黄连、柴胡同用，扫瘀去陈，开郁逐火。然非多用白芍，肝气难平。脾中之热，受制于肝，甚不易散，是病在脾，治仍在肝也。

一过房劳又恼怒，因而气府胀闷，两胁痛，人谓恣欲伤肾，恼怒伤肝，宜兼治。不知肝，肾子，肾足肝易平，肾亏肝血燥。肝恶急，补血以制急，不若补水以安急。况肝血易生，肾水难生，所以肝不足，轻补木得养；肾水不足，非大补水不能长。况房劳后两胁痛甚，亏精更多。**填精益血汤**：熟地一两，山药①、白芍五钱，当归、沙参、地骨皮、白术三钱，柴胡一钱，丹皮、茯苓二钱。十剂痊愈。方重补肾，轻舒肝。妙在治肝肾复通腰脐气。腰脐气利，两胁有不同利者乎。故精血生，痛止。

头 痛

一头痛连脑，目赤红如破裂，此真头痛。一时暴发，不治。盖邪入脑髓，不得出也。犹不比邪犯心与犯脏也，苟得法，亦

---

① 山药：《辨证录》作"山茱萸"。

有生者。盖真头痛虽必死，非即死症，传一奇方，名**救脑汤**。辛夷三钱，川芎、当归一两，细辛一钱，蔓荆子二钱。一剂痛止。细辛、荆子头痛药，得辛夷导引即入脑。然三味皆耗气，同川芎用，头虽愈，过于辛散，故加当归之补血补气，气血周通，邪自不能独留于头，所以合用。

一头痛如破，去来不定。此饮酒后，当风卧，风邪乘酒气之出入而中之。酒气散，风邪遂留。太阳经本上于头，头为诸阳之首，阳邪与阳战，故往来经络间作痛。痛既得之于酒，似宜兼治，然解酒药转耗气，愈不能效，不若直治风邪奏功尤速。用**救破汤**：川芎一两，细辛、白芷一钱。一剂愈。盖川芎最止头痛，非细辛不能直上头顶，非白芷不能尽解邪气，遍达经络。如藁本等药，未尝不止痛，然大伤元气，终逊川芎，散中有补。

一头痛不甚重，遇劳、遇热皆发，倘加色欲，头岑岑欲卧。此少年过酒色，加气恼，头重，药不效。盖此症得之肾势①，无水润肝，肝燥，水中龙雷之火冲击一身，上升脑顶，故头痛且晕。法宜大补肾水，少益补火，水足制火，火归肾宫，火得水养，不再升为头痛。用**八味地黄汤加减**治之。熟地、川芎一两，枣皮、山药五钱，茯苓、丹皮、泽泻三钱，肉桂一钱。十剂痊愈。后去川芎，加归、芍各五钱，再十剂不发。盖六味补精，肉桂引火，川芎治头痛，合用奏功。但头痛在上焦，补肾在下焦，何治下而上愈？且川芎阳药，入至阴中偏能取效？不知脑髓、肾水原相通，补肾，肾气由河车直入脑，未尝相格。川芎

---
① 势：《辨证录》作"劳"。势亦劳也。

虽阳药，然补血走脑顶，独不可入脑内乎？况肉桂助火，火，阳也。同气相合，故同群共济，入于脑中，又能出于脑外，使宿疾寒邪尽行祛散。寒既散，肾火永藏下焦，水火既济，何至再冲。后去川芎者，头痛瘥，恐耗气耳。加归、芍，肾肝同治，尤善后。

一半边头风，或左或右，大约多痛左，百药罔效。此郁气不宣，又加风邪袭少阳经，致半边头痛。时重时轻，大约顺适轻，遇逆重，遇拂抑事更加风寒，则大痛不能出户。久后眼必缩小，十年后必坏目，急须解郁。解郁，解肝胆气也。风入少阳胆，似宜解胆，然胆肝为表里，治胆必须治肝。况郁先伤肝，后伤胆，肝舒胆亦舒。用**散偏汤**：白芍五钱，川芎一两，郁李仁、柴胡、甘草一钱，白芥子三钱，香附二钱，白芷五分。一剂即止痛，不必多服。川芎止头痛，然同白芍用，尤生肝气以生肝血，肝血生，胆汁亦生，如是胆无干燥，郁李仁、白芷自上助川芎散头风。况柴胡、香附开郁，白芥子消痰，甘草调和滞气，肝胆尽舒，风于何藏，故头痛顿除。后不可多用者，头痛久，不独肝胆虚，脏腑阴阳尽虚，若单治胆肝舒郁，未免销除其阴。风虽出于骨髓外，或劳、或感风，又入于骨髓中。愈后须补气血，善后策也。

一遇春头痛，昼夜不休，昏闷，恶风寒，不喜饮食。人谓风寒中伤，不知《内经》云：春气者，病在头。气弱，阳气内虚，不能随春气上升于头，故头痛昏闷。凡邪在头，发汗解表可愈。今气不能上升，是无表邪，若发汗，虚虚，清阳之气益难上升，气不升，则阳虚势难外卫，故恶风寒。气弱力难中消，故不喜食。法宜补阳，则清升浊自降，内无所怯，外亦自固。用**升清固外汤**：芪、术三钱，人参、当归二钱，白芍五钱，炙草五分，陈皮三分，柴胡、蔓荆子、川芎、花粉一钱。二剂愈。即补中益气变方。去升麻用柴胡者，以柴胡入肝，提木气也。木旺于春，升木以应春气，则木不陷于肝，清气腾于头，况参、芪、归、芍补肝气，气旺上荣，亦气旺自固，又何头痛。

一头痛，虽盛暑，必以帕蒙头，头痛少止，苟去帕，少受风寒，痛即不可忍。人谓风寒已入于脑，谁知气血两虚，不上荣于头。夫脑受风寒，用药上治甚难，祛风散寒药，益伤血气，痛愈甚。古有用生莱菔取汁灌鼻者，以鼻窍通脑中，莱菔善开窍，分清浊，故可愈头风。然不若佐生姜自然汁。盖莱菔长于祛风，短于祛寒，二汁同用，则姜得莱菔祛风，莱菔得姜治寒。生莱菔汁十之七，生姜汁十之三，和匀，令病人口含凉水仰卧，以二汁匙挑灌鼻中，至不能忍而止，必眼泪口涎齐出，痛立止。后用四物汤加羌活、甘草数剂调理，断不再发。此巧法也。

腹 痛

一腹痛欲死，按之更甚，此火痛也。但火有胃、脾、大小肠、膀胱、肾。胃火必汗多、渴、口中臭；脾火走来走去无定处；大肠火，大便闭结，肛门干燥，后重；小肠火，小便闭涩如淋；膀胱火，小便闭涩苦①急；肾火，阳强不倒，口不渴，面赤，水窍涩痛。既辨明后，因症治病。今一方治火腹痛，无

---

① 苦：原作"若"，义晦，今改。

不愈。名**导火汤**。玄参一两，生地五钱，车前子三钱，甘草一钱，泽泻二钱。二剂皆愈。火有余，水必不足。玄参、生地滋阴，则阳火自降，况前、泻滑利，甘草调和，尤能导火解纷。辨知胃火，加石膏，脾火加知母，大肠火加地榆，小肠火加黄连，膀胱火加滑石，肾火加黄柏，尤效。

人有终日腹痛，手按之而宽快，饮冷则痛剧，此寒痛也。不必分别脏腑，皆命门火衰而寒邪留之也。盖命门为一身之主，命门寒而五脏七腑皆寒矣，故只宜温其命门之火为主。然命门之火不可独补，必须治兼脾胃。火土相合而变化出焉。然又不可止治其土。盖土之仇者，肝木也，命门助土而肝木乘之，则脾胃之气仍为肝制而不能发生，必须制肝，使木不克土，而后以火生之，则脾胃之寒邪即去，而阳气升腾，浊阴销亡于乌有，土木无战克之忧，而肠腹享安宁之乐矣。方用**制肝益火汤**：白芍三钱，白术五钱，茯苓三钱，甘草一钱，肉桂一钱，肉豆蔻一枚，半夏一钱，人参三钱。水煎服。一剂而痛减半，再剂而痛尽除也。方中虽六君子加减，无非助其脾胃之阳气，然加入白芍，则能平肝木之气矣。又有肉桂以温命门之火，则火自生土，而肉豆蔻复自暖其脾胃，则寒邪不战而自走也。

一腹痛，得食则减，饥则甚，面黄体瘦，日加困顿，此虫痛也。盖因饥食难化物不消，渴饮寒冷不化，久变虫。然虫生于肠胃，倘阴阳气旺，虫骤生，必随灭。惟阴阳气衰，不能运化，虫乃生不死。初食物，后渐饮血，腹痛作。安可单杀虫不补气血？用**卫生汤**：人参三钱，白术五钱，白薇、槟榔、干葛、甘草一钱，榧子、使君子十枚。一剂腹转痛，二剂痛除。转痛，拂虫意也。切忌饮茶水，一饮茶水，虫不尽杀。禁半日，虫尽化水，从二便出。妙在参、术为君，升腾阳气。阳气升，虫不自安，必向上觅食，所佐尽杀虫药也，又安能不死。倘饮茶水，虫得水，翻波鼓浪，死中得活，虫活根未除，虽暂安，久必虫多。

一腹痛至急，胁觉胀满，口苦作呕，吞酸，欲泄又不可得，此气痛也。寒热药俱不效。盖肝木气郁，下克脾土，土畏木克，阳不敢升，因下行而无可舒泄，复转行于上作呕，彼此牵扯，痛无已时。必疏肝气，升脾胃之阳，则土不畏木，痛自止。用**逍遥散加减**最妙。柴胡、白术、甘草、陈皮、神曲一钱，白芍五钱，茯苓三钱，当归二钱。二剂痛止。逍遥散解郁，此痛又须缓图，不必用重剂，可奏功全，所以不更立方。

一多食生冷燔炙或难化物，积腹内作痛，按之痛疼更甚，此食积肠中，闭结不出，燥屎作痛也。法宜逐积化滞，非药下之不可。然下多亡阴，又当先防。人能食，阳旺也，能食不化，阴衰也。阳旺何物不消，安有停住大肠？必阴血不能润大肠，阳火焚烁，遂致大肠熬干食物，结为燥屎不下，阴阳不通，变成腹痛。治宜滋阴佐祛逐，则阴不伤食亦下。用**逐秽丹**：归尾五钱，大黄、丹皮三钱，甘草、枳壳①一钱。一剂燥屎下，腹痛顿除，不必二剂。用大黄、枳壳逐秽，丹皮、归尾补血生阴，攻补兼施，何患亡阴。

一腹痛从右手指冷起，渐上至头，如冷水淋灌，由上而下，

---

① 枳壳：《辨证录》作"枳实"。下枳壳同。

腹大痛，已而遍身大热，热退痛止。或食或不食，或过于食皆痛。初一年一发，久一月一发，后至旬日发。用四物加解郁，四君加消积，二陈汤加消痰破气和中药，俱不应，人谓有瘀血，谁知阳气极虚。盖四肢阳末，头为诸阳之会，阳虚恶寒，阴虚恶热；阴胜发寒，阳胜发热。今指冷上至头，明是阳不敌阴，失其健运，痛乃大作。后大热者，寒极变热及寒热两停，阴阳俱衰，故热止痛亦止。法单补阳，阴自衰，况阳旺则气旺，气旺血自生，气血两旺，又何争战作痛。用**独参汤**：人参一两，加陈皮八分，甘草一钱。十剂痛止。独参汤补气。仲景曰：血虚气弱，以人参补之，故用止痛。或曰四君补气，何以不效？盖四君有术、苓分人参之权，不若独参汤，功专力大，况加消积药。无积用消，虽服人参，止可救失。

腰　痛

一腰重如带三千文，不能俯仰，人谓腰痛。腰痛不同，此房劳行役，又感风湿而成。既房劳行役伤肾，必须补肾无疑，何愈补愈痛？盖腰脐之气不通，风湿入肾不得出耳。法宜先利腰脐之气，祛风利湿后，大补肾中水火自愈。用**轻腰汤**：白术、苡仁一两，茯苓五钱，防己五分。水煎服，二剂腰轻。方妙全在利湿不治腰，一方两治。然忌多服，以肾有补无泄，防己多用，必至内泄肾邪，损伤正气。故肾中有邪，泻去肾邪而腰轻。至邪尽，过泻肾水而肾病。另用**三圣汤**。桂仲一两，白术五钱，枣皮四钱。水煎服。此方补肾水火，仍利腰脐，肾中有可通之路，则俯仰皆适矣。

一动则腰痛，自觉其中空虚无着，乃肾虚腰痛也。夫肾虚，有水火不同。经谓诸痛皆属火，独肾虚腰痛非火。肾中有火则腰不痛。然治肾虚腰痛，宜补肾火耳。然火非水不生，不补水，火无水制，痛亦不止。必于水中补火，水火既济，肾足痛自除。用**补虚利腰汤**①：熟地一两，杜仲、白术五钱，故纸一钱。水煎，连服四剂自愈。故熟地补肾水，白术利腰脐，熟地不至呆补。杜仲、故纸补火止腰痛，得熟地则不至干燥，调剂相宜，故效最捷。

一腰痛日重夜轻，小水难涩，饮食如故。人谓肾虚，谁知膀胱水闭。膀胱为肾府，膀胱火盛则水不能化，水反转入肾中。膀胱，太阳经也。水火虽犯于肾之阴，病终在阳不在阴。故不治膀胱而治肾。用补精填水或添薪益火，增肾气之旺。然阴旺阳亦旺，肾热膀胱亦热，膀胱之水不流，膀胱之火愈炽，必更犯肾宫而腰痛莫痊。用**宽腰汤**：车前子三钱，苡仁、白术、茯苓五钱，肉桂一分。水煎服。一剂膀胱之水大泄，二剂腰痛顿宽。车前、茯苓利膀胱水，苡仁、白术利腰脐气，则膀胱与肾气内外相通。加肉桂一分，引肾气外归于膀胱，直达于小肠，从阴外泄，不返入肾宫，则腰痛速愈，岂偶然哉。

一大病后，腰痛如折，久成伛偻者，此湿入肾，误服补肾药而成者。夫腰痛本是肾虚，补肾正宜，何反受其损乎？不知大病后腰痛如折者，乃脾湿，非肾虚也。脾湿当去湿，乃用熟地、山药等味，湿而加湿，正其所恶。医工不悟，疑药味轻，

---

① 　用补虚利腰汤：此六字原无，今据《辨证录》补。

益加分两，遂致腰脐河车之路，竟成泛滥之乡，伛偻之状成矣。用**起伛汤**：苡仁三两，白术二两，黄芪一两，防风三分，附子一分。水煎，日服一剂，三月痊愈。此方利湿不耗气，水湿自消。加防风、附子于芪、术中，有鬼神不测之机，相畏而相使，建功实奇。万不可疑药剂之大，少减品味，使废人不得为全人也。

一跌打闪折，腰折莫起，似伛偻状，人谓不可作腰痛治。腰已折，其痛自甚，何不可作腰痛治？或谓腰中有瘀血，宜于补肾补血中加逐瘀和血为当，不知皆非。肾有补无泄，加入逐瘀，转伤肾脏。折腰，内伤肾脏，非外伤阴血，活血药不能入肾中，必须专补肾。惟药小用不能成功。用**续腰汤**：熟地一斤，白术半斤。数剂如旧。熟地接骨，不但补肾。白术善通腰脐气，气通接续更易，但必多用。使入大黄、白芍、桃仁、红花等反败事。若加杜仲、故纸、胡桃等药，转不能收功。[批] 气通瘀自去，日久血死，恐难治。然瘀死在肾中，终是废人。文守江。

一露宿，感犯寒湿，腰痛不能转侧，人谓血凝少阳胆，谁知邪入骨髓之内乎。夫腰，肾堂也，至阴之络。霜露寒湿，至阴邪也。以至阴之邪入至阴之络，故搐急作痛。但至阴之邪易入难散，肾又有补无泄，散邪必至损真。用**转腰汤**：白术一两，杜仲、巴戟五钱，羌活、防己五分，肉桂一钱，苍术三钱，桃仁五粒。水煎服。一剂轻，再剂止。用白术为君，利湿通腰脐气，杜仲相佐，攻中有补，肾气无亏。且益巴戟、肉桂祛寒，苍术、防己消水，羌活、桃仁逐瘀行滞，虽泄实补。至阴之邪去，至阴之真无伤矣。

卷　三

山阴　　陈士铎远公父原本

宁乡　　文守江南纪氏敬述

咽喉门

一感冒风寒，忽咽喉肿痛，势甚急，变成双蛾，其症痰涎稠浊，口渴呼饮，疼痛难当，甚有勺水难入者，此阳火壅阻于喉，势若重，病实轻。夫阳火，太阳膀胱火也。膀胱与肾表里，膀胱火动，肾经少阴火即来相助，故直冲咽喉，肺、脾、胃火亦随之上升，于是借三经之痰涎，尽阻塞喉间，结成火毒不解。似宜连数经治，然本始于太阳，泄膀胱火，诸经之火自安。但咽喉近肺，太阳即假道于肺，肺即狭路战场也，安有舍战场要地，先捣其本国乎？用**破隘汤**：桔梗、玄参、花粉三钱，甘草二钱，柴胡、麻黄、山豆根一钱，白芍五钱。一剂咽宽，二剂蛾消。此方散太阳邪二，散各经邪五，尤加意散肺邪者，由近致远也。

一时喉忽痛，吐痰如涌，口渴求水，下喉少快，已复呼水，长成双蛾，大且赤，形如鸡冠，此喉痹，俗名缠喉风。盖因君相二火兼炽，其势甚暴，咽喉之管细小，火不得遽泄，遂遏抑其间，初作肿，后成蛾。蛾有双蛾、单蛾。双蛾生两旁，两相壅挤，中反留一线可通药水；单蛾独自成形，反塞住，水谷勺水莫咽。宜先用刺法。一则刺少商等穴，然欠切近。用刀直刺喉肿处一分，必少消，可用吹药开之。**吹药方**：胆矾、牛黄、皂角烧灰末、冰片一分，麝香三厘。为绝细末，和匀，吹入喉中，必大吐痰而愈，后用**救喉汤**：射干、甘草一钱，山豆根二钱，玄参一两，麦冬五钱，花粉三钱。一剂痊愈。若双蛾不必用刺，方用玄参为君，以泄心肾，火自归经，咽喉之间，关门清肃矣。

一咽喉肿痛，日轻夜重，亦成蛾如阳证，但不甚痛，自觉咽喉燥极，水咽少快，入腹又不安，吐涎如水，将涎投水中，即散化为水。人谓喉痛生蛾，用泄火药反重，亦有勺水不能下咽者。盖日轻夜重，阴蛾也，阳蛾则日重夜轻。此火因水亏，火无可藏，上冲咽喉。宜大补肾水，加补火，以引火归藏，上热自愈。用**引火汤**：熟地三两，巴戟、麦冬一两，北味二钱，茯苓五钱。一剂火归肿消，二剂痊愈。方用熟地为君补水，麦、味为佐滋肺，金水相资，水足制火。加入巴戟之温，又补水药，则水火既济，水下趋，火不得不随，增茯苓前导，则水火同趋，共安肾宫，何必用桂、附引火归元乎？况症因水亏火腾，今补水，倘用大热之药，虽引火，毕竟耗水。余用巴戟，取其引火，又足补水，肾中无干燥之虞，咽喉有清肃之益，此巴戟所以胜附、桂也。

一咽喉干燥，久疼痛，人谓肺燥，乃肺热之故。谁知肾水涸竭乎。夫肺生肾，惟肺虚，肺中津液仅可自养，肾耗自来取给，剥肤之痛，乌能免哉？譬人无不养子，处困穷窘迫，则无米之炊，何能止索饭啼饥之哭？倘子成立，自然顾家，聊免迫索；今子日多金取耗，子母两贫，状不可言，肺肾何独不然。用**子母两富汤**：熟地、麦冬三两。一剂燥少止，三剂痛止，十剂尽去。熟地补肾救肺子，麦冬滋肺救肾母。上下两治，肾有润泽，肺无焦焚。此肺肾兼治，熟地、麦冬所以并用。

一咽喉生癣，致喉咙疼痛，症先痒，面红耳热不可忍，后则咽唾觉干燥，必再咽唾而后快，久之成形作痛，变杨梅之红瘰，或痒或痛而为癣。夫癣必有虫，咽喉防范出入，稽查盗贼，贼在关门，岂明知故纵？亦平日失觉察，及根深，欲杀之而不能。故此病多不为意，到后追悔已晚。病因肾水耗，致肾火冲，肺金又燥，清肃之令不行，水火、金火相形，相战于关门，焚烧而用火攻，伤残必多，疮痍聚集，久恋于败怜废砾以为栖止。仍须补肾水，益肺气，大滋化源，兼杀虫以治癣，庶正固邪散，虫可尽扫。用**化癣神丹**：玄参一两，麦冬[①]、五味、白薇、牛子、甘草一钱，百部三钱，紫菀、白芥子二钱。二剂痛痊，六剂虫死。另服**润喉汤**：熟地、麦冬各一两，枣皮四钱，生地三钱，桑皮三钱，甘草、贝母一钱，苡仁五钱。十剂痒痛除。更加肉桂一钱，饥服。盖前方微寒，恐伤脾胃，加肉桂，水无冰，冻土得生发，下焦热，上焦自寒。

一生长膏粱，素耽饮，又劳心，致咽喉臭痛，人谓肺气伤，

---

① 麦冬：《辨证录》用量为"一两"。

谁知心火太盛，移热于肺乎。夫饮酒伤胃，胃气熏蒸，宜肺热，然胃火熏肺，胃土实生肺，故饮酒尚不伤肺，惟劳心过度，火起于心，肺乃受刑，胃火助之，咽喉乃成燔烧之路，自然唾涕稠黏，气腥而臭，痛症乃成。盖心主五臭，入肺为腥。用**解腥丹**。甘草、桔梗二钱，麦冬五钱，枯芩一钱，桑白皮、天冬、生地、丹皮三钱，贝母五分。二剂痛止，六剂臭除。此治肺兼治心，治心兼治胃。膏粱之人，心肺气血原虚，不滋益二经，但泄火，胃中气血必伤，反增火热之焰。妙在补肺以凉肺，补心以凉心，补胃以清胃，火自退，痛自定。

一咽喉肿痛，食不得下，身发寒热，头疼日重，大便不通。人谓热，谁知因感寒乎。理宜逍遥散散其寒，喉痛即解。人既不信为寒，以用祛寒之药，独不可外治以辨其寒乎？法用：木通一两，葱十条。煎汤，浴于火室中。如热病，必有汗，病不解；倘寒症，虽汤火大热，淋洗甚久，断然无汗。乃进逍遥散，定然得汗而解，痛立除。此法辨寒热甚确，特用治感寒之喉痛也。

牙　齿

一齿痛不可忍，每至呼号。此脏腑火旺，上行牙齿作痛。不泄火不能捷效。然火虚实，大约虚火动于脏，实火起于腑。实火有心包、胃，虚火有肝、脾、肺、肾。齿牙各有部位，两门牙上下四齿属心包，门牙旁上下四齿属肝，再上下四齿乃胃，再上下四齿脾也，再上下四齿肺也，再上下四齿肾也。大牙亦属肾。肾经有三牙，齿多者贵。以前数分治多验。火既多，宜分治。然吾用**治牙仙丹**。玄参、生地一两。诸火俱效。辨心包火加黄连五分，肝火加炒栀子二钱，胃火加石膏五钱，脾火加知母一钱，肺火加黄芩一钱，肾火加熟地一两。二剂火散，四剂平复。火既有虚实，何一方均治？不知火有余，乃水不足。滋阴则阴阳之火无不自戢。况玄参泄浮游之火，生地止无根焰，泻中有补，故虚实咸宜，实巧而得其要者也，况辨症加各经药乎？或曰火生于风，治火不治风，恐非妙法。不知火旺生风，未有风大生火。人感风邪，身必发热，断无风止入牙而独痛之理。治火兼治风，此世人之误，治火病用风药反增火势。或疑膀胱、胆、心、大小肠、三焦皆有火，何俱不言？不知脏病腑亦病，腑病脏亦病，治脏不必治腑，泄腑不必泄脏。况膀胱、心、胆、三焦、大小肠俱不入牙齿，故不谈。

一多食肥甘，齿牙破损作痛，如行来行去，虫也。齿乃骨余，最坚，何能藏虫？不知过食肥甘，热在胃，胃火日冲口齿，湿气乘之，湿热相搏不散，乃虫生于牙。初少，久则蕃衍，蚀损其齿，遂致堕落。一而再，再而三，有终身之苦。必外治，若内治，虫未杀而脏腑先伤。用**五灵至圣散**：五灵脂三钱、研绝细末，白薇三钱，细辛、骨碎补五分。各研为细末。先用滚水含漱齿牙至净，后用药末五分，滚水调如稀糊，含漱口齿半日，至气急吐出，如是三次，痛止虫死，断不再发。齿痛原因虫，五灵、白薇杀虫于无形，加细辛散火，骨碎补透骨，引灵、薇直进骨内，虫无可藏，虫死痛自止。

一牙痛久，牙床腐烂，饮食难进，日夜号呼，乃胃火独盛，上升于牙，有升无降故也。人惟胃火最烈，火在何处，即于在处受病。火易升，不易降。火即升于牙齿，牙齿非藏火之地，焚烧两颊，牙床红肿，久腐烂。似宜用治牙仙丹加石膏。然火蕴结，可用前方消于无形，今腐烂，前方又不可用。以有形难于补救。用**竹叶石膏汤加减**治之。石膏、青蒿五钱，葛根、半夏、知母二钱，茯苓、麦冬三钱，竹叶三百片。四剂火退肿消。再用治牙仙丹收功。方用石膏泄胃火，何又加葛根、青蒿？不知石膏降而不升，入二味引于牙齿则痛除，何腐烂之不愈。

一牙齿疼痛，至夜而重，呻吟不卧，此肾火上冲。然虚火，非实火。作火盛治，必不效。作虚火治，时效时不效。盖火盛当作火衰，有余当作不足。乃下虚寒，上假热也。肾不寒，则龙雷之火安于肾宫，惟下寒甚，水亏，肾火无可藏，于是上冲，齿乃骨余，同气相招，留恋不去，至夜肾主事，水不能养火，火自游于外，仍至齿作祟。如家寒难于栖处，必至子舍，子又贫乏，自然触怒。大补肾水，兼补火，火有水养，自不上越。用**八味汤**加骨碎补，二剂不发。六味补水，桂、附引火归原，何又加骨碎补？不知药不先入齿中，则痛根不除，用骨碎补透齿，后达命门，拔根塞源也。

一齿疼难忍，闭口少轻，开口更重。人谓阳明胃火，谁知风闭于阳明、太阳乎。此饮后开口向风而卧，风入牙齿，留而不去，初小痛，后大痛。论理去风宜愈，风因虚入，风药必耗人气，气愈虚，邪必欺正而不出。古用灸法甚神，灸其肩尖微近骨后缝中，小举臂取之，当骨解陷中，灸五壮即瘥。灸后项必大痛，良久乃定，齿疼永不发。若人畏灸法，用**散风汤**[①]治

---

① 散风汤：《辨证录》作"散风定痛汤"。

之。白芷、升麻三分，石膏、花粉二钱，胡桐泪、干葛、细辛一钱，生地、麦冬五钱，当归三钱。二剂愈，不必三剂。此方补过于风药，风得补而易散。

一齿痛甚，吸凉风则暂止，闭口则复作，人谓阳明火盛。谁知是湿热壅于牙齿乎？夫湿在下易散，在上难祛。治湿不外利水，下行顺，上散逆。且湿从下受易行，从上感难散。湿热感于齿牙尤难。以饮食必经，不已湿而重湿乎。湿重不散，火且更重，所以经年不止。必上祛湿热，不可单利小水，佐以风药，则湿得风而燥，热得风而凉，湿热解，齿痛自愈。方用**上下两疏汤**：茯苓五钱，白术三钱，泽泻二钱，薏仁五钱，防风五分，白芷三分，升麻三分，荆芥二钱，梧桐泪五分，甘草一钱。水煎服。四剂而湿热尽解，而风亦尽散也。盖茯苓、白术、泽泻、薏仁原是上下分水之神药，又得防风、白芷、升麻、荆芥风药以祛风。夫风能散湿，兼能散火，风火既散，则湿邪无党，安能独留于牙齿之间耶？仍恐难竟去，故加入甘草、梧桐泪，引入齿缝之中，使湿无些须之留，又何痛之不止耶？况甘草缓以和之，自不至相杂而相犯也。

鼻 渊

一鼻流清水，久流涕，又久流黄浊物如脓髓，腥臭不堪闻，流十年必死。此病得之饮酒太过，临风而卧，风入胆中，胆之酒毒不能外泄，遂移热于脑，脑得热毒又不能久藏，从鼻窍出，夫脑窍通鼻，胆气何以通脑？酒气又何以入胆？凡善饮酒，先入胆，胆不受酒，能渗酒，酒经胆渗，酒气尽解。倘多饮，胆不及渗，则胆不胜酒，即不及化酒而毒存。卧则胆气不行，又加寒风，胆更不舒。夫胆木最恶寒风，外寒侵则内热愈甚。胆属阳，头亦阳，胆热不能久藏，必移热上走于头，脑在头中，头无藏热之处，遇穴即入，况胆与脑原相通，脑之穴大过于胆，遂乐居不肯还于胆。迨久思迁，寻窍而出，乃顺趋于鼻。火毒浅，涕清，深，涕浊，愈久愈重，并脑髓尽出，欲不死，得乎？治脑可也，必仍治胆者，探其源也。用**取渊汤**：辛夷二钱，当归三两，柴胡、贝母一钱，炒栀子三钱，玄参一两。三剂痊愈。盖辛夷最入胆，引当归补脑气，引玄参泄脑火，加柴、栀舒胆中郁热，胆不助火，自受补益矣。然不止涕者，清火益气，正止之也。盖鼻原无涕，遏上游出涕之源，何必截下流之水乎？或疑当归过多，不知脑髓尽出，不大补则脑气不生。辛夷耗散，非可常用，故乘其引导，大用当归补脑添精，倘后减辛夷，即重用无益。此用药先后之机也。疑者不过嫌性滑妨脾，不知脑髓直流，髓不化精，精少，精少必不能分布于大肠而干燥，当归润之，正其所喜，何疑之有。

一鼻流清涕，经年不愈，人谓内热成脑漏，谁知肺气虚寒乎。夫脑漏有寒热，不只胆热而成。盖涕臭属实热，涕清不臭属虚寒。兹但流清涕不腥臭，正属虚寒。热宜清凉，寒宜温和。倘概不用补，损伤肺气，则肺金益寒，愈流清涕。用**温肺止流丹**：诃子、甘草一钱，桔梗三钱，细辛、石首鱼头骨五钱，煅存性，为末，荆芥、人参五分。水煎调服。一剂即止。此方药味温和，自能暖肺，性又带散，更能祛邪。或谓石首鱼头骨，古用治内热鼻渊，宜为寒物，何以用治寒证？吾恐热而非寒也。不知实有寒热二证，此药并治。但热涕通于脑，寒涕出于肺，所用皆入肺药，无非温和之味，肺寒自解。得石首鱼头骨佐之，以截脑路，则脑气不下陷，肺气更闭，故一剂止流。

一鼻塞，浊涕稠黏数年，人谓鼻渊，火结于肺，谁知火不宣似鼻渊而非乎。夫郁，五脏皆有，不独肝。《内经》曰：诸气膹郁，皆属于肺。肺郁则气不通，鼻乃肺门，鼻气亦不通。《难经》曰：肺热甚则出涕。肺清虚之府，最恶热，肺热则肺气必粗，肺液必上沸，结为涕，热甚涕黄，热极涕浊，败浊岂容于清虚之府，自从鼻而出。用**逍遥散加味**治。柴胡、白术、茯苓二钱，当归、白芍、桔梗三钱，陈皮五分，甘草、黄芩、白芷、半夏一钱。二剂轻，八剂愈。此治肝郁，何肺郁亦效？不知逍遥散治五郁，非独肝。况佐桔梗散肺邪，黄芩泄肺热，且引群药直入肺经，何郁不宣。故壅塞通，稠浊化。

目 痛

一目痛如刺，两角多眵，羞明畏火，见日则涩，胞浮肿，泪湿，此肝风火作祟，脾胃气不升耳。人脾胃为后天，不甘受肝之制，则土气遏抑，土不伸，则津液枯，木亦无所养，加风袭，木更燥。目，肝窍，肝皆风火，目欲清凉得乎？惟肝燥目痛，偏生泪者，盖肾救耳。肝，肾子，子为风火所困，必求救于母，肾痛其子，必以水济，然风火未除，肾欲养木而不能，肝欲得水而不敢，于是目反损矣。然水终为木所喜，火终为木所畏，故畏日羞明。法当祛风灭火，然徒治风火，不用和解，则风火不易散。用**息氛汤**：柴胡、花粉、白蒺藜二钱，当归、白芍、甘菊、炒栀子、白茯苓三钱，荆子一钱，草决明一钱。

二剂退，四剂不羞明，六剂愈。此方泄肝木，调脾胃，佐治目退医，真和解得宜。

一目痛经年红赤，胬肉攀睛，拳毛倒睫，乃误治而成。凡目初痛为邪盛，久痛为正虚。正虚误作邪盛，则变此证。世动外治，不知内未痊，外治劫药反受害。今一方，凡胬肉攀睛，拳毛倒睫，无不渐愈，但不速效。名**磨翳丹**。葳蕤、甘菊、当归、白芍、同州蒺藜一斤，陈皮二两，柴胡三两，白芥子四两，茯神半斤。各为末，蜜丸。早晚滚水送下五钱，服完愈。此方用攻于补，不治风火，风火自息；不治胬肉攀睛，拳毛自痊，勿谓无奇也。

一目痛后迎风流泪不已，夜则目暗不明，一见灯光，两目干涩，此少年斫丧元阳，又加时眼，不守色戒，损伤大眦，眦孔不闭，一见风寒即透。内虚，外邪难杜，故出泪。夫泪生于心，大眦心窍。伤心则泪出，伤大眦泪亦出，正内外关切也。伤大眦即伤心。欲止泪必急补心。然补心必兼治肾肝，使肾生肝，肝更补心。用**固根汤**：葳蕤、熟地一两，当归、白芍、麦冬五钱，甘菊三钱，菖蒲三分，柴胡五分。四剂不畏风，八剂不流泪，再十剂愈。盖葳蕤止泪，当归、白芍补肝，熟地滋肾，麦冬补心，佐甘菊、菖蒲、柴胡舒风火，引诸药，塞泪窍，固本末自愈。

一患时眼后，目不痛，淡红，羞明畏日，无异痛时，此内伤，误作实火，又多色欲耳。再作风火治，必失明。必大补肝肾，使水生肝木，肝木旺祛风，目得液养，虚火尽散。用**养目**

汤：熟地、当归一两，白芍、麦冬、葳蕤五钱，枣皮四钱，北味、甘草一钱，甘菊二钱，柴胡五分。八剂痊愈矣。方大补肝肾。世医每拘成方，不顾虚实，治火为主，予传此方，望治目者察虚实。如虚，此方之效如响，正不必分先后也。初痛内伤又何辨？盖日痛重，阳火实证；夜痛重，阴火虚证。虚症用此方，随手建功。

一阴火上冲，两目红肿，泪出不热，不甚羞明，日轻夜重。此虚症。然虚不在肝而在肾。肾中无火，下焦寒甚，逼火上浮。法宜补火兼补水。肾中有火则水不寒，有水火不燥。阴虚火动当兼治，治目岂殊？用**八味汤加减**治。熟地一两，枣皮、山药五钱，苓、泽、丹皮、甘菊三钱，柴胡五分，肉桂一钱。一剂火归顿愈。盖阴阳之道，归原最速。六味滋肾水，肉桂温命门火，火喜水养，同归本宫，龙雷安静，火光自散。又佐柴、芍、甘菊，风以吹之，通天泽之气，雷火更安。

一近视不能远视，人谓肝血不足，谁知肾火微乎。肾火，先天火，存肾中。目不特神水涵之，神火亦藏之。远照者，火也。江上渔火，明透数十里，水气岚烟不得掩。然渔火细光，亦若隐若现。可见火盛照远，火衰照近，近视正神火之微。神火发于肾，必补肾火为主。然火非水不养，水中补火，不易之道也。用**养火助明汤**：熟地、葳蕤五钱，枣皮、麦冬、枸杞三钱，巴戟一两，肉桂一钱，北味三分。一月渐远视。一年远近俱能视。但必坚忍色欲，倘服兴阳以图善战，且有病，戒之。

一瞳子大于黄精，视物无准，人谓热多，谁知气血虚，骤用火酒热物乎。脏腑精皆注目，瞳子尤精之所注。故精盛则瞳明，精亏则瞳暗。视物知有无，责瞳子虚实。兹视物殊大小，何也？盖筋骨气血之精为脉，并为系，上属脑，脑热瞳子散大。所以热者，多食辛热也。火酒尤热气，主散。脑精最恶散，又最易散，热而加散脑，气随热而散矣。脑热难于清凉，脑散难于静固，此瞳子散大而视物无准也。法宜解热益气。解热必滋阴，滋阴自降火，后佐酸收，敛瞳子之散大。用**睑瞳丹**：熟地、白芍一两，枣皮、当归、地骨皮五钱，黄连、人参、柞木枝三钱，北味、甘草一钱，柴胡、陈皮、黄柏五分。四剂瞳渐小，八剂视物准，一月愈。此凉血于补血，泄邪于助正，祛酒热于无形，收散精于不觉，较东垣法更神。

一病目数日生翳，由下而上，翳色淡绿，瞳痛莫当，人谓肝风，谁知肾火乘肺，两火合而不解乎？夫肾色黑，肺色白，白黑合，必变绿。目翳现绿，非肺肾病乎？惟是二脏，子母二火相犯，子母之变也。夫母克子，子亦顺受；子克母，母宜姑息，似无轻重，何目翳变绿？由下而上，子犯母明矣，亦母之太柔也。安有母旺子敢犯哉？补母子逆可安，然必有故。肾炎犯肺，亦经络多不调。补肺安肾，乌可不调经络以孤肾火之党？用**健母汤**：二冬一两，生草、黄芩一钱，桔梗、茯苓、青蒿、白芍、丹参三钱，陈皮三分，花粉二钱。一剂绿退，四剂翳散，十剂愈。二冬补肺，桔、甘散肺邪，黄芩退肺火，则肺旺肾自难侵。益茯苓泄膀胱火，青蒿泄胃脾热，白芍平肝，丹参清心，脏腑清凉，肾火安能作祟？如正人君子群来解劝，逆子纵不自艾，断不增横。

一目无恙，视物颠倒，人谓肝逆，谁知肝叶倒置乎？夫目系通肝，肝神注目，肝之邪正曲直，视物如之。今视物倒置，乃肝叶倒而不顺。此必因吐而得。盖吐则五脏反覆，肝叶开张，壅塞上焦，不及迅转，故肝叶倒，视物亦倒。宜再吐，然再吐必伤五脏气血，不吐肝叶不遽转。用**安脏汤**：参芦二两，瓜蒂七个，甘草一两，荆芥三钱。顿服三大碗，用鹅翎探喉中，必大吐，肝叶自顺。瓜蒂散加参芦、甘草、荆芥，补中行吐，即吐[①]中安经络，何致五脏反覆，重伤气血。凡虚人用吐皆宜。

一惊悸后目开不暝，人谓心气弱，谁知肝胆气血结。虽脏腑皆禀脾土，上贯目，目系实内连肝胆。肝胆血足则气舒，血亏则气结。今肝胆逢惊则血缩，悸则血止，气因而结。气结不能上通于目，目睫不能下。仍当补肝胆之血，血旺气伸，气伸结乃解。用**解结舒气汤**。白芍、当归、炒枣仁一两，郁李仁三钱。一剂目暝。白芍平肝胆，泄中能补；当归滋肝胆，补中能散；炒枣仁安心，心安不取资于肝胆；郁李仁善去肝胆之结。入之于三味，尤易入肝而舒滞，走胆而去郁。

一视物如两，人谓肝气有余，谁知脑气不足。盖目系下通肝，上实属脑，脑气不足则肝气大虚，肝虚不能应脑，于是各分其气以应物，因之见一为两。必大补肝气，使肝足应脑，则肝气足，脑气益足。用**助肝益脑汤**：白芍二两，当归一两，人参、川芎、天冬三钱，郁李仁、花粉二钱，柴胡、细辛五分，甘菊、生地五钱，薄荷八分，甘草一钱，白芷三分。二剂愈。

----

① 吐：《辨证录》作"补"。

全补肝，非益脑。不知补脑必添精，添精必滋肾。然滋肾补脑，肝气不能遽补，不若直补肝，佐祛邪为当。盖脑气不足，邪得以居，不祛邪，单补精，于脑终无益，治肝正所以益脑。

一病目后，眼有物飞走，捉之则无，此肝胆血虚，有痰闭结也。夫肝胆无血以润，则木气过燥。内燥必取给于水，然肝胆喜内水资，不喜外水养，于是外水不变血而变痰，血资则益，痰侵则损，且血能入于肝胆中，痰难入于肝胆内。痰在外，反塞肝胆之窍，气不展，见物飞走，皆痰作祟。怪病皆起于痰，又何疑焉？法益肝胆血，兼消痰，自易奏功。用**四物汤**加味治。熟地、青葙子、茯苓、半夏三钱，白芍、枣仁五钱，当归一两，川芎、白术二钱，陈皮、甘草一钱。四剂愈。用四物滋肝胆，苓、术、半夏分消湿痰，加枣仁、青葙另有妙理。盖青葙正目系，枣仁去心痰，心气清，痰易出，目系明，邪自散。然但用二味，不合前药，正未能出奇制胜也。

一目痛余，白眦变黑，目不疼痛，仍能视物，毛发直如铁条，痴痴如醉，不言语，人谓血晴^①症，谁知肾邪乘心乎。夫心火肾水似相克，然心火非肾水不能养，肾不交心，必烦躁。但肾可资心，不可过侮。夫心得资，心宜受益，惟肾有邪水，挟以资心，心不伤乎？心受肾邪本死症，但现黑色于目者，以肾救心，非犯心也。白眦变黑，赤白难分，毛发直，非其验乎？痴痴如醉，不言语，挟制太甚，无可如何也。法宜斩关直入，急救君主，祛荡肾邪，拨乱反正。用**转治汤**：茯苓、人参、白术五钱，附子、

---

① 晴：《辨证录》作"偾"。钱本作"愤"。

菖蒲、良姜一钱，五灵脂末二钱，白芥子三钱。一剂痴醉醒，二剂发软，三剂黑眦解，四剂愈。肾邪不过寒湿，用辛燥温热，自易祛除，又佐夺门引路，有不复国于须臾，定乱于顷刻。

一经闭三月，忽目红肿，疼痛如刺，人谓血虚不能养目，谁知血壅而痛乎。夫经不通，似血枯，然血过盛，肝反闭塞不通。经闭，热无可泄，转壅于上，肝开窍于目，乃走肝而目痛。肝脉必大而有力，或弦而滑，非细涩微缓无力。宜通经以泄肝。用**开壅汤**：红花、归尾、丹皮、郁金三钱，牛膝、柴胡二钱，花粉二钱，桃仁十四枚，大黄、香附、玄胡一钱。一剂经行，二剂愈。此不治目，但通经，经通热散目安。

耳 痛附耳聋

一双耳忽肿痛，内流清水，久变脓血，发寒热，如沸汤响或如蝉鸣，此少阳胆气不舒，风邪乘之，火不得散。宜舒胆气，佐祛风泻火。然或不效。盖胆受风火①之邪，燥干胆汁，祛风泄火，胆汁愈干，火势益炽，火借风威耳，病转甚。用**润胆汤**：白芍、当归、玄参一两，柴胡一钱，炒栀子二钱，花粉三钱，菖蒲八分。十剂全痊。归、芍入胆且入肝，胆病肝必病，平肝胆亦平。柴、栀舒肝正舒胆，肝舒，肝血必旺，肝血旺，胆汁自濡，胆汁濡，风火不治自散。加花粉逐痰，风火无党。菖蒲通耳窍，引玄参退浮游之焰，自然风火渐祛，上焦清凉，耳痛随愈。

---

① 火：原作"寒"，今据《辨证录》与此后文义改。

一耳中如针触生痛，并无水生，只有声沸，人谓火邪，谁知水耗。耳，肾窍。肾不足则耳闭。然必先痛而后闭，肾火冲也。火不得出则火路塞，火不再走于耳而成聋。但火上冲耳，火之路何以塞？盖火日冲于耳，耳窍之内有物塞之，如火坑薪，成炭成灰，岁久必塞阻无路，宜速治，否则成聋难治。用**益水平火汤**：生熟地、麦冬、玄参一两，菖蒲一钱。三剂愈。四味补水又泄火，不损肾气，肾气足，肾火自降。菖蒲引肾气上通，火得上达，又何阻？抑老人耳聋，高寿之徵，不知已聋不必治，未聋宜治。此治已聋尚效，矧未聋。

一耳痛后虽愈，耳鸣如故，人谓风火犹在，仍用祛风散火，鸣更甚，以手按耳，鸣少息，此阳虚气闭。法宜补阳气，兼理肝肾。用**发阳通阴汤**：人参、白术、当归、白芥子二钱，茯苓、黄芪、白芍三钱，肉桂、甘草五分，熟地五钱，柴胡、炒荆芥一钱。二剂愈。即十全大补变方也。治气血两虚，何治阳虚亦效？不知阳虚阴必虚，单补阳，阳旺阴衰，转动其火，不若兼补，阴阳相济，彼此气通，蝉鸣顿除。

一耳聋，不闻雷霆，耳内不疼痛，大病后、年老多有。乃肾火内闭气塞，最难效。法当大补心肾。虽耳属肾，非心气相通则心肾不交，反致阻塞，故必补肾，使肾液滋心，即补心，使心气降肾，心肾交，自上升通耳。方用**启窍汤**[①]：熟地二两，枣皮、麦冬一两，远志、炒枣仁、茯神、柏子仁三钱，北味二钱，菖蒲一钱。四剂耳中必响，再十剂。外用龙骨一分，雄鼠

---

① 启窍汤：原作"启窍丹汤"，丹字衍，今据《辨证录》删。

胆一枚，麝香一厘、冰片三厘，研绝细末，分作二丸，以绵裹，塞耳中，不可取出，一昼夜即通，神效。耳通，仍用前汤，再服一月。后用六味丸，大料吞服，否，恐不能久聪。

一耳闻如风雨声，或如鼓角响，人谓肾火盛，谁知心火亢极。凡心肾交，始上下清，司视听，否，必听闻乱。故肾火太旺，心畏肾炎，不交肾；心火太旺，肾畏心亢，不交心，均使耳鸣。但心不交肾鸣轻，肾不交心鸣重。今风雨鼓角，鸣之重也。欲肾气归心，必须使心气归肾。用**两归汤**：麦冬、熟地一两，黄连二钱，生枣仁五钱，丹参、茯神三钱。四剂不发。此凉心药也。心清凉，肾不畏心热，乐与来归，况全是益心滋肾，不特心无过燥，肾且大润，不啻夫妇同心。

一御女耳中即痛，或痒发不已，或流臭水，以凉物投入则快甚，人谓肾火盛，谁知肾火虚乎。肾火，龙雷之火，旺则难动易息，衰则易动难息。盖火旺水旺，火衰水衰。水衰不能制火，火易动，水衰不能养火，火难息。欲火之难动，必使水之不衰；欲火之易息，必使火之仍旺。故补水必补火，水乃生；补火必补水，火乃盛，二者相制而相成也。肾开窍于耳，肾水虚，则肾火亦虚。水火虚耳，安独实？此痒痛作于交感后，正显肾中水火虚也。法须补肾火。火不可独补，须于水中补之。用**加减八味汤**：熟地一两，枣皮、丹皮、山药、麦冬五钱，泽泻、肉桂二钱，茯苓三钱，北味一钱。十剂痊愈。此补水多于补火，以火不可过旺也。水旺于火，火引水中，水资火内，火不至易动难息，何致上腾耳门作痛痒，轻于出水哉。

一因怒发越①，经来时两耳出脓，两太阳作痛，乳房胀闷，寒热往来，小便不利，脐下满筑。人谓肾与膀胱热，谁知肝气逆，火盛血亏乎。肾开窍于耳，肝气未尝不相通，子随母象也。况怒则肝不藏血。经来宜血随经下，不宜藏经络作痛满闷。不知怒则肝逆上奔，血何肯顺行而为经，势必散走经络不泄，火随郁勃之气冲两耳，化脓血出于肾母之窍矣。太阳，膀胱部位，肾与膀胱表里，肝走肾窍，独不走膀胱部位乎？小便不利，正肝气乘膀胱也。肾气通腰脐，脐下满筑，肝气乘肾也。至乳房胀闷，尤肝逆之明验，两胁属肝，乳房，两胁之际也。用加味**消遥散**：白芍、当归一两，柴胡、花粉二钱，甘草、陈皮、炒栀子一钱，茯神、丹皮三钱，白术三钱，枳壳五分。二剂诸症痊。此方补血无阻滞之虞，退火无寒凉之惧，不治肾，肾已包，不通膀胱，膀胱已统。世人不用，可叹也。

口 舌

一产妇舌出不收，人谓舌胀，谁知心惊乎。舌乃心苗，心气安，舌如之。产子惊恐，自异常时，心气动，心火不宁。胎胞之系通于心，用力产子，心为之惧，故子下舌亦出。舌出不收，心气过升故也，必须降气为主。古有以恐胜者，舌由惊出，复增以恐，愈伤心气，未必不随收随出。且产后心虚，又变他症，故降气必补心。用**助气镇心丹**：人参三钱，茯神二钱，菖蒲五分，朱砂、北味一钱。水煎，调朱砂末含漱，久之咽下。一二剂愈。用朱砂镇心，人参生气，气旺火自归心，火归焰息，

---

① 越：《辨证录》作"热"。

舌亦随收，何必重增恐惧哉。

一舌下牵强，手大指、次指不仁，两臂麻木，或大便秘，或皮肤赤晕，人谓风热，谁知恼怒，因郁而成乎。夫舌属阳明，胃、大肠之脉散居舌下，舌下牵强，胃与大肠之病也。原因肝气不伸，木克胃土，土虚不能化食，遂失养于臂指经络间，麻木不仁。臂指经络如此，何能外润皮肤？此赤晕所由起也。胃受木克，胃气太燥，无血以润大肠，因热生风，肠中燥结，遂失传送矣。法须通大肠而健胃，然肝郁不平肝以补血，又何济乎？用**八珍汤**加减治之。人参、柴胡、甘草、槐角、白术、茯苓一钱，当归、白芍、熟地一钱，陈皮、半夏五分。十剂痊愈。八珍补气血，柴胡舒肝，槐角清火，肝郁解，胃自旺，转输搬运无滞矣。

血　证

一一时狂吐血，必本于火。然吐血虽本于火，吐多火必为虚。况血去无血养身，又用泄火，重伤胃气，无论血不骤生，气亦不转，必至气脱死。法禁止血，当活血。不仅活血，急固气。盖气固则已失之血渐生，未失之血再旺。用**固气生血汤**：黄芪一两，当归五钱，炒黑荆芥二钱。二剂血止气旺，四剂血归。此即补血汤之变。妙在荆芥引血归于气中，引气生于血内，血气之阴阳交，水火之阴阳自济，脏腑经络不致再沸。至于有形之血不能速生，无形之气所当速固。大约此方治初起呕吐狂血最妙，若吐血久，不可多服。

一久吐血未止，或半月，或一月一吐，或三月数次，或经年一次，虽未咳嗽，吐痰不已，委因殊甚，此肾肝吐也。吐血未必皆肝肾病，然吐久未有不伤肝肾者。肾枯肝燥，龙雷之火不安于木中，下克脾胃，脾胃虚寒，火逆冲上，欺肺金，挟胃血沸腾，随口而出。必肾、肝、肺三经统补为妙。用**三合救命汤**：熟地半斤，麦冬三两，丹皮二两。水煎一二碗，日尽服。方用熟地补肾滋肝，麦冬清肺制肝，丹皮去肝浮游之火，又引火归肾，使血归经。然非大用重剂不济。至火息血静后，以地黄丸服之，愿世人守此以当续命丹。

一吐黑血，虽未倾盆，痰咳必甚，口渴思饮，此肾经实火。肾有虚无实，盖肾火又挟心包相火，并起上冲耳。肾火禁泻，心包火亦禁泻乎？然泻心包火必致伤肾，将何以泻之？吾泻肝，肝为心包母、肾子，母弱不能强，子虚而母亦自弱。用**两泻汤**：白芍、丹皮、地骨皮、玄参一两，炒栀子三钱。服二剂，黑变红，四剂咳除血止。黑，北方水色。黑血兼属心火，乃火极似水。如火投水中，必为乌薪。方泻肝，仍泻心包与肾。火得水而解，血得寒而化，所以神效。

一感暑，一时气不及转，狂呕血块，此暑邪犯胃。必头痛如破，汗出如雨，口大渴，狂叫，作虚治反剧，如补血汤不可轻用。宜清暑热，佐下降归经药，则气顺血自安。用**解暑止血汤**：青蒿、石膏一两，当归、麦冬、玄参五钱，炒黑荆芥三钱，大黄一钱。一剂暑消渴止，二剂尽愈，不可用三剂。青蒿于解暑中退阴火，则阴阳济，拂逆自除，石膏退胃火，麦冬退肺火，玄参退肾火，荆芥引火下行，又得大黄，不再停胃，又恐血既上越，大肠必燥，加当归助速行之势，故旋转如环，取效甚捷。

一痰中吐血丝，日少夜多，咳嗽不已，多不能眠，此肾火冲咽喉，不归命门，故沸为痰上升。心火又欺肺弱，复来相刑，是水中兼有火气，所以痰中见血丝。用**化丝汤**：熟地、麦冬一两，贝母、苏子、荆芥一钱，玄参、茯苓五钱，地骨皮、沙参三钱。二剂血丝除。此肺、肾、心三经兼治，加去痰退火，倘不用补，吾恐痰愈多，血愈结。但愈后不可仍服，用**益阴地黄丸**：熟地一斤，山药、枣皮半斤，麦冬、地骨皮十两，北味三两，丹皮、茯苓六两，泽泻四两。蜜丸，日服三钱。

一久吐血，百计莫止，盖血犯浊道也。夫火不盛，气不逆，则血不吐，然气逆由于火盛，治气逆必须降火。然久则火不能盛，气更加逆，似泻火易，转气难。然火泻气亦随转。但火久必虚，虚火宜引，引火多辛热，用之反助逆，不若壮水以镇阳火。用**壮水汤**：熟地二两，生地一两，炒黑荆芥二钱，三七末三钱。煎，调服一二剂不发。二地补精，寓止血之妙，荆芥引血归经，三七随断路径，入不再出。火得水消，气得水降，此理莫与浅见寡闻道。

一大怒吐血，色紫气逆，两胁胀满作痛，此因怒而吐血。肝藏血，怒则肝叶开张，血即不藏。肝气急，怒则更急，血自难留，故涌出，往往有倾盆者。血涌肝无所养，自两胁痛，轻则胀满。急宜平肝，少加清凉，龙雷必收。一味止血，反拂火性，动其呕逆之机。用**平肝止血散**：白芍二两，当归一两，荆芥、丹皮三钱，炒栀子二钱，甘草一钱。一剂肝平，三剂血除。

芍药平肝又益肝，同当归用，生血活血，实有神功。丹皮、栀子不过少凉血以清火，俟荆芥引经，甘草缓急耳。

　　一咳血，血不聚出，先咳嗽，觉喉下气不能止，必咯出其血而后快，人谓肺逆，谁知肾气逆乎。肾气者，肾中虚火也。虚火盛由于真水衰，水衰则不能制火，火逆上冲，血宜大吐，何以必咳而出？盖肺气阻也。夫肺乃肾母，肾水，肺顺子。肾火，肺娇子。肺本生水不生火，恶娇子也。娇子于是骂诟呼号，上夺肺血，肺又不肯遽予，故两相牵而咯血。用**六味地黄汤**：熟地、麦冬一两，山药、枣皮五钱，北味一钱，茯苓、泽泻、丹皮三钱。四剂咯止，一月痊愈。六味滋水，麦、味益肺，自足制火，何至再咯。此治水不须泻火也。

　　一血因咳嗽出。多因劳伤耗肾水，不能分给各脏，又多房劳，水益涸。水涸金生，以泄肺气，无如肾取给无已。夫贫子盗气，母痛剥肤，求救于胃，胃受肝凌，不敢生肺，肝木生火，心火必旺，心旺必乘肺，肺受外侮，呼子相援，肾不能制火，火凌肺愈甚，肺避子宫，子窘，不得不仍返本宫，而咳嗽吐血。治宜救肺，然救肺肾涸，肺仍顾肾。故治肺须补肾，肾足肝平，心火息而肺安。用**救涸汤**①：麦冬、熟地二两，地骨皮、丹皮一两，白芥子三钱。二剂轻，十剂自愈。麦、地同用，肺肾两治，加地骨皮、丹皮，实有微义。盖嗽血必损阴，阴虚则火旺，此火乃阴火，二味解骨髓中热，则肾无熬煎，不索肺金，肺中滋润，自济肾，子母相安，肾渐濡养肝制心，外侮不侵，何有耗

---

① 　救涸汤：此三字原无，今据《辨证录》补。

散。白芥子消膜膈痰，无他深意，以阴气虚耗必有痰，取不耗真阴气也。

一鼻衄经年不止，或愈或不愈，鼻衄较吐血少轻，然不治或不得法，皆杀人。吐血犯胃，衄血犯肺。胃浊道，肺清道。犯浊，五脏反复；犯清，只肺一脏逆。犯清虽轻，气逆则一，逆则变生，宜调肺气。但肺逆成于肺火。肺无火，肺火仍是肾火。肺因心逼，肾水来救，久之水涸，肾火来助，二火斗，血妄从鼻上越。则调气舍调肾无他法，调肾在补水制火。用**止衄汤**：生地一两，麦冬三两，玄参二两。一剂止。麦冬治肺乏，生地、玄参解肾火，火退气自顺，气顺血归经。倘畏重减轻，火未易遏，正不效。

一耳出血，涓涓不断，三日人死。此病少，实有其症。耳，肾窍，耳流血，自是肾虚，然血不从胃从口出，从耳出，心包火引之耳。心包与命门火相通，胃为心包子，胃恐肾火害心兼害胃，故引火上走耳，诸经所过，卷土而行，故血随出。虽耳窍甚细，不比胃口，无冲决之虞，涓涓不绝，其能久乎？用**填窍止氛汤**：麦冬一两，熟地二两，菖蒲一钱。一剂即效。用熟地补肾，麦冬息心包火，二火息，耳窍不闭，血暂止，必仍越出，故用菖蒲引二味直透耳中，引火返心包，火归，耳窍闭矣。

一舌上出血不止，舌必红烂，裂纹中有红痕，血从痕出，虽不猝杀人，久亦不救。此心火炎，肾水不济也。邪水犯心则死，真水养心则生，故心肾似相克实相生。今水不交心，欲求肾养而不得，乃求救于舌下之廉泉。然肾水足，廉泉亦足，如江河水旺，井泉自满。今水既不济心，又何能上升于唇口？此廉泉欲自养方寸舌而不能，又济心乎？故泉脉断而井、裂，亦无济于心，并烂其舌。舌烂，清泉泥泞，必流血。大补心肾，使交济，舌血自断。用**护舌丹**：丹皮、麦冬、桔梗三钱，甘草、人参、北味一钱，玄参五钱，熟地一两，黄连三分，肉桂一分。一剂血止，四剂愈。此方专交心肾，使心通肾，肾济心，舌无取给，症自愈。

一齿缝出血如线标①，此肾火沸腾也。夫齿属肾，肾病宜现于齿。然齿若坚固，血无隙可乘，似治齿标血，宜治齿。然肾为本，齿乃末。夫肾龙雷之火直奔咽喉，宜从口出，何以入齿？盖肾火走任、督，上趋唇齿，乘隙而出。火性急，齿缝隙小，故标如线。用**六味地黄汤**加味治。熟地一两，山药、枣皮四钱，丹皮、麦冬五钱，苓、泻三钱，北味、骨碎补一钱。一剂血止，四剂不发。六味补水，水足火自降，火降血不妄行。加麦、味从化源以补肺，水尤易生，骨碎补透骨补漏，血欲不止得乎？

一脐中出血不多，如水流出。夫脐通气海、关元、命门，乌可泄气？虽但血流，日日如此，气必随泄。可不急治？此大小肠火斗于肠中，小肠火欲趋于大肠，大肠火欲升于小肠，两不相受，火乃无依，上下莫泄，直攻脐隙而出，血亦随之。似宜急安二肠火。然火动，肾枯无水润也。故治二肠火，仍须治肾。用**两止汤**：熟地三两，枣皮、麦冬一两，五味五钱，白术五钱。一剂血止，四剂除根。熟地、枣皮补水，麦、味益肺，多用五

---

① 标：字或作摽，抛也。《集韵·爻韵》："抛、摽，弃也。或作摽。"

味取酸收也。白术利腰脐，腰脐利，水火流通，二肠各取给于肾而不争，水足火息，血自止。

一九窍出血，气息奄奄，欲卧不欲见日，头晕身困，人谓祟凭。盖血热妄行，散走九窍。症若重，较狂血走一经反轻。人身无非血，九窍出血，由近而远，非尽从脏腑出，法仍治脏腑，不可只治经络，以脏腑统经络也。用**当归补血汤**加味治。当归一两，黄芪二两，人参、炒黑荆芥三钱，白术、生地五钱。二剂愈。血热妄行，不清火反补气，得毋气旺助火？不知血妄出火已泄，血之妄行，由气虚不能摄血，血得火，逢窍则钻，今补气，气旺自摄血。倘用止抑，则一窍闭，安必众窍尽闭。况又加行气凉血，兼清火，有不奏功哉。

一大便或前或后出血，人谓粪前属大肠火，粪后属小肠火，其实皆大肠火。肠本无血，因大肠火燥干肠液，肠薄开裂，血从外渗入，肠裂在上血来迟，肠裂在下则血来速，非小肠出血也。小肠出血人立死，盖小肠无血，出血则心伤，安能活乎？故大便出血，统小肠以辨症则可，以粪后属小肠不可。宜单治大肠，然肾主二便，肾水无济于大肠，故火旺致便血。用**三地汤**：生熟地、当归一两，地榆三钱，木耳末五钱。水煎调服。一二剂痊愈。此精血双补，肠中自润，既无干燥，自无渗泄，况地榆凉，木耳塞，有不速效哉。

一尿血痛涩，马口如刀刺，人谓小肠火，不知小肠出血人立死，安得痛楚犹生。因不慎酒色，欲泄不泄，受惊而成。精欲泄，因惊缩入，精已离宫，不能仍反肾宫，小肠因惊，不能直泄其水出，则水积火生，热极煎熬所留之精，化血而出，实本肾精，非小便血。法宜解小肠火。然不利水则水壅，火仍不出，精血何从外泻。用**水火两通汤**：车前子、栀子三钱，茯苓、当归五钱，木通、黄柏、萹蓄一钱，白芍、生地一两。二剂痛血止，三剂痊愈。此通利水火，又平肝补血。盖血证最惧肝木克脾胃，脾胃不能升气，下陷血又何从升散乎？今平肝，肝舒脾胃亦舒，脾胃气舒，小肠水火两通，败精速去。

一毛孔出血，或标或渗如线，或头身，或两胫，皆肺肾亏，火乘隙越出。舍补肾无二法。然补肾功缓，当急补气，气旺肺自旺，皮毛自固。用**肺肾两益汤**：熟地二两，人参、麦冬一两，三七根末三钱。一剂血止。再用六味地黄汤加麦冬、五味，调理一月，不发。用熟地壮水，麦冬益肺，金水相资，肺肾火息，血自归，何至走入皮毛外泄，况三七根原止血，宜效之捷也。

一唾血，只唾一口，人谓唾少似轻，不知实重。盖唾出脾，不出于胃也。脾胃相表里，血犯胃，中州已伤，后天亏矣，况更犯脾阴后天乎。胃主受，脾主消，脾伤不能为胃化其津液，虽糟粕已变，但能化粗，不能化精，以转输于脏腑而皆困，是脾唾甚于胃唾也。然脾之所以唾，仍责胃虚，不特胃虚，尤责水衰。盖胃为肾之关门，肾衰，胃不司开合，脾血上吐，胃无约束，任其越出，故脾唾。虽脾火沸腾，实肾胃二火相助。法平脾火，必须补脾土。补脾土以平脾火，必须补肾水以止胃火。用**滋脾饮**：人参三分，茯苓二钱，玄参、芡实、茅根、山药、丹皮三钱，熟地一两，沙参五钱，甘草五分。二剂愈。方轻治脾，重补肾，探本也。倘止泄脾火，必伤胃土，胃伤脾更伤，然后补肾则不能生肾水，何能制脾火？无论唾血难止，吾恐胃关不闭，血且倾盆，兹滋脾饮所以妙耳。

一双目流血，甚直射出，女闭经，男口干唇燥，人谓肝血妄行，谁知肾中火动。肾，相火，君火宁，相火不敢上越于目。惟君火衰，心动嗜欲，相火即挟君以令九窍。心系通于目，肝窍开于目，肝、命门、心包同为相火，同气相助沸腾，不啻小人结党，上走心肝之系窍。法似宜补心以制肾火，然心既虚，补不易旺，必补肾生心，则心火不动，肾火亦静。用**助心丹**：麦冬、熟地一两，志肉二钱，茯神、玄参、丹皮、当归三钱，枣皮、芡实五钱，莲子心一钱，柴胡三分。二剂不发。此心、肝、肾药也。补肾生肝，即补肾生心。或疑肾火动，不宜补肾，不知火动乃水衰，况心火必得水资乃旺，心旺肾火自平，实有至理，非漫然耳。

一舌上无故出血不止，细观之有小孔标血，人谓血衄，谁知心火上升克肺乎。夫鼻血名衄，未可以舌血为衄，虽舌窍不闭，出血亦如鼻，谓之衄血似宜。然鼻衄血犯气道，舌衄与犯气道有间。盖舌衄只犯经络之小者耳。然血出于舌，无异血出于口。出口犯食道，出舌非犯食道比。出口犯胃不犯心，出舌犯心不犯胃。胃，腑，心，脏，乌可谓经络细小病哉。宜内补心液，外填舌窍之孔，心火自宁，舌血易止。用**补液丹**：人参、生地、山药三钱，麦冬、当归、玄参五钱，丹参二钱，北味十粒，黄连、贝母一钱。外用炒槐花、三七根末等搽之即愈。二味止血，何必用补液丹？然内不治本，外徒治末，恐随止随出。

遍身骨痛

一背腰膝足胫皆痛，饮食知味，不能起床，即起，疼痛不耐，必须捶敲按摩，否则其痛串走，在骨节空隙处作苦不可忍。人谓痛风，然痛风多感风湿，感风湿多入骨髓。风湿入经络易去，入骨髓难祛。以骨髓属肾，肾有补无泄，祛风湿则伤肾，肾伤则邪欺正弱，深居久住。然肾无泄，胃与大肠未尝不可泻。泄胃、大肠风湿，风湿自去。盖胃乃肾关，大肠，肾户也。用**并祛丹**：黄芪、玄参一两，白术、茯苓五钱，甘菊三钱，炙草一钱，羌、防五分。三剂痊愈。后用八味地黄丸调理。论理不治肾，治胃与大肠风湿。风宜干葛，湿宜猪苓。有风湿必化为火，宜石膏、知母。然邪在骨髓，必用气分之剂提出，在气分后，微寒、轻散和解之，则邪易化。邪即出，后补肾，真水火足，邪不再侵。

一遍身疼痛，腰以下不痛，人谓痛风，不知火郁于上中二焦不能散。盖火生于郁，则肝胆气不宣，必克脾胃，土气不升，则火亦难发，以致气血耗损，不能灌溉经络作痛。用**逍遥散**加味治。柴胡、白术二钱，白芍五钱，当归一两，甘草、羌活、陈皮一钱，炒栀子、茯苓三钱。一剂痛如失。逍遥散专解肝胆郁，栀子解郁火，火盛胆汁必干，肝血必燥。归、芍平肝胆，更滋肝胆。血足气自流。加羌活以疏经络，自然火散而痛除。

一遍身生块而痛，人谓痛风，不知因湿不入脏腑，反走经络皮肤。其痛较风湿入骨髓反轻，然治不得法，其痛正同。此块乃湿痰结成。消痰于肠胃易，消痰于经络皮肤难。然吾治肠胃，经络皮肤之痛块自消。用**消块止痛汤**：人参、半夏、白术三钱，黄芪、茯苓、苡仁五钱，羌、防一钱，桂枝五分。四剂痛止，十剂块消，二十剂消尽。块因正气虚，气虚则痰结。人参、芪、术补气，气旺痰势衰。茯苓、苡仁利湿，半夏消痰，羌、防去风，桂枝逐邪，欲留其块，不可得也。倘徒治经络皮肤，反损脾胃，脾胃伤，气不行于经络皮肤，块且益大。

一遍身痛疼难忍，然时止，人谓风湿相抟，谁知气血亏损。风束于肌骨，雨湿入肢节，皆作痛，但非时痛时止。惟气血虚，不能流行肢节肌骨，每视盛衰以分重轻，故时或不痛。倘认作风寒水湿，祛除扫荡，气血愈虚，痛疼更甚。必大补气血，佐温热，正旺邪不侵，痛自止。用**忘痛汤**：当归一两，黄芪二两，肉桂二钱，玄胡、秦艽一钱，花粉三钱。一剂必大汗，听自干，二剂不再发。此补血汤之变也。益肉桂祛寒，玄胡活血化气，花粉消痰湿，秦艽散风。即有外邪，无不兼治。

卷　四

山阴　陈士铎远公父原本
宁乡　文守江南纪氏敬述

五　郁

一心腹饱胀，时肠鸣数声，欲大便，甚则心疼，两胁填实，或吐痰涎，或呕清水，或泄利暴注，以致两足面浮肿，身渐重大。此初起乱治，及后必作蛊胀治，谁知土郁乎。土郁，脾胃气郁也。《内经》将土郁属气运，不知原有土郁之病，不可徒咎岁气，不消息脏腑。夫土气喜升不喜降，肝木来侮，则土气不升；肺气来窃，则土气反降。不升且降，土气抑郁不伸，反克水矣。水受克，不能直走长川大河，自然泛滥溪涧，遇浅则泄，逢窍则钻，流何经即何经受病。法宜疏通其土，使脾胃气升，则郁可解。然实脾胃素虚，则肝侮肺耗。倘脾胃气旺，何患其成郁哉。必须补脾胃，后用夺法，则土郁易解。用**善夺汤**：茯苓一两，车前子、白术三钱，柴胡、半夏一钱，白芍五钱，陈皮三分。四剂渐愈。方利水不走气，舒郁兼补正，何必开鬼门，泄净府，始谓土郁夺之哉。

一咳嗽气逆，心胁胀满，痛引小腹，身不能侧，舌干嗌燥，面陈色白，喘不能卧，吐痰稠密，皮毛焦枯，人谓肺燥，不知肺气之郁，为心所逼而成。然火旺由于水衰，肾水不足，不能为肺复仇，肺金受亏，抑郁之病起。如父母为外侵，子难报怨，父母断不怪子之怯，怨天尤人，不能相遣。是治肺郁，可不泄肺乎？然惟大补肾水，水足心有取资，必不犯肺，是补肾水正泄肺金。**用善泄汤**：熟地、玄参一两，枣皮五钱，荆芥、牛膝、炒枣仁、沙参三钱，贝母一钱，丹皮二钱。二剂轻，十剂痊愈。方补肾制心，实滋水救肺。肺得水泄而金安，肾得金养而水壮，子母同心，外侮易制，此金郁泄之，实有微旨。

一遇寒心痛，腰膝沉重，关节不利于屈伸，时厥逆，痞坚腹满，面黄黑，人谓寒邪侵犯，谁知水郁之症乎。此症土胜木复之岁居多。然脾胃气过盛，肝胆血太燥，皆能成之。何可舍此四种，他治水郁哉。虽然水郁成于水虚，水有因水因火不同。因水者，真水虚，真水虚，邪水自旺；真火者，真火虚，真火虚，真水益衰，水火二而一者也。大约水中补火，火足水自旺，水旺郁不成。**用补火解郁汤**：熟地、巴戟一两，山药、杜仲、苡仁五钱，肉桂五分。四剂自愈。方中水火并补，自然水火既济，正不必滋肝胆而调脾胃也。

一少气，胁腹、胸背、面目、四肢填胀愤懑，时呕逆，咽喉肿痛，口干舌苦，胃脘上下时痛，或腹暴痛，目赤头晕，心热烦闷懊恼，暴死，汗濡皮毛，痰多稠浊，颧赤，身生痱疮，人谓痰火作祟,谁知火郁乎。火性炎上,火郁违其性矣。五脏有虚实、君相火不同。郁乃虚火,相火即龙雷火。雷火不郁不发动,过郁又不能发动。若君火、实火,虽郁仍能动。虚火自不可泻,相火自不可寒,所当因其性而发之。用**发火汤**:柴胡、甘草、神曲、远志一钱,茯神、炒枣仁、当归三钱,白术、白芥子二钱,陈皮三分,木香五分。一剂郁解,二剂尽愈。方直入心包以解郁,又不直泻火,反补气血,消痰去滞,火遂其性。或疑龙雷之火在肾肝,不在心包,今治心包,恐非其治。不知心包火下通肝肾,不解心包,龙雷郁火又何能解?吾解心包,正解龙雷郁火。苟徒解龙雷之火,则龙雷上升,心包阻抑,劈木焚林,祸必更大。惟解心包,则上火既运,下火渐升,下火亦可相安而不必升,此法最巧,医当细审。

一畏寒热,似风非风,头痛颊疼,胃脘饱闷,甚则心胁相连膜胀,膈咽不通,吞酸吐食,见食则喜,食完作楚,甚则耳鸣如沸,昏眩欲仆,目不识人,人谓风邪,谁知木郁乎。夫木属肝胆,肝胆气郁,上不行心包,下必克脾胃。后天以脾胃为主,木克则脾不能化,胃不能受。脾胃空虚,津液枯槁,何能布于脏腑?且木喜水,脾胃焦干,木无水养,克土益深,则土不生肺,肺必弱,不能制肝。木过燥,愈作祟矣。宜急舒肝胆气。然不滋肝胆血,则血不能润,木郁不解。用**开郁至神汤**:人参、白术、炒栀子一钱,香附三钱,茯苓、当归二钱,白芍五钱,陈皮、甘草、柴胡五分。二剂尽解。方妙无克削,又立去滞结,胜逍遥散。或谓宜解散不宜补益,不知境遇不常,元气或漓,不可执郁难用补之见,况入人参,正无伤,郁又解。

一郁，女子最多，又难解。倘痴卧不语，人谓呆病将成。谁知思结胸中，气郁不舒乎。此全恃药固非，不恃药亦非。大约思郁，得喜可解，使大怒亦解。盖脾主思，思太甚，脾气闭塞不开，必见食则恶。喜则心火发越，火生胃，胃气大开，脾不得闭。怒属肝，木能克土，怒则气旺，气旺必冲开脾气，脾气一开，易于消食，食消必化精以养身，又何畏于郁。此症必动怒后引喜，徐以药治。用**解郁开结汤**：白芍一两，当归五钱，玄参、丹皮、生枣仁、白术、白芥子三钱，甘草、陈皮五分，神曲、茯神二钱，薄荷一钱。十剂愈。即逍遥散之变方。凡郁怒未甚，服即愈，不必动怒引喜。

咳　嗽

一骤感风寒，忽咳嗽，鼻塞不通，嗽必重，痰必先清后浊，身必畏风寒，此风寒入皮毛，肺先受。肺窍通鼻，受邪鼻窍不通，阻隔肺气也。肺窍不通，人身之火不能流行经络，乃入肺以助风寒。故初起咳嗽，必先散风寒，少佐散火，忌重用寒凉抑火，又忌酷热助邪，和解最妙，如甘桔汤、小柴胡是也。然或谓小恙，不急治，久则肺虚难愈，则宜补脾胃母与肾水子，似宜分治。余一方，既利子母，复益咳嗽，新久皆效。用**善散汤**：麦冬、苏叶二钱，茯苓、天冬、玄参三钱，甘草、贝母一钱，黄芩八分，款冬五分。方用二冬安肺气，茯、草健脾胃，玄参润肾水，苏叶、款冬解阴阳风邪，加黄芩清火，贝母消痰，故奏功。

一风寒已散，痰气未清，仍咳嗽气逆，烦冤，牵引腰腹，俯仰不利，皆谓须治痰。然治痰而痰愈多，咳愈急，嗽愈重。盖治痰，标也，标在肺，本在肾，不治肾而治肺，此痰不去，咳嗽不愈也。肾为痰本何也？人生饮食原化精，惟肾气虚，胃中饮食所化津液欲入肾而肾不受，则上为痰。肾气既虚，宜望胃中津液以自助，何反不受？不知肾虚因肺气之虚，肾见肺母困乏，必欲救之，忍背母而自益乎？无如心见胃液生肺，嗔子私养仇家，转来相夺，则津不生肺，反为痰涎外越。然肾不能报母仇者，水少也，水多自制火。大补肾水，既克心火之余，更济肺金不足，心不夺而肺自安，自然津液下润，化精不化痰。用**子母两富汤**加味治。熟地、麦冬二两，甘草、柴胡一钱，白芍五钱。以熟地滋水，麦冬安肺，加柴、芍、甘草舒肝胆气，使不克脾胃，土气易升，上救肺，下救肾，且邪易散，有不测之妙也。

一久嗽不愈，补肾滋阴不效，反饮食少思，强食不化，吐痰不已，人谓肺尚留邪胃中，不知脾胃虚寒不能生肺，使邪留膈脘作嗽也。肺母，脾胃土也。不补母以益金，反泄子以损土，邪即外散，肺且受伤，况留余邪未散乎。治不可仅散肺邪，当急补肺气，尤当急补脾胃。然补法在补心包火生胃土，补命门火生脾土。肺受土气生，自恶邪气克。用**补母止嗽汤**：白术、茯苓、麦冬五钱，紫菀、半夏、苏子、甘草、人参一钱，陈皮三钱，桔梗二钱，肉桂五分。二剂轻，四剂痊愈。此补脾胃之圣药，加桂以补心包、命门火。又恐徒治脾胃，置肺邪于不问，又入补肺散邪之味，子母两得，嗽安得不愈。

一咳嗽长年不愈，痰黄结块，凝滞喉间，肺气不清，用尽气力始吐出，此乃老痰，年老阳虚人最多，然消痰清肺多不效，盖徒治痰不理气也。痰盛则气闭，气行则痰消。老年孤阳用事，又气闭不行，痰结于膈膜间，阳火熬煎遂成黄浊。气虚不送，故必咳久始出。用**六君子汤**加减治之。白术五钱，茯苓、白芥子三钱，陈皮、人参、柴胡五分，白芍一两，甘草、栀子一钱。二剂痰色白，四剂易出，十剂咳嗽除。补阳，开郁，消痰，祛火，有资无克，则老痰散，咳嗽除。倘徒用攻，则阳气伤，痰难化，何日清快乎。

一阴气素虚，更气恼，偶犯风邪，咳嗽，用散风祛邪药反甚。此不治阴虚也。然滋阴不平肝，则木来侮金，咳难已。宜平肝又补水，则水资木，木气更平。用**平补汤**：熟地、麦冬、白芍一两，甘草、白术、人参五分，柴胡、炒黑荆芥一钱，茯苓三钱，花粉二钱，百合五钱。此大补肺、肾、脾胃，先解肝郁，肝郁解，肺经风邪不祛自散。人谓补肾、肺、平肝足矣，何又补脾胃而用人参？不知三经非脾胃之气不行，少加参、术通之，则津液易生，三经尤能相益。

一久咳不愈，口吐白沫，气带血腥，人谓肺湿，不知实肺金燥。苟肺气不燥，则清肃之气下行，不特肾水足以上升交心，亦且心火下降交肾，不传于肺矣，何至伤燥。惟肺先乏高源之水，无留余之势，欲下泽常盈以供肺用，不可得矣。法宜专润肺燥。然润肺燥，肾火上冲，肺且救子，何能自润？用**子母两富汤**治之。熟地、麦冬二两。四剂肺燥除，肾火亦解。如大雨滂沱，高低原隰无非膏霖，既解燥竭，宁有咳嗽？倘不治，或治不补肺肾，必瓮干杯罄，毛瘁色弊，筋急爪枯，咳引胸背，吊痛两胁，诸气膹郁，诸痿喘呕，嗌塞血泄，危证俱见。

一久病咳嗽，吐痰色红，似呕血实非，盗汗淋漓，肠鸣作泄，午后发热，人谓肾经邪火太盛，将欲肾邪归肾经。此证初因肾水干枯，肾经受邪传心，故发热夜重，未几，心传肺，故咳嗽汗泄；未几，肺传肝，故胁痛而气壅；未几，肝传脾，故肠鸣而作泄。邪不入肾肝，尚有生机，亟宜平肝滋肾，邪不再传，则肝平不与肺仇，肾滋不与心尢，益之健脾，使脾健不与肾耗，肺之受益何如，自然心不刑肺而生脾，脾生肺更安。用**转逆养肺汤**：白芍、熟地、枣皮五钱，麦冬、茯苓、骨皮、丹皮三钱，玄参、北味、前子二钱，牛膝、贝母一钱，故纸五分。十剂气转，二十剂痰白，三十剂鸣泄止。此非止泄药。盖泄因阴虚，补阴泄自止，阴旺，火不烁金，金安则木平，不克土，所以消痰化火炎之色，止泄撤金败之声，故肠鸣盗汗除，咳嗽愈。

一春夏不嗽，遇秋凉即咳嗽，甚至气喘难卧，人谓肌表疏泄，谁知郁热难通乎。气血流通，风邪不入，惟气血闭塞，邪转相侮。盖气血闭则凝滞而变为热矣。热欲出，寒欲入，闭极反予邪可乘之机。春夏寒难犯热，秋冬热难拒寒。春夏皮肤疏，内热易宣，秋冬皮肤致，内热难发，所以春夏不嗽秋冬嗽。倘不治郁热，惟发散，徒虚其外，愈不能当风寒，徒耗其中，转增郁热，法贵攻补兼施，既舒内热，复疏外寒。当归五钱，大黄、甘草一钱，花粉、白术三钱，陈皮三分，薄荷、荆芥、黄芩、桔梗二钱，神曲五分，贝母二钱。四剂，秋冬断无咳嗽。妙在用大黄于祛火消痰中，走而不宁，通郁最速，当归走而不滞，白术利而不攻，同队逐群，解纷开结。

喘

一偶感风寒，忽喘，气急抬肩，吐痰如涌，喉如水鸡，此外感误认内伤。补气则气塞不能言，痰结不可息。法宜解表，忌纯补，不忌清补。用**平喘仙丹**：麦冬五钱，桔梗、茯苓三钱，甘草、半夏二钱，黄芩、山豆根、射干、白薇一钱，乌药、苏叶八分。一剂喘平，二剂愈。盖风寒从风府直入肺，尽祛其痰涌喉间，势若重，较内伤喘大轻。此方消肺邪不耗肺气，顺肺气不助火，故痊愈。如强暴入门，见卒健器锋，中多解纷，有不急走而退乎。

一痰气上冲咽喉，塞肺管，作喘不能息，息不粗，无抬肩状，此气虚，非气盛，不可作有余治。人身阴阳，原自相根[①]，阴阳中水火不可须臾离也。惟肾水虚，肾火无制，越出肾宫，关元之气不能挽回，直奔肺作喘。然关元气微，虽力不胜任，难回将绝之元阳，而一线牵连，尚可救援。用**定喘神奇丹**：人参四两，枣皮四钱，牛膝五钱，麦冬、熟地二两，北味二钱。二剂轻，四剂大定。妙在人参非四两则不能下达气海、关元，以生气于无何有之乡。非牛膝不能下行，且平胃肾虚火，又直补下元之气。麦冬益肺，非多用则自顾不暇，何能生水救火？喘则气散，非五味不收。熟地益肾，水大足，自不泄肺气，非多加，阴不能骤生，火不可制，又益枣皮赞襄，自然水火既济，

---

① 根：原作"投"，义晦，今据《辨证录》改。

气易还元。

一七情气郁结滞，痰涎或如破絮，如梅核，咯不出，咽不下，痞满涌盛，上气喘急，此内伤外感兼而成也。治内伤，邪不出，治外感，内不愈，吾治肝胆，内外皆愈。盖肝胆乃阴阳之会，表里之间也，解其郁，喘可平。用加味**逍遥散**：白芍五钱，白术、当归、茯苓三钱，柴胡、甘草、苏叶、半夏、厚朴一钱，陈皮五分。二剂痰气清，四剂喘愈。病成于郁，解郁病自痊。

一久咳，忽大喘不止，痰出如泉，身汗如油。此汗多亡阳，吾谓可救，以久嗽伤肺不伤肾也。喘多伤肾，久嗽未有不伤肾者，以金不能生水，肾气自伤也。然伤肺以致伤肾，与竟伤肾不同。盖伤肺，伤气也，伤肾，伤精也。故伤肺以致伤肾者，终伤气，非伤精。精有形，气无形，无形者补气可生精，即补气以定喘；有形者必补精以生气，又必补精以回喘。所以伤肺不比伤肾之难。用**生脉散**：麦冬一两，人参五钱，北味二钱。一剂喘定，二剂汗止，三剂痰少。更加花粉、当归二钱，白术、白芍五钱，十剂痊愈。此方补气圣药。补肺自生肾。肾得水，火不上沸，龙雷自安肾脏，不必又补肾。以视伤肾动喘，轻重不大殊哉。故曰伤肺易，不信然乎。

怔 忡

一怔忡，遇拂情，听逆言，便觉心气怦怦，不能自主，似烦非烦，似晕非晕，人谓心虚。然心虚由肝虚，肝虚肺必旺，以心弱不能制肺也。肺无火炼，必制木太过，肝更不能生心，心气益困。故补心必补肝，补肝尤宜制肺。然肺娇脏，寒凉制肺，必伤脾胃，脾胃受寒，不能运化水谷，肝何所资？肾又何益？所以肺不宜制而宜养。况肺愈养愈安，愈制愈动。用**制忡汤**：人参、白术、麦冬五钱，白芍、当归、枣仁一两，北味一钱，贝母五分，竹沥十匙。水煎调服。十剂痊愈。妙全在不定心，但补肝平木，木平则火不易动。补肺养金，则木更静，木静，肝生血，自润心液，不助心焰，怔忡自愈。

一怔忡，日轻夜重，欲思熟睡不可得，人谓心虚极，谁知肾气乏乎。人夜卧，心气下降肾宫，肾不虚则开门延入，彼此欢然。惟肾太耗，家贫客至，束手无策，客见如此，自不久留，徘徊岐路，托足无门，傍徨四顾，又将何如。法大补肾精，肾精充足，自然客至相投，开宴畅饮。用**心肾两交汤**：熟地一两，枣皮、炒枣仁八钱，人参、当归、白芥子、麦冬五钱，肉桂、黄连三分。一剂熟睡，十剂痊愈。此补肾仍补心，似无专补，不知肾足心虚，主富客贫，菲薄轻弃。今心肾两足，素封之主见多金之客，自相得益彰。况益连、桂介绍，有不赋胶漆者，吾不信也。

一心常怦怦不安，若官事未了，人欲来捕之状。人谓心气虚，谁知胆气祛乎。少阳胆，心母也。母虚子亦虚，又何疑乎。惟胆气虚，何更作怔忡？不知各脏皆取决于胆，胆气一虚，各脏无所遵从，心尤无主，故怦怦不安，似怔忡实非怔忡。法徒补心则怔忡不能痊，补各脏腑而不补胆气，内无刚断之风，外有纷纭之扰，安望心之宁静乎？故必补胆气，后可去祛。用**坚**

胆汤：白术、人参五钱，茯神、花粉、生枣仁三钱，白芍二两，铁粉、丹砂、竹茹一钱。二剂胆壮，十剂怦怦如失。此肝胆同治，亦心胆共治。肝胆相表里，治胆因治肝者，兄旺弟不衰也。心胆为母子，补胆兼补心者，子强母不弱也。况镇定之品以安神，刻削之味以消痰，宜取效之速也。

惊 悸

一闻声惊，心怦怦，半日后止。人谓心有痰，痰药不效。久不必闻声，亦惊且悸，常若有人来捕者，是惊悸相连而至。虽是心虚，惊悸实不同。盖惊轻悸重，惊从外来动心，悸从内生动心也。若怔忡，正悸之渐也；若悸，非惊之渐也。故惊悸宜知轻重。一遇怔忡，宜防惊，惊宜防悸。然虽分轻重，治虚则一。用**安定汤**：黄芪、熟地一两，当归、生枣仁、白术、茯神、麦冬五钱，远志、柏子仁、玄参三钱，半夏二钱，甘草一钱。一二剂轻，十剂愈。夫神魂不定而惊生，神魂不安而悸起，皆心肝血虚。血虚则神无归，魂无主。今大补心肝之血，则心肝有以相养，何有惊悸？倘用药骤效，未几仍然者，此心肝大虚，另用**镇神丹**：人参四两，当归、麦冬、生枣仁、茯苓、生地三两，白术五两，远志二两，熟地八两，柏子仁、白芥子、醋焠龙骨一两，虎睛一对，陈皮三钱。各为末，密丸，滚水下，早晚各五钱，一料痊愈。龙能定惊，虎能止悸。入补心肾药中，使心肾交，神魂自定。

一先惊后悸，亦有先悸后惊，似不同，不知实无异，不过轻重之殊。前已备言，此又重申者，盖辨惊悸，分中有合，合中有分耳。惊有出于暂不出于常，悸有成于暗不成于明者，又不可不别。暂惊轻于常惊，明悸重于暗悸，而惊悸仍同，则将分治乎？抑合治乎？知其合中之分，则分治效；知其分中之合，则合治亦效。盖惊出于暂，吾治其常；悸出于明，吾治其暗。吾一方合而治之，**名两静汤**：人参、巴戟天一两，生枣仁二两，菖蒲一钱，白芥子、丹砂三钱。四剂定。方妙在生枣仁之多，以安心，尤妙在人参、巴戟以通心肾。则心气通肾夜安，肾气通心日安。又何虑常、暂、明、暗哉。

虚　烦

一遇事或多言烦心生，常若胸中扰攘，不思而念若纷纭，不动而意若嘈杂，此俗云虚烦。乃阴阳偏胜，火有余，水不足也。或谓虚烦乃心热加胆寒，心热则火动生烦，胆寒则血少厌烦。不知虚烦本心热，无胆寒。夫胆喜热恶寒，世云胆寒则怯者，正言胆之不寒也。然胆寒则怯，何敢犯火热之心。可见虚烦是心火热，非胆木寒矣。古人用温胆汤治虚烦而烦转甚者，正误认胆寒也。治宜补心兼清心之味，则正寒益心而虚烦除。用**解烦益心汤**：人参、当归、花粉二钱，黄连、白术一钱，生枣仁、茯神三钱，玄参五钱，甘草三分，枳壳五分。一二剂烦除。此纯清心药，加消痰者，有火必有痰也。火化痰而烦益剧者，痰火散而烦自释矣。况有补心之剂，同群共济哉。

一年老虚烦不得寐，大便不通，常有热气自脐下直冲心，便觉昏乱欲绝，人谓火气冲心，谁知肾水大亏乎。夫心液实肾精也，心火畏肾水克为假，喜肾水生乃真。心得肾交，心乃生，心失肾通，心乃死。虚烦，心死之渐。惟肾既通心，何以脐下之气上冲而生烦？得毋关元之气非肾之气？不知肾之交心乃肾水，非肾火。老人孤阳无水，热气上冲，肾火冲心也。火有余，实水不足，大补肾水，则水足制火，火不上冲，烦自止。用**六味地黄汤**加味治。熟地一两，枣皮、炒枣仁、麦冬、白芍、丹皮五钱，山药四钱，北味一钱，茯苓、泽泻、甘菊、柴胡五分。二剂烦却，四剂大便通，二十剂不发。六味补水，麦冬滋化源，柴、芍平肝，肝平相火无党，不致引包络火，又得枣仁、甘菊相制，则心气自舒，复有肾水交通，有润无燥，有不宁乎。

不 寐

一昼夜不能寐，人谓心热，火动不止，谁知心肾不交乎。盖痛不交心，日不寐；心不交肾，夜不寐。日夜不能寐，心肾两不交耳。所以不交者，心过热，肾过寒也。心属火，过热则炎上而不交肾；肾属水，过寒则沉下而不交心。法使心不热、肾不寒，自然寒中有热，热中有寒，两相引，两相合。用**上下两济汤**：人参、白术五钱，熟地一两，枣皮三钱，肉桂、黄连五分。一剂即寐。盖黄连凉心，肉桂温肾，同用交心肾于顷刻。然无补药辅之，则热者太燥，寒者过凉。得参、术、枣皮、熟地则交接无非欢愉。然非多用则力薄，恐不能久效。

一忧愁后，终日困倦，至夜两目不得闭，人谓心肾不交，谁知肝血太燥乎。忧愁必气郁，郁久肝气不舒，肝血必耗，血耗上不能润心，下取给于肾。肾水不禁，不能供肝矣。如是，肾见肝亲，闭关而拒；肝为肾子，弃而不顾，心为肾仇，乌肯引火自焚？所以坚闭不纳也。法须补肝血，滋肾水，自然水养木，肝交心矣。用**润燥交心汤**：白芍、当归、熟地、玄参一两，柴胡、菖蒲三分。二剂解，四剂熟睡。方用归、芍滋肝，肝气自平；熟地滋肾，水足济肝，肝血益旺；又得玄参解心火，柴胡、菖蒲解肝郁，引诸药直入心宫，则肾肝自交。

一夜不能寐，畏鬼，辗转反侧，少睡即惊，再睡恍如捉拿，人谓心肾不交，谁知胆气怯。少阳胆在半表里，心由少阳交肾，肾亦由少阳交心。胆气虚，心肾至，不能相延为介绍，心肾怒，两相攻击，胆愈虚，惊易起，益不能寐。宜补少阳胆。然补胆又不得不补厥阴肝。盖肝胆表里，补肝正补胆。用**肝胆两益汤**：白芍、炒枣仁一两，远志五钱。二剂熟睡，三剂惊失。白芍入肝胆，远志、枣仁似入心不入胆，不知二味入心亦入胆，况同白芍用，又何疑乎。胆既旺，又何惧心肾不投，自然往来介绍，称鱼水媒，来梦矣。

一神气不安，魂梦飞扬，身在床，神若远离，闻声既惊，通宵不能闭目。人谓心气虚，谁知肝经受邪乎。肝藏魂，肝血足则魂藏，虚则魂越。游魂多变，亦由虚也。否则魂藏肝中，虽邪引不动，故得寐。今肝血既亏，肝皆火气，魂将安寄？一若离魂，身与魂为两矣。然离魂，魂离能见物，不寐则不见物。所以不能见物者，阴中有阳，非若离魂之纯阴也。法祛肝邪，先补肝血，血足邪自离，梦自绝。用**引寐汤**：白芍一两，当归、麦冬五钱，龙齿末火煅、柏子仁二钱，菟丝、巴戟、炒枣仁、茯神三钱。数剂自愈。方补心肝，用之甚奇者，全在龙齿。古谓治魂不宁宜虎睛，治魂飞扬宜龙齿，取其入肝平木也。夫龙能变化，动象也，不寐用龙齿，不益助游魂不定乎？不知龙虽动而善藏，动之极正藏之极。用龙齿以引寐，非取其动中之藏乎？此古未言，余不觉泄天地之奇。

一心颤神慑，如处孤垒四面受敌，达旦不寐，目无见，耳无闻，欲少闭睫不可得。人谓心肾不交，谁知胆虚风袭乎。胆虚则怯，邪乘而入，既入胆中，胆气无主，胆欲通心，邪不许；胆欲交肾，邪又不许，此目无见，耳无闻也。心肾因胆气不通亦各守本宫，不敢交接，故欲闭睫不可得。少阳胆属木，风木同象，故风最易入。风乘胆虚，居而不出，胆畏风威，胆愈怯矣。何啻卧薪尝胆，安得悠然来梦乎？法必助胆气，佐祛风荡邪，风散胆壮，庶可高枕而卧。用**祛邪益胆汤**[①]：柴胡、白芥子二钱，郁李仁、竹茹、甘草一钱，乌梅一个，当归一两，川芎、沙参三钱，麦冬五钱，陈皮五分。二剂颤慑止，四剂耳闻目见，亦熟睡。方全不引心肾，惟泄胆木风邪，又得芎、归相助，风邪外散，胆汁不干，可以分给心肾，自心肾交，欲寐矣。

健 忘

一老年健忘，远近事多不记忆，此健忘之极。人谓心血涸，谁知肾水竭。心火肾水，似克实生，心必藉肾以相通，火必得水而相济，如只益心血，不填肾精，血虽骤生，精仍长涸。法须补心兼补肾，使肾水不干，上达于心而生液。然年老阴尽，煎剂恐难胜，务以丸药继之。煎用**生慧汤**：熟地一两，枣皮四

---

① 祛邪益胆汤：《辨证录》作"祛风益胆汤"。

钱，远志、白芥子二钱，生枣仁、柏子仁去油五钱，茯神、人参三钱，菖蒲五分。月余自愈。此方心肾兼补，上下相资，若能日服一剂，不但却忘，并延龄。若苦难服，用**扶老丸**：人参、白术、黄芪、当归、玄参、柏子仁、麦冬三两，茯神二两，熟地八两，枣皮、枣仁四两，龙齿三钱，白芥子一两，菖蒲五钱。各细末，蜜糊，丹砂为衣，日夜滚水吞三钱，久服愈。此老少可服，年老尤宜。盖补肾之味多于补心[1]，精足心液生，心窍启，心神清，何至昏昧善忘。

一壮年善忘，或大病后，或酒色过度，世谓寻常，不知本实先拔[2]，久变异症而死者多矣。此乃五脏俱伤，不止心肾二经病。法宜治心肾，然徒治心肾，胃弱不受补，甚为可虑。必须强胃，胃强始能分布精液于心肾。用**生气汤**：人参、生枣仁、枣皮二钱，白术、半夏、麦冬一钱，茯苓、芡实三钱，远志八分，甘草、神曲、肉桂、菖蒲三分，木香一分，熟地五钱。三十剂痊愈。此方药味多，分两少，以病人久虚，大剂恐有阻滞，味少恐无调治，所以图功缓，奏效远。尤妙在扶助胃气，仍补心肾，又妙在五脏同补，有益无损。

一气郁不舒，如有所失，近事不记，如老人善忘，此肝气滞，非心肾虚。肝气最急，郁则不能急，以致肾气来滋，至肝则止；心气来降，至肝则回，心肾间隔而遗忘。法须通肝滞，后心肾通，何至近事失记。然肝气通，必于补心肾中解肝气郁，则郁犹易解。否则已郁虽开，未郁必至重结。用**通郁汤**：白芍

---

① 心：原作"精"，义晦，今据《辨证录》改。
② 拔：原作"拨"，无义，当作"拔"，今改。《辨证录》作"匮"。

一两，茯神、熟地、玄参、麦冬三钱，人参、白芥子二钱，当归、白术五钱，柴胡一钱，菖蒲五分。四剂郁尽解，善忘愈。方善解郁，又无刻削干燥，直解肝郁，使肝血大旺，既不取给于肾，复能助心，心肝肾一气贯通，尚失记哉。

一随说随忘，人谓祟恁，谁知心肾两开乎。心肾交，智慧生；心肾离，智慧失。苟心火旺，肾畏火炎不敢交心，肾水亏，心恶水竭不肯交肾，如夫妇两不相亲，况越陌之人，无怪其善忘。治须大补心肾，使相离者相亲，自相忘者相忆。用**神交汤**：人参、麦冬一两，巴戟、山药、玄参、菟丝一两，柏子仁、芡实五钱，丹参、茯神三钱。十剂愈，一月不再忘。方似重治心，轻治肾，不知夫妇，必男求女易相亲，重治心，正欲使心先交于肾。妙在无一味非心肾同治药，使两相交，两相亲。

癫痫

一素发癫，喃喃不已，叫骂歌唱，痰如蜓蚰之涎，人谓痰病，然清痰化涎药不效。盖此胃有微热，气又甚衰，故似癫非癫也。法宜补胃气，微清胃火。然胃气衰由心火弱，胃火盛由心火微，又未可徒补胃气、清胃火。用**助心平胃汤**：人参、生枣仁五钱，茯神一两，贝母、甘菊三钱，神曲、甘草、菖蒲一钱，肉桂三分。二剂除。此补胃气以生心气，尤妙在助心火，平胃火，故心胃两益，不治癫自愈。

一壮年痰气盛，猝仆倒作牛马鸣，世谓牛马之癫，其实虚寒之证，痰入心包也。心与心包属火，心喜寒，心包喜温，所以寒入心包即拂其性，况又痰气侵乎。夫痰，脏腑无不入，何犯包络即至迷心？不知包络相臣，痰气侵心，包络先受，包络卫君，惟恐有犯，情愿身当，故痰一入即号召勤王，呼诸脏腑相救。作牛马声，痛不择声也。宜救心，尤宜急救心包。用**济难汤**：白术、人参五钱，茯神、柏子仁、半夏三钱，菖蒲五分，远志、花粉、南星、附子、神曲一钱。二剂愈，八剂不发。救心包仍救心，君相两安，况附子、南星斩关夺门，主圣臣良，自指挥如意。

一小儿易发癫痫，虽由饮食失宜，亦由母腹中受惊，故遇可惊便跌仆吐涎，作猪羊声，世谓猪羊之癫。用祛痰搜风药益甚。小儿脾胃虚弱，尚不识补，何能悟先天亏？大补命门、膻中火所以益甚。治宜补脾胃，更补命门生脾、膻中生胃，不治痰，痰自化。用**四君加减**：人参一钱，茯苓三钱，白术二钱，甘草一分，附子一片，半夏八分，白薇三分。一剂愈。四君补脾胃，脾胃健，惊风自收，况附子无经不达，更补命门膻中火，生脾胃，土更易旺，痰更易消，又益半夏逐败浊，白薇收神魂，安得动癫。

一妇发癫不识羞，见男如饴，见女甚怒，甚至赤身露体。此肝火炽，思男不可得，郁结成癫也。肝火炽，何成癫？盖妇女肝木旺，肝火逼心，则心君下殿，然包络外护，何任威逼？不知肝火乃虚火，虚火与相火同类，庇比匪，忘圣明①，直烧宫殿。然心君走出，何但癫不死？盖肾水救援。思男子不得，因

---

① 庇比匪，忘圣明：《辨证录》作"庇匪比之朋，忘圣明之戴"。

肾旺，虽是肾火，肾水实涸。然肝火逼，心有肾水资，所以但癫不死。治法泄肝木并补肾水，兼舒郁气为得。用**散花丹**：柴胡、花粉三钱、炒栀子、茯神五钱，白芍、熟地、玄参二两，当归、生地一两，陈皮一钱。三剂癫失。方妙泄肝火不耗肝血，疏肝郁不散肝气，更妙补肾不救心焰，水足木得所养，火自息于木内。火息神安，魂自返肝中，况消痰利水，痰气尽消，化水同趋膀胱，欲再花癫不可得也。

一为贼所执，至受刀始释，失心如痴，人谓失神，谁知胆落乎。胆附肝，因惊而胆落者，非胆果落肝中。盖胆汁散不收，如胆之落肝耳。胆既堕落，则胆汁尽为肝所收，则肝强胆弱，心不能取决于胆，心即如失如癫痴。法泄肝补胆，则胆汁生，癫痴愈。用**却惊丹**：附子三分，陈皮、丹砂、铁粉、远志、薄荷、南星一钱，白术、茯神、半夏、人参三钱，当归五钱，花粉二钱。各为细末，密丸弹子大，姜汤下。一丸惊收，三丸癫痴愈，不必尽服。此安神定志，全在铁粉，即铁落，最抑肝邪，又不损肝气。木畏金刑，用铁落取克木也。克肝未必不克胆。然肝阴木，胆阳木，铁落克阴不克阳，故制肝不制胆，所以伐肝邪，即引诸药直入胆，生胆汁，不独取其化痰静镇耳。

一思虑过度，耗损心血，或哭或笑，裸体而走，闭户自言，喃喃不已，人谓花癫，谁知失志之癫乎。思虑伤脾，脾气损，即不能散精于肺，肺气又伤，清肃之令不行，脾气更伤。脾，心子，脾病心必来援，心见脾伤，以至失志，则心中无主，欲救无从，欲忘不得，呼邻不应，忌仇来侵，将为从井，见人嚅嗫，背客絮叨，遂癫。非急清其心不可。然心病由于脾，补心以定志，不若补脾以定志尤神。**用归神汤**：人参、茯神、麦冬五钱，白术、巴戟一两，半夏、柏子仁不去油、白芥子三钱，陈皮、甘草、丹砂、菖蒲一钱。各为末，先将紫河车一具，洗净，煮熟，不去血丝，捣烂，入药末，再捣为丸。白滚水送下五钱，连服数日自愈。此心脾同治，消痰不耗气。尤妙在紫河车为先后天之母，神得紫河有依，志即依神相守，不特已失者回，既回者尤永固。

狂

一热极发狂，登高呼，弃衣走，气喘，汗出如雨，此阳明胃火。登高弃衣者何？盖火炎上，内火炽腾，身自飞扬。热郁胸中，得呼则气泄。衣乃蔽体，内热盛，得衣不啻如焚，弃则快。火盛刑金，自大喘。肺主皮毛，不能外卫，腠理开泄，阴不摄阳，逼汗外出。汗出心无血养，神将飞越，安得不发狂？用加味**白虎汤**救。人参二两，石膏、麦冬三两，知母、茯苓、半夏五钱，甘草一钱，竹叶三百片，米一撮。二剂愈，不可三剂。非白虎急救胃火，则肾水立干，身成黑炭。然火燎原，非杯水可救，必得滂沱大雨，始能扑灭。

一发狂，腹满不得卧，面赤身热，妄见妄言，如见鬼，此阳明胃火盛。然胃火属阳，妄见妄言见鬼，又阴症，不知阳明火盛，由心包火盛，阳明属阳，心包属阴，二火齐发，故腹满不得卧，倘只胃火，虽口渴腹满尚可卧，唯心包助胃齐发，遂至心神外越，阴气乘之，妄见妄言如见鬼。法宜泄胃，不必泄心包火。盖胃，心包子，母盛子始旺，然子衰母亦弱，泄胃即泄心包。用**泄子汤**：玄参三两，甘菊一两，知母、花粉三钱。一二剂二火平，狂愈。论理可用白虎，然过峻。心包属阴，白虎泄阳，毕竟有伤阴气，不若此，既泄阳，又无损阴。或曰：母盛子始旺，泄心包火何必泄胃？不知胃火最烈，胃火炽，肾水立干，故必先救胃火，胃火息，心包火亦息。倘先泄心包，寒凉之药必由胃而后入心包，假道灭虢，不反动胃火怒乎？不若直泄胃火，既制阳，又制阴。

一易喜易怒，狂妄谵语，心神散乱，目有所见，人疑胃火，不知乃心火耳。心热发狂，膻中之外卫谓何？亦因心过酷热，包络膻中何敢代君司令。喜笑不节，如君恣肆威权，宰辅不敢轻谏，左右无非便佞，自然声色娱心，语言博趣，偏喜偏笑，所发无非乱政。及令不行，涣散景象有如鬼域，人心发热亦然。然心热发狂至神越，宜立亡，何能苟延岁月？不知心热不同胃热，胃热发狂，外热犯心，心热乃内热自乱，故胃狂有遽亡，心狂有苟延。用**清心丹**：黄连、人参、丹参三钱，茯神、生枣仁五钱，麦冬一两。一二剂定，不必用三剂。黄连清心，然徒用连则心燥，连性亦燥，恐燥以动燥，所以又用二参、麦冬润以济之。火有余自气不足，补气以泄火，则心君无伤，可静不可动矣。

一身热发狂，言淫乱，喜无非愉悦，一拂言违事，狂妄猝发，见神鬼，人谓心热极，谁知心包热乎。心包，心君相也，君静，胡相拂乱至此。盖君弱臣强，心寒极不能自主耳。如懦主寄权于相，相植党营私，生杀予夺，悉出其手，奉令者立迁除，违命者辄褫革，甚则杀人如儿戏，轻人如草菅。颠倒是非，违礼背法，不必神怒鬼击，彼心若有所见，心包热狂正似，法宜泄心包火。然徒治心包，心君内寒，愈震主，反有犯上。必补心，呼召外臣，扫清君侧。用**卫主汤**：人参、玄参一两，茯苓、麦冬、生地五钱，花粉、丹皮三钱。四剂症愈。玄参、生地、丹皮清心包，参、苓、麦补心，心强心包之火自弱。况玄参等清心包，亦补心，自拨乱反正。或谓心君虚寒，用参是矣，然玄参、丹皮、生地虽凉心包，独不益心寒乎？似宜加热药济之。嗟乎！心寒用热药，理也，然用热药益心，必由心包入，恐心未得益，转助心包焰，不若人参助心亦助心包。是人参非心包所恶，同玄参等共入，自然拥卫心君，指挥群药，扫荡炎氛，心气自旺，寒变为温。

一强横折辱，愤懑不平，病心狂，持刀逾屋，披头大叫，人谓阳明胃火盛，谁知阳明胃土衰乎。阳明火盛，必由心火太旺。心火旺，胃火盛，是火生土。心火衰，胃火盛，是土败于火。火生土胃安，土败火胃变，虽所变似真火盛，中已无根，必土崩瓦解。狂，实热，余谓虚热，孰信？不知脏腑实热可凉折，虚热必温引，然胃虚热又不可全用温引，于温中佐微寒实善。盖阳明胃虚热，乃内伤，非外感。因愤生热，不同邪入生热明甚。以邪热为实热，正热为虚热耳。用**平热汤**：人参、白芍五钱，黄芪、麦冬一两，甘草、黄芩一钱，青皮、炒栀子、柴胡五分，竹沥一合、茯苓、枣仁、花粉三钱。四剂定，服一月安。此变化竹叶石膏汤，以治阳明虚热耳。甘温退大热，佐之甘寒，使阳明火相顺不相逆，转能健土于火宅，消烟于余氛，土有根，火自息。倘认实热，用竹叶石膏，误矣。

一忍饥过劳，忽发狂，披发裸体，罔知羞恶，人谓失心病，谁知伤胃动火乎。阳明胃火动，多不可止。世皆谓胃火宜泄不宜补，然胃实可泄，胃虚不可泄。经云：二阳之病发心脾。二阳，正胃也。胃为水谷海，能容物，物入胃消，胃亦得物养。物养胃火静，胃失物火动。至火动胃土将崩，必求救于心脾，心见胃火沸腾，有切肤之痛，自扰乱；脾见胃火焚烧，有震邻之恐，亦纷纭，势必失依，安得不发狂。法不必安心脾，仍救胃气，狂自定。虽然，欲救胃气，不少杀胃火，胃气亦不能独存。用**救焚疗胃汤**：人参、玄参一两，竹沥一合、陈皮三分，神曲五分，山药、百合五钱。三剂愈。人参救胃，玄参杀胃火，群药调停心脾肺肾，使肝不伤胃，胃气尤易转。胃转，心脾宁有扰乱。

呆

一终日悠悠忽忽，不言语，不饮食，忽笑歌，忽愁哭，与美馔不受，与粪大喜，与衣不服，与草木叶反喜，人谓呆病，不必治。然其始，起于肝郁，其成由于胃衰。肝郁则木克土，痰不化，胃衰则土不制水，痰不消，于是痰积胸中，盘踞心外，使神明不清，呆成。宜开郁逐痰，健胃通气，则心地光明，呆景尽散。用**洗心汤**：人参、茯神、生枣仁一两，半夏五钱，陈皮、神曲三钱，甘草、附子、菖蒲一钱。水煎半碗灌之，必熟睡，切不可惊醒，反难愈。此似祟凭，实无。即有祟，补正邪自退。盖邪气实，因正虚入。此补正绝不祛邪，故奏功。或谓正虚无邪，何多用二陈？不知正虚必生痰，不祛痰则正气难补，补正因以祛邪，是消痰仍补正。或又谓呆成于郁，不解郁单补正攻痰，何能奏功？不知始虽成于郁，郁久则尽亡之矣。故但胃气以生心气，不必又治肝气以舒郁气也。

人有呆病，终日闭户独居，口中喃喃，多不可解，将自己衣服用针线密缝，与之食，时用时不用，尝数日不食而不呼饥，见炭最喜食之，谓是必死之症，尚有可生之机也。夫呆病而至于喜粪，尚为可救。岂呆病食炭反忍弃之乎？喜粪乃胃气之衰，而食炭乃肝气之燥。凡饮食之类，必入于胃而后化为糟粕，是粪乃糟粕之余也。糟粕宜为胃之所不喜，何以呆病而转喜之乎？不知胃病则气降而不升，于是不喜升而反喜降，糟粕正胃中所降物也。见粪而喜者，喜其同类之物也。然而呆病见粪则喜，未尝见粪则食也。若至于食粪，则不可治矣，以其胃气太降于至极耳。夫炭乃木之烬也，呆病成于郁，郁病必伤肝木，肝木火焚可伤心，则木为心火所克，肝中血尽燥，而炭为焦枯之木矣。见炭喜食，喜其同类食之，思救肝之燥耳。然生机正在食炭。炭无滋味，食如饴，胃气未绝也。治胃气，祛痰涎，呆可愈。用**转呆丹**。人参、当归、半夏、生枣仁、菖蒲、茯神一两，白芍三两，柴胡八钱，神曲、柏子仁五钱，花粉三钱，附子一钱。水十碗，煎至一碗，灌之。倘不肯服，以杖击，使怒，后灌之，必詈骂，少顷倦卧，切莫惊动，自醒痊愈，惊醒只可半愈。此大补心肝，加祛痰开窍，肝得滋润自苏，心得补助自旺，于是心气清，肝气运，祛逐痰涎，随十二经络尽通，何呆不愈？若惊醒，气血不能尽通，经络不能尽转，故半愈。然再服，必痊愈。

一忽成呆，全不起，忧郁状与呆同，人谓崇恁，谁知起居失节，胃气伤，痰迷乎。胃土喜火生，然火亦能害土，火不来生则土无生气，火过来生土有死气。然土中之火本生土，何反害土？岂属外来邪火，非内存正火乎？孰知邪火固害土，正火未尝不害土，何也？正火能养，火且生土以消食，正火相伤，火即害土以成痰。痰成，复伤胃土，则火且迷心。轻成呆，重发厥。起居失节，则胃中劳伤，不生气而生痰。一时成呆，乃痰迷心脘下，尚未直入心包，倘入心包，人且立亡。宜生胃气，佐消痰。用起[①]**心救胃汤**。人参、茯苓一两，白芥子、神曲三钱，菖蒲、黄连、甘草一钱，半夏、南星二钱，枳壳五分。三剂愈。此救心正救胃。盖胃乃心子，心气旺，胃气自清。设作呆病，用附子斩关直入，以火助火，发狂死。总之，呆成于久，不成于暂，一时成呆，非真也。故久病宜于火中补胃消痰，猝病宜于寒中补胃消痰，不可不知。

呃　逆

一忽呃逆不止，人谓寒气相感，谁知气逆寒入乎。然气逆非气有余，乃不足也。丹田气足，则气守下焦，顺；丹田气不足，则气奔上焦，逆。症虽小，徒散寒不补气，多成危症。宜大补丹田气，少佐祛寒，则气旺可接续，寒祛能升提，呃逆自止。用**定呃汤**：人参三钱，白术、茯苓五钱，丁香、陈皮五分，沉香末、牛膝一钱。一剂愈。参、苓、白术补气回阳，丁香祛寒，沉香、牛膝降丹田以止逆，逆气既回，呃声自定。

---

① 起：《辨证录》作"启"。

一痰气不清，忽呃逆，人谓火逆作祟。火逆口必渴，今不渴呃逆，仍是痰气，非火邪。痰在胃口，呃逆在丹田，何能致此？不知怪病多起于痰，安得呃逆独异。此丹田气欲升，痰结胸中，不使其气直上也。较虚呃甚轻，消痰气，呃逆自除。用**二陈汤加减**治。人参、陈皮五分，半夏、厚朴一钱，甘草三分，茯苓三钱。一剂即愈。二陈治痰，加入参、厚朴补中降气，自祛痰于上焦，达气于下焦。

一口渴舌燥，饮水后忽呃逆，人谓水气，谁知火气逆乎。此胃火，胃火太盛，必大渴呼水，今但渴不喜大饮，乃胃气虚，胃火微旺，故饮水虽快，多则不能消，火上冲呃逆。宜补胃土，降胃火，则胃气安，胃火息，呃逆自止。用**平呃散**：玄参、白术五钱，甘菊、茯苓、麦冬三钱，人参二钱，甘草五分。一剂即平。此降火不耗气，倘轻用石膏，虽取胜，胃终有伤，他症必生。

一恼后肝血燥，肺气热，忽呃逆不止，人谓火动，谁知气逆不舒乎。肝性最急，拂必下克脾土，脾土气闭，则腰脐间不通，奔咽喉作呃逆。倘用降火降气药，呃逆更甚，必须散郁，佐消痰润肺。用**解呃丹**：茯神、白芍三钱，当归、白芥子二钱，白术①、苏叶五分，麦冬五钱，柴胡一钱。一剂即止。此散郁神方，不特治呃逆。白术利腰脐气，柴、芍②、归舒肝胆，麦冬、苏叶润肺，茯神通心与膀胱气，白芥子宣膜膈气，故一身之气流通，何虑下焦气不升咽喉。

---

① 白术：《辨证录》用量为"五钱"。
② 芍：原无，今据《辨证录》补。

一呃逆时作时止，人谓气滞，谁知气虚乎。气旺，顺；衰，逆。逆之至，皆衰之极。使气衰不甚，何至于逆。惟衰极则气弱不能转，呃逆生。气衰呃逆，不比痰呃、火呃，补气自止。倘徒消痰降火，则轻变重，重必死。况痰火之呃亦虚而致之，不只寒呃之成于虚也，然不补虚何以治呃。用**六君子汤**加减治。人参、茯苓三钱，白术一两，陈皮一钱，甘草三分，半夏二钱，柿蒂三枚。连三剂，呃自除。此治胃圣药，胃气弱，诸气自弱，故补胃气正补诸气也，气旺尚有气逆乎？况柿蒂尤易转呃。胃多气之腑，气逆从胃始，气顺独不从胃始乎？故胃气转，诸气无不转。

卷 五

山阴　　陈士铎远公父原本

宁乡　　文守江南纪氏敬述

关 格

关格者，心欲食，食至胃而吐，已而再食，再吐，心思大小便不能出，眼红珠露，两胁胀满气逆，求一通气而不得，世谓胃气太盛，不知乃肝气过郁。关格宜分上下，一上格不得下，一下关不得出。今上不得入，下又不得出，是真关格，危症也。治原有吐法，上吐则下气可通。然先已自吐，吐必无益。若用下导法，上无饮食下胃，大肠空虚，止可出大肠糟粕硬屎，不能通小肠膀胱气，导亦无益。必须煎药和解为得，但须渐渐饮之，初不受，后自受。用**开门散**：白芍、白术、当归五钱，茯苓、柴胡、牛膝、车前子、炒栀仁三钱，花粉三钱，苏叶一钱，陈皮一钱。缓服一剂上关开，二剂下格通。此直走肝经以解郁，郁解关格自痊，此扼要争奇也。倘用香燥耗气，适足坚关门，动据格。

一无故忽上不能食，下不能出，胸中胀急，烦闷不安，二便极窘迫，人谓关格，谁知少阳气不通乎。少阳胆木，喜舒泄，因寒袭木不条达，气乃闭，于是上克胃，下克脾，脾胃畏木刑，不生肺并生大肠。肺金因脾胃不生，失清肃之令，膀胱、小肠无禀遵，齐气闭。此原可用吐，一吐而少阳之气升；其次用和，和其半表里，胆郁自通。较之吐必伤五脏气，和则不伤。用**和解汤**：柴胡、甘草、薄荷一钱，白芍、茯神、当归三钱，枳壳五分，丹皮二钱。缓服三剂，开关。改用薄荷、枳壳、丹皮者，取直入肝经，尤易开郁也。然解郁正所以开关耳。

一吐逆不得食，又不得二便，此五志厥阳火太盛，不能荣阴，遏抑心包，头上有汗，乃心液外亡，自焚于中，此关格最危症。人谓气不通，用麝、片，必耗真气，反致归阴。法宜调营卫，不偏阴偏阳，不治关格，惟求中焦握枢而运，渐透于上下之间，自能荣气先通，卫气不闭，因势导之，势无扦格。用**和中启关汤**：麦冬、白芍五钱，人参、甘草五分，柏子仁三钱，滑石（敲碎）、黄连一钱，桂枝三分，花粉钱半。一剂吐止，二剂下通。此解散中焦火，更舒肝气，肝气平，火热自灭。最妙在黄连、桂枝安心交肾，和肾交心，心肾交，营卫阴阳各相和好，上下二焦安能坚闭。此和解善于开关。

一上吐下结，气逆，食不能入，溺不能出，腹疼，手按少止，脉涩而伏，人谓寒极，阴阳易位，宜吐不吐则死，然上部无脉，下部有脉宜吐，以食填太阴耳。今涩而伏，非无脉，食物吐出，非食填太阴。吐必重伤脾胃，坚闭塞。胃气不开与二肠、膀胱，所以闭者，肾气衰也。胃为肾关门，肾气不上，胃关必不开。肾主二便，膀胱气化，亦肾气化也。肾气不通于三经，便溲必结。是则上下开阖权衡全在肾。大补肾中水火，关格自愈。用**水火两补汤**：熟地、麦冬一两，山药四钱，茯神、白术五钱，车前子、牛膝三钱，人参二钱，北味五分，肉桂一钱。连服二剂，吐止结开，六剂痊愈。此补肾中水火，又通肾气，气足上自达胃，下自达膀胱、二肠。若用香燥救胃，则胃气益伤；用攻利救膀胱、二肠，则膀胱、二肠愈损。

一忽关格，二便闭结，渴饮凉水，少顷吐，又饮又吐，面赤唇焦，粒米不下，脉沉伏，人谓脉绝，谁知格阳不宣，肾经寒邪太盛乎。少阴肾喜温不喜寒，肾寒则阳无附，常欲上腾，况寒邪直入肾中，逼阳上升乎。使寒少轻，阳虽浮不至格拒之甚，惟寒盛则峻绝太过，阳欲杜阴而不能，阴且格阳而愈胜，于是阳逆冲上焦咽喉，难于容物作吐。夫阳宜阴折，热宜寒折，阳热在上，似宜阴寒药折，然阳热在上，下正阴寒，盖上假热，下真寒，非真热假寒药，断不能顺性开关。用**白通汤**：方药大热，得人尿、猪胆乱之，则下咽觉寒，入腹正热，阳可回，阴可散，自然脉通关启。后以大剂八味汤投之，永不发。

中　满

一饮食后觉胸中倒饱，人谓多食不能消，用香砂、枳实等消导暂快，已又饱，又用前药，重加消导，久成中满。腹渐高大，脐渐突出，肢体浮胀，人谓臌胀，用牵牛、甘遂等逐水。内原无水，正气益虚，胀满更急，又疑前药不胜，复加大黄、巴豆等，仍未愈。又疑风邪固结经络，用龙胆、茵陈、荆、防。

然开鬼门，泄净府，各执己见，不悟皆操刀下石徒也。中满由脾土衰，脾衰又由肾气寒，倘早用温补，何至如此。用**温土汤**：人参、萝卜子一钱，白术、茯苓、苡仁、谷芽三钱，芡实、山药五钱，肉桂三分。二剂减，数剂除。此方但补脾，不消导以耗气。盖中满必因气虚，不补脾胃，胀从何消？况萝卜子辅参、术消胀，不助参、术添邪；又茯苓、山药、薏仁、芡实，益阴利水，水流正气不耗，自然下泽疏通，上游无阻。第恐水寒冰冻，溪涧断流，益肉桂水中生火，则土气温和，尤无壅塞，何惟事消导，成不救。

一饮食未见思，既见厌，强进，饱塞，上脘胀闷，人谓胃气虚成中满，然此心包火衰也。心包，胃母，心包不足何生胃？故欲能食，须补胃；欲胃强，补心包火。用**生胃进食汤**：人参、白术、山药、茯苓三钱，炒枣仁五钱，远志八分，神曲、良姜、枳壳五分，萝卜子、黑姜一钱。此治胃无非治心包，不治中满，中满自除，此补火胜于补土。

一郁结久，两胁饱满，食下喉即胀不消，人谓臌胀之渐，谁知气滞。用逐水必更甚，用消食只快一时，法同宜开郁。然气郁久必虚，使仅解郁，终难化食，胀何以消？用**快膈汤**：人参一钱，茯神五钱，白芍、苡仁三钱，白芥子二钱，萝卜子、神曲、柴胡五分，槟榔、枳壳、厚朴三分。三四剂愈。此解郁无刻削，消胀无壅塞，攻补兼施，收功自易。

一患中满，饮食知味，但多食则饱闷不消，人谓脾虚，谁知肾虚乎。肾虚，肾火虚也。腹中苦饱，乃虚饱，非实饱，若作水肿治，速亡。盖脾土制水，本在肾火，土得火而坚，土坚后能容物，能容物即能容水。肾火虚，土失坚刚之气，则不能容物，即不能容水，乃失其天度之流转矣，故腹饱作满，即水臌之渐。世不知补肾火生脾，反泄水伤脾，无异决水护土，土不崩哉？是治肾虚中满，宜急补命门火。然肾火生于肾水中，但补火不补水，则孤阳不长，无阴生阳，即无水生火。或疑土亏无以制水，今补肾水，不增波哉？然肾水，真水也，邪水欺火侮土，真水助火生土，实不同。故肾虚中满，必补火生土，尤必补水生火。用**金匮肾气丸**：茯苓六两，附子一枚，牛膝、肉桂、丹皮一两，泽泻、枣皮二两，车前子两半，山药四两，熟地三两。蜜丸，早晚各一两，滚水下。初腹少胀，久服胀除满消。此于水中补肾火，利水健脾之味多于补阴补火者，虽偏补火，实重救脾，补火正补脾也。故补阴宜轻，补脾宜重。

反　胃

一食入胃即吐，此肝木克胃土，用逍遥散加吴萸、黄连随愈。然人谓胃病，用香砂消导，伤胃气，愈吐；又用下药，不应；复用寒凉降火，不独胃伤，脾亦伤；又改辛热救寒，不应，始悟用和解，解郁散邪，然已成噎膈。胃为肾关门，肾水足，咽喉间无非津液，可以推送水谷；肾水不足，力难润灌胃中，又何能分济咽喉？且肾水不足，不能下注大肠，大肠无津相养，久必瘦小，肠细小，饮食入胃，势难推送。下既不行，积而上浮，不特上不能容而吐，亦下不能受亦吐，必大补肾水。用**济难催辊汤**：熟地、当归二两，山药、玄参一两，车前子一钱，牛膝三钱。十剂必大顺。此纯补精血，水足胃有津，大肠有液，自然上下相通无阻滞。

一朝食暮吐，或暮食朝吐，或一日三日尽吐出者，虽同是肾虚，然食入即吐，肾无水；食久始吐，肾无火。此食久始出，非肾寒而何？肾寒何成反胃？盖脾胃必得肾火，土始有温热气，能发生消化饮食。倘土冷水寒，结成冰冻，则下流壅积，必返上越。宜急补肾火，使一阳来复，大地回春，冰泮土松，沮洳之类，顺流而下，又何上冲嗌口？然但补火则焚林竭泽，必成焦枯，必济以水，水火既济，上下流通，何有反胃？用**两生汤**：肉桂二钱，附子一钱，熟地二两，枣皮一两。四剂止，十剂愈。此水火两生，脾胃得火无寒冷，得水无干涩，自上可润肺，不阻于咽喉，下可温脐，不结于肠腹。或谓下寒多腹痛，肾寒正下寒，宜少腹作痛，何食久而吐，无腹痛症？不知寒气结于下焦则腹痛，今上吐，寒气尽从口趋出，又何寒结之有。

一时吐时不吐，吐则尽情吐出，人谓反胃，不知实郁。此妇人多，男子少。郁必伤肝，肝气伤，即克脾胃。肝最急，其克土未有不急者。土不能受，遂越出。木怒土不受，于是挟郁气卷土齐来，尽祛而出，故尽吐出。其时不吐者，木郁少平耳。法不必止吐，惟平肝，肝平郁舒，吐自止。用**逍遥散**：柴胡、白术一钱，白芍五钱①，茯神、当归三钱，陈皮三分，甘草一分。二剂愈。仍以济难催輓汤一半调理。盖解郁后，其木必枯，随补水，木始滋息，自然枝叶荣敷荣，何至拂性作吐。

---

① 白芍五钱：此四字原无，今据《辨证录》补。

一胃中嘈杂，腹微疼，痰涎上涌，呕吐，人谓反胃，不知乃虫也。人水湿留脾胃，肝旺又克，则土虚生热，此热乃肝火，虚火也。土得真火消食，得虚火生虫。虫得肝木之气，性最急，饥觅食，饱跳梁，挟水谷上吐。其不吐虫者，盖虫最灵，居土则安，入金则死，在胃翻腾，不越胃游乐，恐出胃为肺金杀也。法必杀虫佐泻肝。然泻肝杀虫，不免寒凉克削，肝未泄脾胃先伤，虫又何能尽杀。必于补脾胃中行斩杀，庶贼除地方不扰。用**健土杀虫汤**：人参、茯苓、白芍一两，炒栀子、白薇三钱。水煎，加黑驴尿一半调，饥服，不再剂，虫尽死。驴属金，肝虫畏金，故取尿用。有单用驴尿者，然杀虫不健土，肝木仍旺，后心再生。此补土平木，况栀子、白薇同驴尿用，又拔本塞原。

一食后必吐数口，却不尽出，膈上时作声，面如平人，人谓脾胃中气塞，谁知膈上痰血结不散。膈在胃上，与肝连，凡怒则膈痛，血不行也。血不行，停于中则成死血，血死存膈上，必碍气道，难于升降，阻住津液成痰，痰聚成饮，与血相搏作声，又加食犯，势必吐而少快。至已入胃，胃原无病，自受之，此所以必吐而不尽也。法但去膈上痰血，吐病自愈。用**瓜蒂散**加味治。瓜蒂七枚，萝卜子、半夏、花粉、甘草三钱，韭汁一合、枳壳、人参一钱。一剂，大吐痰血愈，不必二剂。方本吐药，得萝卜子、枳壳消食，半夏、花粉荡痰，韭汁逐血，或恐过于祛除，未免因吐伤气，又加人参、甘草使胃无损，则积滞易扫，何有再吐。此食后辄吐似反胃，故同论。

臌 胀

一两足跗上先肿，渐至腹，按如泥，小便不利，人谓水肿，谁知土气郁乎。人生脾胃气健，则能制水，水自灌注经络，不相碍。惟脾胃虚，则土不能转输水精于上，胃中之水积而不流，浸淫表里皮毛。然脾胃虚由肾虚，上无升腾之气，土乃郁不伸，力不制水，水反来侮，脾胃愈虚。夫肾司开合，阳太盛则水道大开，阴太盛水道常闭。阳为肾火，阴为肾寒也。肾寒，脾胃亦寒，水畏热不畏寒，此寒土所以难制水也。法乌可舍肾火而他求蓄水之土？然水势滔天，补火以生土，不如放水以全土，故补肾火，可治久病水臌，泄脾肾中水，实益初起水胀。下身胀，上未胀，正初起，泄水最宜。用**泄水至神汤**：大麦须、白术二两，茯苓一两，赤小豆三钱。一剂腹必雷鸣，泄水如注，再剂水尽，不必三剂。牵牛、甘遂非不可用，但人脾、胃、肾三经多虚，恐药力之迅，故另立此方，补中泻水，正无伤，水尽去。方中苓、术健脾胃，又通脾胃气，则土郁解，况大麦消无形水，赤小豆消有形湿，合用化水，直出膀胱，由尾闾尽泄。

一水肿久，肢体俱胀，面目亦浮，口不渴，皮毛出水，按肤如泥，此真水臌，乃土气郁塞甚，致水湿不化耳。土克水，何反致水侮？盖土虚则崩泥带水而流，日积月累，下焦阻滞，水乃上浮。脾胃原能藏水，水多泛滥，散经络，积皮肤，经络皮肤既满，势必流出于外，不用下夺，何以泄滔天水？用**决水汤**：车前子一两，茯苓二两，王不留行五钱，肉桂三分，赤小豆三钱。一剂小便如注，二剂消。论理鸡屎醴亦效，然逐水从大便出，此逐水从小便出。从大便势逆，从小便势顺。逆，效速气伤；顺，效缓气固。此方利水从小便出，利其膀胱也。凡水，必膀胱气化，而后由阴器^①以出。土气不宣，则膀胱之口闭，用王不留行以开口，加肉桂引车前、茯苓、赤豆直入膀胱而利导之，茯苓、车前利水不耗气，且茯苓健土，水决土不崩，此夺法之善也。脐突、手掌无纹，此方尚救，但禁食盐一月，倘不禁，复胀不治。

一气喘作胀，腹肿，小便不利，大便溏，渐身肿，人谓水肿，谁知肺、脾、肾三经虚乎。胃，水谷海，脏腑大源。但胃能容水，不能行水，恃脾散水以行肺，肺通水以入膀胱，膀胱化水以达小肠。惟脾虚则不能散胃之水精于肺，病在中；肺虚不能通胃之水道于膀胱，病在上；肾虚不能司胃之关，时其输泄，病在下。三经既虚，胃中积水走皮肤经络，无所底止。法宜补三经气，胃自旺，肿胀消。用**消胀丹**：白术三钱，茯苓、山药一两，麦冬、熟地、芡实五钱，苏子一钱。一剂喘定，再剂胀消，十剂小便利，二十剂尽愈。用苓、术健脾，麦冬、苏子益肺，熟地、山药、芡实滋肾，三经旺，水从膀胱出小肠矣。

一腰脚肿，小便不利，或腹肿胀，喘急痰盛，不可卧，此肺肾俱虚，非臌胀也。水症多脾胃虚，兹肺肾虚，何成水胀？不知肺虚盗脾胃气，肾虚不生脾胃气，二经虚，脾胃更虚。土虚，肺之气化不行；肺虚，肾之关门不开，水乃泛滥如水肿。法似宜补肺兼补肾，然不若补肾之为得，盖肺生肾水，不生肾

---

① 器：原作"气"，义晦，《辨证录》作"器"，今改。

火也，脾胃必得肾火以生，水气必得肾火以化，况补肾肺不来生，肺金自安。用**金匮肾气丸**：茯苓、泽泻十两，附子一枚，牛膝、车前子三两，官桂、丹皮、枣皮二两，熟地四两，山药六两。为末，蜜丸。早晚各一两，滚水下。一料痊愈，二料不发。此方经后人改分两，多不效，畏苓、泽耳。不知水势滔天，既不用扫荡决水，乃畏利导，不用消水乎？故必多用苓、泻、车前，则水从膀胱下。然肾关不开，胃之积水又何以下？故用附、桂回阳助火，蒸动肾气以开关，群药始能利水。然又恐利水未免损阴，佐熟地、丹皮、山药，利中有补，阳得阴生，火不亢，土自升，诚神方。倘妄增药味，更改轻重，断难收功。

一大病初起，致伤脾胃，气衰中满，成气臌。服**补土消满汤**数剂。人参、陈皮、神曲三分，白术、山药五钱，茯苓、芡实三钱，萝卜子、苏子五分，山楂五粒，甘草一分。神效。

一四肢胀，腹肿如鼓，面目浮，皮肤流水，按不如泥，但陷下成孔，手起如故，饮食知味，粪溏，溺闭涩，气喘不能卧。人谓水臌，不知肾水衰也。真水足，邪水不横，真水衰，邪水乃溢。况真水衰，虚火必盛。三焦火与冲脉属火者，性皆上炎，无不逆冲。水从火泛，上走于肺，喘嗽不宁。卧主肾，肾气既逆，又安得卧？至不得卧则肺气不得夜归肾，肾水空，无非火气，则肺气不敢久留于肾，仍归肺宫。母因子虚，清肃之令不行于膀胱，水入膀胱之口，膀胱不受，乃散于经络[①]，随脏腑之虚者，入而注之，不走小肠而走肢肤，故毛孔出水。法必补肾

---

① 经络：《辨证录》作"阴络"。

水制肾火，尤宜补肺金生肾水。肾水不能速生，助肺气，则皮毛闭塞。肾气下行，水趋膀胱，不走腠理。用**六味地黄汤**加味治。熟地、茯苓二两，枣皮、山药、泽泻、麦冬一两，丹皮六钱，北味三钱。十剂痊愈。戒酒色一年，戒盐三月，否必发。此属肾水虚，故补水不补火。肾虚以致火动，肺虚以致水流，补水火自静，补金水自通，实有至理。

一单腹胀满，四肢不浮，数年不死，人谓水臌。水臌不过两年，必皮肤流水死，今数年，皮肤又不流水，乃虫结于血中，血裹子虫内，似臌而非。盖饮食内有恶虫之子，食入腹而生虫，或食难化物，久变虫形，血裹不化，久之血块渐大，虫遂多。所用食物止足供虫食，即水谷所化之血，亦只为虫外郭，不能灌注脏腑。最忌小便不利，胃口不开。盖小便利，肾气通膀胱；胃口开，心气行脾胃。二脏有根，用杀虫下血可无恐。用**逐秽消胀汤**：白术、大黄、当归、萝卜子一两，雷丸、白薇、红花三钱①、甘草一钱，丹皮五钱。一剂，腹作雷鸣，少顷，下恶物皆虫状，再剂，大泄恶物尽。后以人参、白芥子一钱、茯苓五钱、苡仁一两、山药二两、陈皮五分、白术二钱调理。前方恐少损元气，继此方则脾胃固，不致亡阴。凡水臌、虫臌起时，以面辨之，而澹黄中有红点、红纹者，虫臌。更于食先腹先作疼，即以前方减半，一剂愈。但新久必忌盐一月，不然，再发难治。

一先肿上身，后肿下身，久之尽肿，气喘咳嗽，不得卧，

---

① 红花三钱：此下《辨证录》有"人参三钱"。

小腹光亮，人谓水臌已成，谁知水臌假症乎。湿从下受，不闻从上受。凡脾旺能散精于肺，通调水道，下输膀胱，水精四布，五经并行，何至水气上侵。惟脾虚，饮食不化精化水，此邪水，非真水。真水不生，肾涸，无非火气，同任、冲属火者，逆而上出，水从火溢，上积肺于而咳，奔越于肺而喘，喘嗽自难卧，散聚于经络，初[①]成跗肿，故先上肿后下肿。似宜补肾，然火盛由于水衰，水衰实先于土衰，补土其可缓乎？但补脾以健土，必至旺火以燥肾，故脾肾兼补始得。用**二天同补丹**：山药、芡实一两，茯苓、百合五钱，白术二两，肉桂三分，诃子一钱。十剂痊愈。方皆脾肾二经药，健脾不亏肾，滋水不损脾，两相分消，两相资益，实鬼神不测妙法。

厥　证

一日间发热，忽厥去，手足冰冷，语言惶惑，痰迷心窍，头晕眼花，此阳厥也。阳厥乃阴血不归阳气中，内热如焚，外反现假寒象，故肢冷。此症伤寒中最多，但伤寒传经，必热至五六日发厥，此一日身热即厥，不可用伤寒法。然厥虽不同，内热深实同。厥乃逆也，逆肝气发厥。热深厥亦深，热轻厥亦轻，故宜单治热。但发厥阳离乎阴，无阴则阳无所制，离阴则阳无所依，阳在里，阴在表，自热居中，寒现外。法宜内泻火，内热自出，内热除，外寒自散。然火有余乃水不足，泻火佐补水，则阴阳和合，宁至离阳而厥逆？用**安厥汤**：人参、茯苓、花粉、炒栀子三钱，玄参、白芍一两，白薇、甘草一钱，麦冬、

---

① 初：《辨证录》作"而"。

生地五钱，柴胡五分。二剂愈。凡日间发热俱神效。此和合阴阳，助阳不助火，生阴不生寒，祛邪不损正，解郁自化痰，故神。

一夜间发热，忽厥逆昏晕暴亡，惟手足温和，喉中痰响，不能出声，此阴厥也。阳厥乃阳气虚，不能入阴血中，致崇凭厥逆。直中阴寒症多厥逆，但彼乃阴寒猝中，此阴热暴亡。阴寒，手足筋脉多青，灌水必吐，身不热；阴热，手足筋脉多红，饮水不吐，身不凉。故参、附可治阴寒，用治阴热立死。法宜补阴以助阳，使真阴足，邪阴自散，阳旺虚火自消，庶痰涎化，昏晕除，厥逆定矣。方用**补阴助阳汤**：玄参一两，麦冬一两，熟地一两，人参二钱，白芥子五钱，柴胡一钱，白芍一两，当归一两，白术一两，茯苓五钱，菖蒲一钱。水煎服。一剂而昏迷苏，再剂痰涎化，三剂而厥逆回，则可生也，否则不可救矣。此方补阴之药多于补阳，阴水足而阴火可散，阴火散而阳气可回，阴阳合而昏迷宜苏矣。倘服之而不效，是阴阳早已相脱，不能再续也，非前药之故耳。或曰阳气虚而离阴，是宜单补阳以入阴，今补阴以合阳，恐非治法。不知阳气虚而不能入于阴血之中者，以阴血之大燥，火盛而虚阳不敢入于阴耳，非阴血过多之谓也。苟补阳过胜，则阳旺而阴益消亡，此所以必须补阴以合阳，而万不可补阳以胜阴也。况方中未尝无补阳之药，补阴居其七，补阳居其三，阴阳始无偏胜，而厥逆可援也。

人有日间发厥而夜间又厥，夜间既厥而日间又复再厥，身热如火，痰涎作声，此乃阴阳相并之厥也。热多则厥多，用泄火之药，则热除而厥亦除。然厥有昼夜，热亦有阴阳，宜于泻阳中补阴，抑阴内补阳，庶阳火得阴而消，阴火得阳而化，提阳出于阴，日间无昏晕，升阴入于阳，夜间无迷眩。用**旋转阴阳汤**：人参、柴胡一钱，白术、茯苓、当归、麦冬、花粉三钱，白芍、生地五钱，附子一枚，炒栀子二钱。一剂安，不必再剂。此阴阳双补，痰火两泻，补泄兼施，不治厥自定。倘补阴不补阳，泄阳不抑阴，则阴阳偏胜，痰火必相争，变必非常。

一大怒复加拂抑，忽大叫而厥，吐痰如涌，不识人，人谓痰盛，谁知肝气逆，得痰而厥乎。肝性急易怒，怒则气不易泄，肝性更急，肝过急，则肝[1]血必燥，必求救于脾胃，然血不能以聚生，脾胃出水谷，未遑变血，势必变为痰，肝喜血不喜痰，痰欲入肝，肝不受，痰阻肝外，以封肝窍，肝乃损，则气燥急可知。既无津液灌注，必多炎氛沸腾，痰闭上，火起下，必冲击成厥。法宜去痰，厥乃定。然去痰必平肝解开郁，用**解郁汤**[2]：香附、当归五钱，花粉、茯苓三钱，麦芽、炒栀子[3]二钱，黄连五分，甘草一钱。三剂痊愈。此清热不燥，导痰不峻，解肝郁实神。

一怒辄饮酒，不醉不休，忽厥昏不知人，稍苏犹呼酒，号叫数次复昏晕，人谓太醉，谁知胆火动乎。肝胆相表里，肝逆胆亦逆，肝火动，胆火亦动。酒先入胆，化为水。然酒性大热，过饮，热性不及分消，必留于胆中，况怒伤肝，肝火无所发泄，必分入胆，胆得酒，又得肝火，热更加热。肝胆，心母，母热必呼子解氛，肝胆热必移热于心，心不可受热也，乃变厥。法

---

① 肝：原作"脾"，义晦，今据《辨证录》改。

② 解郁汤：《辨证录》名"平解汤"。

③ 炒栀子：此下《辨证录》有"半夏二钱"。

宜泻肝热，解酒热。用**逍遥散**加味：柴胡一钱，白芍一两，苓、术五钱，当归、葛花二钱，甘草二分，陈皮五分，炒栀子、白芥子三钱。三剂痊愈。用逍遥散治湿郁，栀子泄火，加葛花解酒，白芥子消痰。酒性生湿，湿易生痰，去湿痰无党，去痰火无势，欲再厥得乎？故多用苓、术以助柴、芍者，此耳。

一午候吐酸水一二碗，至未心前痛，至申痛甚厥去，至戌始苏，每日如是，人谓阴分热，谁知太阳膀胱有瘀血不散乎。膀胱水得气化乃出，水不出，自是气不化，今小便不闭，是气未尝不能化。气本无形，气化宜无不化，瘀血结住不散。血有形，无形易散，有形难化耳。未、申时，正气行膀胱，气行于血中，血不能行于气内，故作痛发厥。似宜大行气，气行血亦行，然瘀血有形，必用有形物治，用**逐血丹**：归尾一两，大黄、花粉、红花、厚朴、丹皮三钱，桃仁二十粒，枳壳五分，水蛭一钱（火煅烧黑）。二剂瘀血净。妙在用水蛭入大黄、厚朴中，逐有形血块，则病如扫，痛厥去。不然，痛厥虽止，血块终不能逐，不可轻弃此物，遗病终身。

一如人将冷水浇背，陡然一惊，手足厥冷，遂不知人，已而发热渐苏，日三四次，人谓祟凭，谁知气虚极乎。夫气卫身，气盛则体壮，若气衰则体祛。外寒侵，乃内气微，气既微，原不必外邪袭，常觉阴寒逼体，如冷水浇背，正显内气微也，气微自生内寒，何祟来凭？然厥症多热，肢冷，吾恐心中之热，然内热极，反生寒颤，与气虚极亦生寒颤正同，苟不辨明，杀人顷刻。大约内热外寒，脉必数有力，舌干燥，气虚外寒者，脉必微无力，舌必滑润，故现气虚症。须大补气，不可益大寒。

用**苏气汤**：人参一两，陈皮一钱，枳壳三分，菖蒲五分。数剂愈。方重用人参补气，陈皮、枳壳宽中消痰，则苏气更神，益菖蒲引三味直入心中，则气不散于心外。

春　温

一春伤风，头痛鼻塞，身热，人谓太阳伤寒，谁知伤风欲入太阳乎。春伤风，在皮毛入肺，鼻肺窍，故不利。风入肺不散，则金气不扬，失其清肃之令，必移邪入太阳，膀胱恐邪入，坚闭其口，水道失行，于是水不下通，火上炎，头自痛，绝异传经太阳伤寒。法宜散肺风，杜入膀胱路，身热自退。用**舒肺汤**：桔梗、茯苓三钱，甘草、花粉一钱，苏叶五分，桂枝三分。二剂痊愈。此专入肺散风邪。有风必生痰，有痰必有火，妙用花粉消痰又解火，桂枝、茯苓开膀胱口，引邪直走膀胱下泄，因肺欲移邪，随机顺用也。

一春伤风，身热，咳嗽吐痰，恶热口渴，人谓伤寒传经入阳明，谁知伤风，阳明火刑肺乎。阳明胃土本生肺，何反刑肺？肺娇脏，性虽不畏风，体未尝不畏风。风入肺，必变为寒。胃，肺母，见肺子寒，以热济，然胃本无热，胃热，心火生也。心，胃母，心知胃生肺，乃出其火相助，然助胃土必至克肺金，借兵讨贼，反致养兵残民，胃热肺亦热，故咳嗽口渴。宜泻心安胃，自肺得养，风邪自散。用**平邪汤**：黄连三分，甘草、苏梗、紫菀、葛根一钱，石膏、贝母、茯神三钱，麦冬五钱。三剂愈，不必四剂。此泄心十三，泄胃火十六。盖心火克肺轻，胃火刑肺重。轻泄心火，则心不助胃以刑金；重泄胃火，则胃不刑金以伤肺，肺气回，肺邪自去。

一春伤风，发寒热，口苦，胁胀满，或吞酸吐酸，人谓少阳伤寒，谁知少阳春温乎。少阳胆木，喜风何又伤风？盖同气易入也。但伤寒亦伤风，何冬谓伤寒，春即谓春温？不知冬之风寒，春之风温，寒伤深，温伤浅。伤深者，邪至少阳，有入里之惧；伤浅者，邪入少阳，有出表之喜。故同入少阳，伤风伤寒实异。然治少阳伤风，又不大异。舒半表里邪，风自散。但伤寒邪入少阳，有入里症，宜大柴胡、承气下之；若伤风入少阳，以小柴胡和之有余。用**加减小柴胡汤**：柴胡钱半，茯苓三钱，黄芩、甘草、花粉一钱，陈皮五分①。二剂痊愈。妙在多用茯苓，使邪从膀胱出，更胜原方。少阳居半表里，宜和解，使邪从表而入者，仍从表而出，又恐表不能上散，用茯苓引入膀胱从下出，佐柴胡以散邪。

一春伤风，身热，呕吐不止，人谓太阴伤寒，谁知太阴伤风乎。太阴脾土，风伤太阴，则土中有风，风在地中，则土必震动而水滥，故呕吐，非阴寒入脾土令人呕吐者可比。此太阴伤风，宜散风安土。用**奠土汤**：白术五钱，茯苓三钱，人参、柴胡、葛根、半夏一钱，甘草一分，神曲五分。三剂痊愈。方祛邪于补脾内，脾健风自息。

一春伤风，汗出，胃干燥，渴欲饮水，人谓太阳伤寒，谁知春温火邪入膀胱乎。膀胱，肺子，肺受风邪，久则变热，肺

---

① 陈皮五分：此四字原无，今据《辨证录》补。

乃求救于膀胱，邪即乘其求救而下行，膀胱思欲救母，乃不肯下泄，上与风火相斗，邪见膀胱正气盛，乃不入膀胱而入胃，于是胃热，与邪争，故出汗。汗出，胃液自干，故口渴思水以救内焚。法不必散风邪、泄火焰、速利膀胱，使邪从小便出，胃液自生。用**五苓散**：白术一钱，茯苓、泽泻、猪苓三钱，肉桂一分。二剂愈。五苓利水药也，何能止渴生津，祛风散火？盖五苓专利膀胱水，膀胱，太阳经也，伤风已经出汗，宜邪尽除，乃口渴思水，明是邪热不从皮毛外出，欲趋膀胱，五苓利膀胱水，火亦流矣。火从水去，胃火已消，胃自生津，自上润于肺，肺得胃液，皮毛自闭，邪又从何而入。

一伤风，头痛发热，盗汗微出，见风则畏，人谓太阳伤寒，谁知乃春温伤风，非伤寒。头痛属太阳，然风能入脑，亦作头痛，未可谓身热头痛便是太阳证。风从皮毛入，肺主皮毛，肺通鼻，鼻通脑，风入肺，自能引风入脑作头痛。倘肺气甚旺，则腠理自密，皮毛不疏，风何从入？惟肺气虚，故风易袭，邪正相斗，故发热。肺气虚，安能敌邪，所以盗汗微出。此明是伤风，勿作伤寒轻治。况伤寒恶寒，伤风恶风，今畏风不畏寒，乌可不急散其风？然邪之所凑，其气必虚。补肺气，表风邪自愈。用**益金散风汤**：人参五分，甘草、紫苏、荆子、花粉一钱，北味三粒，麦冬、桔梗三钱。三剂痊愈。方散重于补，何名益金？不知肺为邪伤，其气甚衰，若大补重药必难受，不若于散表中略补益，则邪既出，正又内养，斯为善矣。

一伤风，头痛发热，身疼，骨节俱酸，恶风无汗，人谓伤寒，伤寒则不恶风，此内伤脾肾。风邪乘虚入肺，经络不相流通，故身热。但内伤脾肾，与肺无涉，何肺即有外邪？不知脾，肺母，肾，肺子，母虚子亦虚，子虚母亦虚，理也。肾脾气虚，肺安得不虚。肺虚不能外卫，故风邪易入。邪入肺益虚，何能下润肾宫、旁灌百骸。自骨节酸痛，腰安得不重？但肺气既虚，腠理不闭，邪易入，汗亦宜易出，何无汗？不知邪欺肺气虚，又窥脾肾不足，邪久内踞，反恐肺窍大疏，代守毛孔，不使外风另入，故畏风。外邪且不能入，何汗之能出。法宜散肺邪，仍补脾肾。脾旺肺金有生，肾足肺金不燥，自上达脑，头痛除，下达膀胱，腰重去，中和中焦，肢节酸疼尽愈。用**黄紫丹**：白术、当归、麦冬五钱，茯苓三钱，羌活、紫苏、甘草、黄芩、人参、贝母一钱，细辛五分。此补多于散，何纯补脾不补肾？人生后天以脾胃为主，脾健胃气自开，胃开肾水自润，况参、术原入肾，白术尤利腰脐，腰脐利，一身气无不利。况肺，脾胃子，母健子有不健乎？又黄、羌、苏、贝祛风散火、消痰泄水，自汗出热解，邪从外越。

一春伤风，身热十余日，热结在里，往来寒热，人谓邪在太阳将入里。不知春伤风与冬伤寒不同。冬月寒入太阳，久则变寒；春之风入太阳，久则变热。寒则迁动不常，必至传经入脏；热则静守不移，惟固结在腑。然入脏在腑虽异，寒热则无不同。寒在脏，则阴与阳战发热；热在腑，则阳与阴战发寒。随脏腑衰旺，分寒热往来。此症最难辨，亦辨之时令而已。冬月热结在里者宜攻，春月热结在里者宜散。散热寒自除，寒除热亦止。用**散结至神汤**：厚朴、甘草、柴胡一钱，白芍五分①，

---

① 五分：《辨证录》作"五钱"。

当归、炒栀子三钱，枳壳五分，桂枝三分。一剂痊愈。方多平肝药，何绝不去舒肺邪？盖肺气为邪所袭，则肝木必欺肺金之病而自旺，旺则木中生火，以助邪热刑肺，倘不泄肝而徒去泻肺邪，则肺愈虚，热又何能遽解。惟泻肝火，则内结既衰，益桂枝数分，但去散太阳风，不助厥阴火，此热结所以顿解。

一伤风八九日，风湿相抟，身体烦疼，不能转侧，不呕不渴，人谓伤寒风湿在太阳经，谁知伤风亦能使风湿相抟乎。夫湿从下受，膀胱先受之，风从上受，肺先受之。膀胱受湿，无风则不能起浪；肺受风，无湿则不能生风①。伤风而致风湿相抟，因下原感湿，上又犯风，两相合而两相成，遂四体烦疼。烦疼，风也，恐非水湿。盖湿主重着，烦痛，身不能转侧，非重着乎？以此分别风湿同病实确。且风证必渴，湿证必呕，今风湿两病，风作渴，水济之；湿欲呕，风止之，故不呕吐②。宜双解风湿。用**双解风湿汤**：茯苓、苡仁一两，柴胡二钱，防风、甘草一钱。防风、柴胡祛风，苓、苡利湿，甘草和解，自风湿解，诸病尽痊。

春月伤风八九日，寒热如疟，热多寒少，不呕吐，人谓伤寒如疟症，谁知春月伤风亦有此症。风邪入表里，多作寒热，不独伤寒然也。伤风轻于伤寒，至八九日邪宜散，何尚如疟？疟多成于风，伤风正犯风邪，安在无如疟症？但无痰无食俱不成疟，是则伤风如疟，亦胸膈胃脘中有痰食不化，八九日正欲去，痰与食留之耳。热多寒少，非内伤重外感轻之明验乎？既

① 风：《辨证录》作"岚"。
② 吐：《辨证录》作"渴"。

痰食在中，宜多呕吐，何如疟反不呕吐？不知内既多热，自能燥湿，痰得火制，自不外吐矣。然内热极，外反现假寒，故寒热如疟。但不可作真疟治。用**破瘕汤**：人参、鳖甲三钱，白术、白芍五钱，陈皮、石膏、半夏一钱，神曲、甘草五分，柴胡二钱，山楂十粒。四剂全痊。此补正寓祛邪，正无亏，邪自退舍。

春伤风，汗多，微发热恶寒^①，人谓传经邪入阳明，谁知伤风春温亦有邪入胃中乎。邪到阳明，必多汗而渴，今汗多不渴，是火邪犹未盛，邪未盛，故微发热。然伤寒邪入，胃火炽，伤风邪入，胃火微旺，何也？盖伤寒，寒也；伤风，风也。寒邪入胃，胃恶寒变为热；风邪入胃，胃喜风变为温。盖热本胃热，不过风以煽之也。风煽其火，则火必外泄，不留胃中，所以热而多汗，口反不渴，不同伤寒传经入胃之邪。然何以辨？以伤寒恶寒，伤风恶风，切不可误认伤风为伤寒耳。盖恶风即伤风耳，法宜散风，火自解。用**熏解汤**：石膏三钱，干葛二钱，甘草、荆芥一钱，茯苓、麦冬五钱。二剂愈。干葛、荆芥本发汗，何用反止汗？不知伤风多汗，风煽也，荆、葛散风，风息火亦息，况石膏泄胃火，火尽汗又何出。又麦冬滋肺，茯苓利水，甘草和中，又安得出汗。

春伤风，口苦咽干，腹满微喘，发热恶寒，人谓伤寒邪入阳明，谁知伤风邪入阳明乎。伤风本轻于伤寒，何伤风竟同伤寒？不知邪入阳明，重病不同，此乃病轻，未尝不同。口苦，不过胃不和；咽干，胃少液；腹满，不过胃有食；微喘，胃少

---

① 寒：《辨证录》作"风"。

逆；发热恶寒，不过胃之阴阳微争耳。法宜和胃，不必泄火，解热不伤气。用**和解养胃汤**：玄参一两，甘菊、麦冬、花粉三钱，甘草、苏子一钱。二剂愈，不必三剂。方解阳明火，不伤胃气，故和胃辟邪。

春伤风，口燥，但欲漱水不欲咽，人谓阳明火逼热犯肺，必衄血。不知此冬伤寒，邪入阳明病，春伤风无之。然伤风何终无衄血？盖风性动而变，不比寒性静而凝，故伤寒在胃，热逼于口舌咽喉者，阴阳拂乱，衄血成；伤风逼热于上，虽漱水不欲咽下，然以风吹热即散，安致衄。法泄阳明火，口燥自除。用**石膏散**^①：石膏三钱，葛根、甘草一钱，玄参、银花、麦冬五钱。二剂愈，不必三剂。此泄胃火，不散胃中寒。然玄参、麦冬、金银花上补水，下又济水，得甘草，实和阴阳于顷刻。

春伤风，脉浮，发热口渴，鼻燥能食，人谓阳明火热，必衄血。不知伤寒不衄，邪不能出，伤风正不必衄，何也？盖伤寒入胃，邪热大炽，非水谷不能止炎上之火，既能食，脉仍浮，是火仍不下行，必上行，故必衄。若伤风，脉原浮，非火必欲上行，故虽口渴鼻燥，能食则火可止遏，火下行，不上行，岂致衄。法但宜泻胃火。用**宁火丹**：玄参一两，甘草一钱，生地三钱，青蒿五钱。三剂愈。妙在玄参、生地解胃热，仍是补药，青蒿、甘草同用，尤解胃热，使火下行，不上行，且青蒿更平肝火。脉浮，风象，肝平木气自安，何有脉浮。

---

① 石膏散：《辨证录》作"金石散"。

春伤风，自汗，医又发汗，小便自利，人谓伤寒出汗，致津液内竭。谁知伤寒邪入阳明，火焚其内，致汗出，正阴不能摄阳，阳外泄，医又发汗，阳泄阴亦泄矣，安得津液不内竭。若伤风自汗出，乃肺金虚，非胃火盛，复发汗，则肺气益耗，金寒水冷，小便自利，断不可用治伤寒法。但补肺虚，固腠理，则汗止病亦愈。用**六君子汤**加减治。人参、白芍三钱，白术一钱[①]，陈皮三分，甘草、北味五分，黄芪、麦冬五钱。一剂汗止，津液自生。此补胃健脾，使土旺生金，肺气自安，肺安，腠理自密。

春伤风，下血谵语，头汗出，人谓阳明火大盛，必发狂，谁知热入血室，似狂非狂乎。虽伤寒邪入阳明、热入血室有下血谵语发狂，然此乃热自入。伤风下血谵语，亦热入血室，乃风邪热而入也，症虽同，轻重实殊。盖热自入者，内外无非热；风祛入者，内热外无热。既热有轻重，何头汗无异？盖血室部位在下焦，脉实走头上，故热入于血室，其气实欲从头巅由上而下泄，然下热未除，各腑之气不来相应，所以头有汗，至颈[②]而止。故伤风寒，内热同，头汗出亦同。法散风寒，引热外出自愈。用**导热汤**：归、芍、丹皮三钱，柴胡二钱，黄芩、甘草、花粉一钱。二剂愈。此即小柴胡变方。但小柴胡纯泄少阳火，此兼补肝胆血，血足木不燥，不来克脾胃土，则胃得养，胃火自平，引火归经，即导火外泄。

伤风潮热，大便微硬，人谓伤寒邪入阳明，又将趋大肠，

---

① 一钱：《辨证录》作"一两"。

② 颈：原作"头"，今据《辨证录》改。

谁知肺金干燥乎。大肠与肺为表里，肺燥大肠亦燥，不必邪传大肠始有燥屎。风伤肺金，最易煽干肺气，不同寒伤肺经之清冷，故风邪入肺，大肠最易燥结。然邪隔大肠甚远，非大肠中有邪火结成燥屎，必须下，能以伤风潮热、大便微硬系金燥，非火盛也。似宜润肺也，然大便开合，肾主之，肾水足，大肠自润。用**金水两润汤**：熟地、麦冬一两，柴胡、甘草一钱，丹皮三钱。四剂愈。此熟地补水，水足，水不耗肺，则肺金不燥，又麦冬补肺，则金水两润，自大肠润灌辁输有水，可以顺流，既无阻滞，何有候潮候汐，余热犹存？

春伤风，谵语潮热，脉滑，人谓阳明胃热，乃伤寒传经病，谁知春温亦有胃热乎。春令发生，胃本宜热，加春风熏蒸，胃中自然之热原不可遏，忽逢违逆阻抑，不能直达湮郁之气，故谵语发热。对疑发热宜矣，何只潮热？不知胃中有痰，则发大热，谵语声重；胃中无痰，只潮热，谵语声低。脉滑为痰，风寒本同，伤风尤为征验。用**消痰平胃散**：玄参、青蒿一两，半夏、茯神、车前子三钱，麦冬三两。二剂愈，不必三剂。妙在青蒿能散阴热，尤解胃火；玄参、麦冬更消上焦炎，火去痰无党；又得半夏、茯神、车前利水湿，湿去痰涎自消，火势自灭，欲再郁蒸潮热迷我心，胡能？

春伤风，日晡发热，不恶寒，独语见鬼，人谓阳明证，欲发狂，谁知春温过热乎。但此症在伤寒乃实邪，在春温乃虚邪。实邪从太阳来，邪正炽，不可遏，必发狂；若虚邪从少阴来，虽旺将衰，断不发狂。盖实乃阳邪，虚乃阴邪。阳邪见鬼者，火逼心君外出，神不守心宫；阴邪如见鬼者，火引肝魂外游，魄不守肺宅。故实邪宜泄火安心，虚邪宜清心养肺。用**清火养肺汤**：荆芥、黄芩二钱，麦冬五钱，玄参一两，花粉、茯神三钱，甘草、苏叶一钱。三剂愈。方全清肺，何能安胃？不知胃火乃肺所移，清肺金邪必来救肺矣。又玄参为君，乘其未入肺，半途击之，邪尤易定。茯神安心又利水，邪不敢上逼，下趋膀胱，何能入肝、入肺引我魂魄？

伤风发潮热，大便溏，小便利，胸膈满，人谓伤寒邪入阳明，不知乃春温热留阳明。风伤肺，从皮毛入，宜从皮毛出，何发热反留胃不去？胃，肺母，母见子被邪侮，必来救。邪见母来，复舍子寻母，使母贫，邪自舍母寻子。胃，水谷之海，较肺富厚不啻十倍，邪何利于子轻舍其母。自利胃母富，弃肺子贫，故不去。胃恐邪留，未免供给不周，邪视供给丰欠分寒热盛衰，故潮热。此阴阳不正，二便何能平？故小便利，大便溏。阴阳既不正，则转运失职，胸膈何能快？宜祛胃邪，阴阳自正。用**加减柴胡汤**：黄芩、柴胡、知母、甘草一钱，茯苓五钱，枳壳、神曲五分，萝卜子三钱。三剂愈。妙在萝卜子、茯苓同用，最能分阴阳之清浊，清浊分，寒热自解，何有膈满？

春伤风四五日，身热恶风，颈项强，胁满肢温，口渴，人谓三阳病，谁知春温似伤寒而非乎。伤寒三阳合病，何以春温绝不异？盖春温风伤少阳也，少阳在半表里，三阳之表，俱可兼犯，故三阳症俱现，不比伤寒邪由太阳入阳明，由阳明入少阳，由少阳入厥阴，三阳病俱在。故治春温病，只单治少阳，不必连三阳同治。用**加味逍遥散**：柴胡、当归二钱，白术、甘草、陈皮、炒栀子仁一钱，茯苓、白芍三钱，羌活五分。二剂

愈，不必三剂。论理，泄少阳胆邪足矣，何并和肝气？然胆之
受邪，因肝气大郁，春温病每从肝胆入邪，治肝胆，表里之邪
无不尽散。

一经水适来伤风，发热恶寒，胸胁胀满，谵语，人谓伤寒
结胸，谁知热入血室乎。此症男女皆有之，但男子乃热^①祛热
而入也，女则血欲出热闭之也。热闭其血，血化为热矣。似男
女症不同，然热则同，故治亦不大异。用**导热汤**^②。此方最舒肝
胆气闭，经水于血室中，正肝胆病也。肝藏血，非少阳胆气之
宣扬，则血不外出，此汤舒肝胆气，则已闭之血肝不能藏，血
泄，热何能独留？故二剂效。

伤风身热后，肢体骨节皆痛，肢寒甚，人谓伤寒由三阳传
少阴，谁知肾水素虚，因伤风后烁肺金，肺伤不生肾，肾水更
枯，何能灌注一身？自肢体骨节皆痛。水枯宜火动，何四肢反
寒？不知水火原相根，水旺火亦旺，水衰火亦衰，水初涸，火
随水伏，不敢沸腾，故内热外现寒象。法不可见外寒妄用温热，
宜急补肾中水，以安肾火，则水足制，水火既济，何有肢体骨
节手足生寒乎？用**六味地黄汤**：熟地一两，枣皮、山药五钱，
茯苓四钱，丹皮、泽泻三钱。四剂痊愈。此症风邪已散，再用
祛风，肺气益虚，更耗肾水，水亏火旺，反致生变，此方直填
肾水，使水火既济。

一伤风后下利，咽痛，胸满心烦，人谓伤寒邪入少阴，阴

---

① 热：《辨证录》作"风"。
② 导热汤：方见本门第十五则。

寒上犯心肺，下犯大肠，谁知伤风后，身凉则邪尽散，又何阴邪之留乎。然下利者，乃大肠之阴虚自利，非邪逼也。咽痛，阴水既干，虚火自越，咽喉细小，不能遽泄，乃作痛。胸满心烦者，肾水不能济心，肾火反致上焚包络，胸安得不满。胸既不虚，心亦不能安，故烦。此症切勿认伤寒。治宜补水以济心，复补金以生肾水，水足肾气生，自上交心制火，下通大肠利水。用加味**地黄汤**：熟地、茯苓、山药、麦冬五钱，枣皮、泽泻、丹皮三钱，北味一钱，肉桂五分。三剂尽愈。肾阴虚，用地黄汤滋肾，加麦、味益肾化源，何又加肉桂补命门火，非仍治[①]少阴寒邪乎？不知水非火不生，肉桂不过助水衰，非祛寒之盛，且大肠自利，得壮火而泻、少火而止，方虽减地黄增苓、泄，亦足利水固肠，然无命门火相通，终难速效。

春伤风二三日，咽痛甚，人谓寒逼少阴火，谁知火逼少阴之寒乎。盖伤寒咽痛，乃下寒实邪逐火外出；伤风咽痛，乃下热虚火逼寒上行，正不可混治。盖伤寒咽痛，必散邪以逐火；伤风咽痛，必补正以祛寒。方用**补喉汤**：熟地二两，枣皮、茯苓一两，肉桂一钱，牛膝二钱。一剂顿愈。盖地、枣滋阴圣药，加肉桂、牛膝则引火归原，自易易矣。况茯苓去湿利水，则水流火亦下行，何至上逼而成痛，故一剂效。

春伤风，身热下利六七日，咳呕，心烦不得眠，人谓邪入少阴成下利，致呕逆、心烦不眠，谁知春温正多如此。但此证在伤寒宜利水，春温不可徒利水。伤风至六七日，邪自散，今

---

① 治：原作"滋"，义晦，《辨证录》作"治"，今改。

不散，留连作利，脾衰可知。今咳且呕，不特脾衰，胃亦衰。脾胃气衰，肺气先绝，肺衰肾亦衰矣。况下利，重伤肾阴，力难润心。心无水养自烦躁，势必气下降取救于肾，肾又涸，心气至肾而返，心肾不交，安得来梦？宜健脾胃，益心肾，不必顾风邪。用**正治汤**：人参二钱，熟地、白术、炒枣仁五钱，麦冬三钱，茯苓一两，竹茹一钱。此方心、肾、脾、胃、肺兼治，尤妙茯苓为君，能调和五者，又利水，身热自止，咳、呕、烦、不眠俱可渐次奏功。

春伤风，手足逆冷，脉紧，心下满而烦，饥不能食，人谓伤寒之症邪入厥阴，结胸中。脉浮属风，紧属寒，脉紧伤寒，谓春月得之，必是伤风非伤寒谁信？然实有见。盖风最入肝，春风尤与肝木相应，故木遇风便迎入。但木性喜温风，不欲寒风。春多温风，寒风亦间有之，偶遇寒风，肝气少不顺，脉即现紧象。第于紧中细观之，必前紧后涩。紧，寒象；涩，逆象。寒风入肝，手足必逆冷，肝气拂抑，心又何能安泰乎？心不舒，不能生脾胃，肝又不舒，必克脾胃，所以饥不能食也。寒入厥阴，由三阳而至；风入厥阴，乃独从厥阴自入也。故伤寒邪入肝深，伤风邪入肝浅。入深者恐再传，入浅喜易出。但解肝中寒，木中之邪①、木中之风自散。寒去风走，饮食可进，烦满逆冷亦尽除。用加味**逍遥散**：柴胡二钱，白芍五钱，当归、茯神三钱，白术五分，甘草、肉桂一钱，陈皮三分。一剂痊愈。逍遥散原解肝气，得肉桂则直入肝，扫荡寒风。阳和既回，大地皆阳春矣，有何郁气上走心下克脾胃？脾胃气升，草木敷荣，断不遏

———————

① 木中之邪：《辨证录》无此四字。

抑摧残。认作伤寒，用瓜蒂散，必致脏腑反覆。

春伤风，忽厥，心下悸，人谓伤寒书言有"不治厥则水渍入胃"，不知伤寒之悸，恐邪下行，不可止；伤风之悸，又虑邪上冲，不可定。盖寒属阴，阴则走下；风属阳，阳则升上，故同发厥，同心悸，伤寒宜先治厥，后定悸；伤风宜先定悸，后治厥。用**定悸汤**：归、芍一两，茯神、生枣仁五钱，半夏、炒栀仁三钱，甘草一钱，菖蒲、丹砂末五分。二剂愈。方单治悸，治厥已寓。盖病本心胆虚，补肝，胆气旺；补肝，心亦旺。又恐补肝助木中火，加栀子以补为泻，而后以泻为补，肝平厥自定。总之，伤寒为外感，伤风为内伤，治外感者，断不可以治内伤。

春温，满身疼痛，夜发热，日凉，人谓伤寒少阳证，谁知肾肝阴气大虚，气行阳分病轻，气行阴分病重耳。阴阳互为其根，阴病阳亦病，何春温阴虚阳独不虚乎？不知肝肾中原有阳气，阴虚，阳中阴虚，非阴中阴虚也[1]。故阳能摄阴，阴不能摄阳，自夜凉。宜补肝肾之阴，则阴与阳平，内外两旺，佐攻风邪，风邪自散。用**补夜汤**[2]：熟地一两，当归、鳖甲、生首乌、丹皮、骨皮、贝母三钱，白芍、茯苓、麦冬五钱，柴胡一钱。此补阴转阳圣药，用攻于补，亦寓抚于剿。如贼执主妇，苟室中空虚，贼必愈怒，箠楚焚烧更甚。今补阴如金玉投房中，贼必弃主妇取资财，又佐祛邪，如外人来救，贼自惊惶，况家人庄客精健，贼思饱，扬而去，自不战亟走。

---

[1] 非阴中阴虚也：此六字，《辨证录》无。钱本作"非阴中之阳虚"。

[2] 补夜汤：钱本、《辨证录》作"补夜丹"。

春温，日发热，口干舌燥，夜身凉，神思安闲，似虐非虐，人谓伤寒如虐，谁知伤风邪留阳分乎。邪之所凑，其气必虚。气，正阴阳之气也。风邪即阳邪，阳邪乘阳气虚尤易入，以阳气不敌耳。宜于补阳中用攻邪，则阳旺邪自退。用**助气走邪汤**^①：柴胡、厚朴二钱，当归、花粉三钱，芪、术、麦冬五钱，人参、黄芩一钱，枳壳五分，楂肉十粒。二剂即愈。此补正以祛邪。如白昼贼入，明欺主弱，倘主退缩潜遁，必罄窃而去。今用参、归、芪、术补阳，主气自旺，号召家人舍命相拒，邻佑闻之，执耒负锄以战，贼去惟恐不速。

春感冒风寒，咳嗽面白，流清涕，人谓感外邪，肺先受之，谁知脾肺气虚，外邪乘乎。肺主皮毛，邪从皮毛入，必先伤肺，然肺不自伤，邪实无可乘，是邪入乃肺召也，祛邪可不亟补肺乎？惟补肺必先补气。肺主气，气旺则肺旺，邪自衰。然不升提，则气陷不升。故补气祛邪，不若提气祛邪更胜。用**补中益气汤**加味：人参二钱，芪、归、白术、麦冬三钱，陈皮七分，甘草五分，柴胡、花粉一钱，升麻四钱^②，黄芩八分。二剂痊愈。补中汤治内伤神剂。春月伤风亦内伤。用参、芪、归、术补气，用升、柴提气，且升、柴升中带散，内伤兼外感尤宜。故服之肺自旺，邪自散。

春感冒风寒，身热发谵，人谓阳明内热，谁知肺热逼胃乎。肺，胃子。子为贼执，用火烧劫，其母痛切，正不必贼入室而后魂惊魄散，始为呼吁。春日风邪中人，原不走太阳膀胱经，

---

① 汤：《辨证录》作"散"。

② 升麻四钱：《辨证录》作"升麻四分"。

每直入皮毛走肺，肺得风邪则肺气大伤，肺伤则寒变热，与伤寒由卫入营寒变为热者无异，其实经络迥殊。人见其寒变热无殊，竟以冬寒法治春温，反致伤命。苟知春温与冬寒不同，虽见发热谵语，知治肺不治胃，则胃气无伤，肺邪易散。用**宜春汤**：枳壳、陈皮五分，桔梗、玄参三钱，甘草、紫菀、竹茹一钱，麦冬五钱，花粉、黄芩二钱。二剂愈。方散肺邪火，不犯阳明胃气，肺气安，胃火亦静。如贼释其子之火攻，不特其子安宁，其母不啻如解己厄，何必更护母以移别室？故治肺不必治胃。

春温，头痛身热，口渴呼饮，四肢发斑，似狂非狂，似躁非躁，彼此传染，人谓伤寒疫症，谁知伤风时症乎。夫气运原不尽拘一时，天气不正，感寒冒风便变热。肺气不宣，胃气不升，火郁于皮毛腠理，流于头作痛，走于肤成斑。倘用伤寒法治，必生变。以所感实春温气，非冬寒传经邪。传经邪无定，春温邪有定。何有定反多变迁？正时气乱之也。盖时气与疫气正同，但疫气热中带杀，时气热中存生。时气多死，皆治不得法，医杀之也。惟时气既不杀人，何沿门传染？以时气与疫气均不正气，脏腑闻正气阴阳生，闻邪气阴阳乱。然人脏腑坚固，虽闻邪气不能入。可见春温传染，正脏腑虚也。宜补脏腑，少佐解火祛邪，则正气生，邪气自退。用**远邪汤**：人参、柴胡、生草、黄芩一钱，苍术、茯苓、荆芥三钱，苏叶五分，玄参一两，白芍五钱，花粉二钱。四剂痊愈。此祛邪不伤正，治不正时气最效，不只治春温也。

卷 六

山阴　陈士铎远公父原本
宁乡　文守江南纪氏敬述
　　　男先五建中氏

火　热

　　一阳明火起，发狂，腹满不得卧，面赤而热，妄见妄言，人谓内热极。然阳明属土不属火，何火出于土，谓是外邪助乎？既非暑气侵，又非寒气变，一旦火起发狂，人多不识。不知土中之火乃心中之火，心火起，阳明火翕然而发。阳明胃府多气多血，胃火一发，猛烈莫制，往往卷土而来，火焰升腾，其光烛天，旁烧四境，不尽不已，非惟焚民室，且上烧宫殿，心君不宁，逼之下堂。神既外越，自妄见，安止妄言，故谵语生。此内因，非外邪。法与伤寒狂不同，即与伤暑狂亦异。然阳明火由来虽有内外之殊，治阳明火法无彼此之异。必须急灭其火，以救燎原之势，不可因循观望，使高堂广厦、矮屋低房尽成乌烬。用**竹叶石膏汤**：人参一两①，石膏、麦冬一两，竹叶二百片②，知母三钱，甘草一钱，糯米一撮。二剂诸症愈，不必三剂。此退胃火神药也，凡胃热无不宜。然救一时，不可泄长久火。论理内热既起于心，宜泄心，反先泄胃者，恐胃火太盛，变生不测。盖心火不止，不过增胃火炎，胃火不止，必犯心。所以治心火者，必先泄胃。胃既泄，减石膏、知母，加黄连一钱，玄参一两，二剂，不特胃火全消，心火亦息。

一热病完谷不化，奔迫直泄者，人谓大肠火，谁知胃火太盛。胃火上腾不下降，胡直趋大肠作泄？盖胃为肾关，肾虚关门不守，胃挟水谷之气下行。肾虚为寒，胃何反能热？不知肾虚，水虚也。水虚则命门火无制，直冲于胃，胃火盛，龙雷之火共相附会，不上腾而下泄。胃火盛，又得龙雷火，则势更猛，以龙雷之性传于大肠，不可传导，故奔迫直泄。似宜先治肾，然胃火不泄，则肾③火断不回，遽泄胃火，则胃土因火而崩，胃水随土而泄，又安能底止？又必先健土而后利水，则水清土健，土健火安，龙雷火易收。用**缓流汤**：茯苓、苡仁、人参一两，芡实、山药三两，车前子五钱，甘草、北味一钱。方无一味非健土，又无一味非利水，故利水之中不走其气。下气不走，上火自升。况健土又无非补肾，肾得补而真阴生，龙雷之火自仍归肾藏。肾火安，胃火失党，胃土又健，水谷更易分消，自火衰泄止。

---

① 一两：钱本作一钱，《辨证录》作"五钱"。
② 二百片：《辨证录》作"三百片"。
③ 肾：原作"胃"，字误，今据《辨证录》改。

一口干舌燥，面目红赤，易喜易叹，人谓心火热极，谁知心包膻中火炽乎。心包膻中，相火也，相火虚火。膻中，臣使之官，喜乐出焉，是膻中乃心宰辅，代心君而行赏罚。喜怒者，赏罚所出也。心君神明则赏罚正，心君乱则赏罚移。如权臣假君以行己喜怒，久忘其为臣，以一己之喜怒，为私门之赏罚。及后，置公议，任私情，喜叹失正。宜泄心包火。然泄心包必至损志，志①虚心包气更虚，必致心包火更盛。不如专补心气，心气足，心包火自安，何致上炎口舌面目，成喜叹不节乎。用**归脾汤**：人参、茯苓、麦冬、山药、当归三钱，炒枣仁五钱，远志一钱，广木香末三分，黄芪二钱，甘草二分。三剂诸症平。此补心气，仍是补心包火，何以火反息？不知心火宜泄以为补，心包火宜补以为泄。心包火旺，由于心君气衰，补心，心包不敢夺权，又何敢喜叹自若，僭我君主。喜叹既正，则赏罚条教、颁赐无不得宜，宁有酷烈炎炎之变？

一鼻出黑血不止，名曰衄衊，乃心热极，火刑肺金也。夫肺为心火克，宜红血，今血黑，得毋疑肾火刑母乎？肾，肺子，安有子杀其母者？然黑实肾色，何也？因心火太热，心移热于肺，肺受火刑，必求救于肾，肾恶心火克母，乃出其全力以制心，心已移热于肺，肾即随火而奔入肺，肺并力相战，誓灭此而后朝食，混杀肺宫，肺无可藏，肾即逐血出鼻，红变为黑。真不共戴天，焦头烂额，白日俱昏。宜单治心火，不必泄肾火②。盖火息金安，肾水不与心相斗。用**救衊丹**：黄连二钱，茯神二钱，丹皮、生枣仁、生地三钱，麦冬五钱，玄参一两，柏

---

① 志，志：此二字，钱本、《辨证录》作"心"。

② 火：钱本、《辨证录》作"水"。

子仁一钱。四剂愈。此制心火，不损心气。肾见君火衰，肺金旺，则仇之已极①矣，自返兵旋旅，何至穷寇再追。或谓心为肾子所篡，则心气必伤，自宜急泄肾气，毋使追奔，何泄心以助其虚？不知肾水原非有余，不过因肺母之难，奋不顾身，若因心火起衅，转伐肾子，非理也。况方虽泄心火，正未损心气，名泄心即补心也。不过少解其炎氛，以泄肾子之愤耳。愤雪，火即解。且肾有补无泄，倘泄肾转足激怒，必变生不测，非善矣，何若泄心火为得。

一热极发斑，身中如红云一片，人谓内热极，外发皮肤，孰知此热郁于内，不能外发乎。此病寒热药两不宜。火热宜凉药，何不可投？盖内热未有不从外泄者，火得寒解，然火得寒又闭。微火可寒解，盛火寒折，往往遏外出之机，闭塞不泄，成发狂不能治。若用热药，则火以济火，势加酷烈，必变亡阳，是寒热两治均误事。治须和解，然和解又不可拘。火盛者，水必衰，徒解火不益水，火未必遽散。宜于补水中行散火法，则火无干燥而发越。方用**风水散斑汤**：玄参、当归二两，荆芥、升麻三钱②、生地一两。三剂斑全消，不必四剂。此方玄参补阴，以解浮游火，归、地补心胃血，尤妙在多用荆芥、升麻风药解郁热，火得水制，亦火得风扬，全不泄火，已获泄火之效，实有深义。

一热极发斑，目睛突出，两手冰冷，人谓心火热极，不知又有肝火助也。热病何反见寒冷？火极似水耳。火极何似水？热极于心，四肢之血齐来救心，转无血以养手足，故为冰冷，

---

① 极：《辨证录》作"泄"。

② 升麻三钱：《辨证录》作"升麻一钱"。

外寒极也。外寒极，实内热极，致目睛突出。肝开窍于目，目大眦，心窍也。心火既盛，又得木中火相助，则火更添焰，火性炎上，所以直奔其窍而出。目窍细小，不足畅泄其火，怒气触睛，故突出。宜泄心火，更平肝木，则木气舒，心火自散。**方用风水散斑汤加减**自愈。玄参一钱①，当归一两，黄连、荆芥、升麻三钱，白芍一两，生地五钱。此方加黄连泄心火，白芍平肝火，二经火散，又得荆芥、升麻引群药入腠理，则上下四旁余热尽消，且不至遏抑。尤妙补多于攻，散火不耗气，自成既济之美。庶热者不热，冷者不冷。

一热极，日夜两眼不闭，人谓心肾不交，心肾何不交致此？皆谓火盛，谁知是水火衰乎。心火最畏肾水克，又最爱肾水生，盖火非水不养；肾水最爱心火生，最恶心火烧，盖水非火不干。是心肾相爱则相交，心肾相恶则相背。欲使相背者相交，必使相恶者相爱。使相交者相背，自相爱者相恶。求其闭目神游华胥，式好无尤，得乎？宜补心液，下降肾中，补肾精上滋心内，并调肝气，相引于心肾间，俾相恶者仍相爱，则相背者必相交。**方用引交汤**：菖蒲、炒枣仁、枣皮、沙参、玄参、故纸五钱，熟地、麦冬一两，茯苓、炒栀子三钱，白芍二两。二剂酣睡。此方心肾双补，妙在专平肝气，兼清木火。盖肝火泄，心火自平，肝火泄，肾水亦旺，势必心气通肝，肾气亦通肝。方中又有菖蒲引心，破故纸引肾，介绍既同心，复有币帛之投，有不欢好如初，重结寤寐哉。

---

① 一钱：钱本、《辨证录》作"一两"。

一人肝火内郁，结而不伸，闷烦躁急，吐痰黄块，人谓火郁宜达，然达之愈炽，何哉？盖未尝肝肾同治也。肝属木，木中有火，火郁而不宣，虽是外邪蒙之，亦因内无水润之也。木无水润，郁更甚，倘徒用风药以解肝火，不用润剂荫肝，则熬干肝血，火益盛。徒用润剂益心，不用风剂舒肝，则拂抑肝气，郁更深。郁深则烦闷于心，火盛则躁急于腹，欲痰涎化，得乎？治法，舒肝解火，复补肾济水，自郁结伸，诸症愈。方用**肝肾两舒汤**：熟地、玄参、白芍一两，茯苓三钱，丹皮三钱，柴胡、甘草、炒栀子一钱，当归五钱。四剂痊愈。方用柴、芍、栀子舒肝，风以吹之也；熟地、玄参、丹皮补肾，雨以润之也。茯苓、甘草调和二者，使风雨和顺。如夏令炎热，草木枯槁，忽金风习习，大雨滂沱，自然快畅。枯槁倏变青葱，井中泥泞尽为清泉，爽气迎人，犹有烦闷躁急、吐痰成块哉。

一头面红肿，脐以下现青色，口渴甚，似欲发狂，人谓下寒上热，谁知下热极假现风象乎。若作下寒上热治，立发狂死，必至皮肉尽腐。此症误听方士，修合金石，助命门火，强阳善斗。盖金石药必火煅煎烹，性燥烈，又鼓勇浪战，自动其火，必大泄精。火极原已耗精，复倍泄精以竭水而再，再而三也，势必阴虚火动。人每日日吞咽此药，脏腑无非火气，虽多用饮食，火极易消，不及生精化水。火无水制，自腾头面，初微红，久纯红作肿。脐以下现青者，盖青，风木之色。脐下部位属肾，肾火旺，肾水干，则肝无所养，于是肝气不安，下求于肾，肾又作强火炽，肝气干燥之极，不敢自还，遂走肾部位，现青色。人肝气不上行而下行，气逆何如？气逆，火愈上升，欲不渴得乎？然水止可救胃中干燥，不能救五脏焦枯，势且饮水而口愈渴，安得不发狂。须大补水，不可大泄火，盖泄火则火息水竭，必死。用**解毒救焚汤**[①]：熟地四两，玄参二两，麦冬、白芍、银花三两，甘菊五钱，牛膝一两，黄柏一钱。数剂青色除，再数剂红肿渐愈。此方减半，再服一月，始不发疽。盖热极发红是极恶兆，况青色，则脏腑肠胃内烂，疮疡外生，安有性命。前圣不论及者，以上古恬恢冲和，未尝服金石毒药。后世觅春药如饴，方士逢迎贵介，用意造方，全不识水火既济，夭人天年，特传方救之。火有余，水不足，故地、冬大益肾水，又恐不足息燎原之火，又益玄参、甘菊平胃炎，虽泄火，仍滋阴，则火息正又无亏。火既上行，非引而下之，则水不济火，恐上升，又加牛膝润下，使火下降不上升。肾既久竭，所补之水仅足供肾，安能分余膏养肝，复佐白芍滋肝，肝平，不必取给肾水，自气还本宫，不致走下外泄。然火焚既久，火毒将成，虽现在火为水所克，从前火毒安能遽消？故补银花消毒，妙在银花更益阴，消毒不消阴也。又恐阳火非至阴之味不能消，少加黄柏折之，虽黄柏大寒，入大补阴水中，反解火毒，引补水药入至阴中，泄虚阳之火。此方除黄柏外必宜多用，始能补水不足，泄火有余，否则火炽不可救。或谓补药太多，恐胃难受，盍减分两使胃安，徐奏功。不知非滂沱大雨，安能止遍野燎原。且火腾，胃中不啻望甘霖止渴，何虑难受。

　　一目红肿，口舌尽烂，咽喉微痛，两胁胀满，人谓肝火旺，谁知肾火旺乎。目属肝，两胁亦肝位，何谓肾火？以咽喉口舌之痛烂知也。然口舌属心，咽喉属肺，与肾无干。不知肾火龙

---

① 解毒救焚汤：钱本、《辨证录》作"救焚解毒汤"。

雷火也。龙雷由地升天，肾火由下升上，入两胁，两胁胀，入咽喉，咽喉痛，口舌眼目随至俱病。今四处病，肾火大炽耳。盖各经火只流连一处，断不如此齐病，乌可独治一经？然治肾火，各经火尽散。用**六味地黄汤**加味治。熟地、麦冬、白芍一两，苓、泻三钱，山药、丹皮五钱，枣皮四钱。四剂俱病痊。六味补水，水足火自息。白芍舒肝平木，麦冬养肺益金，金生水，水不必去生肝，水尤易足，火尤易平。盖肾火虽龙雷，其实虚火，虚火得水即伏，何必泄火以激怒。此补水制火之妙也。或曰六味补水制火，然师每用原方，不遵分两，何皆各愈？嗟乎！用药必须看病，药投其病，虽佐使，多用为君；病忌其药，虽君主当减为佐，但不可轻自去留，违立方初意。

一寒热时止时发，日四五次，热来躁莫当，寒来颤不已，人谓寒邪在阴阳间，谁知火热在心肾内。心肾本相克而相交者，倘相克不交，必寒热无定。盖心喜寒，不喜热，肾喜热，不喜寒，今心热为寒宜心喜，肾寒为热宜肾喜。然热为肾喜，心必恶，寒为心喜，肾必恶。肾恶心寒，恐寒犯肾，不敢交心；心恶肾热，恐热犯心，不敢交肾。然肾恶心寒，又恶心不交，肾自欲交心，心不受，则以热凌心；心恶肾热，又恶肾不交，心自欲交肾，肾又不受，则以寒犯肾。于是因寒热盛衰分止发时候。心肾无时不交，日间寒热止发无常，因交而发，因不交即止，何怪热来躁莫当，寒来颤无已，实有妙义也。夫热来时肾气升腾也，心虽恶热，心中正寒，宜不躁，兹何躁？盖心寒则心气大虚，惟恐肾气攻入，惧而躁，非热而躁也。寒来时心气下降也，虽肾恶寒，肾中正热，宜不颤，兹何颤？盖热气大乏，惟恐心气耗夺，吝而颤，非寒而颤也。然欲不躁，须使心不寒，欲不颤，须使肾不热。用**解围汤**：人参、枣皮、茯神、枣仁五钱，熟地、当归、白芍一两，柴胡、菖蒲一钱，远志、半夏二钱，玄参三钱。四剂俱症失，六剂不发。此心肝肾均治也。心肾交，必肝为介绍，分寒热，止躁颤，非肝调剂，断不奏功，故加入柴、芍大舒肝郁，从中委曲，宁尚乖离。用此药之理，所宜知也。

一热极，心头一块出汗如雨，他处全无，人谓心热，谁知小肠热极乎。小肠在脾胃下，何火能犯心出汗？盖小肠与心为表里，小肠热，心亦热矣。然汗出于心头皮肉之外，仍心热，非小肠热。然心无液，取给于肾以养心，倘汗是心出，竟如雨，必亡阳，立化乌烬，胡心神守舍不狂？明是小肠热水不下行而上出也。然水无有不下，何不走阴器而反走心前皮肤？正表里关切，心因小肠而焚，小肠即升水救心，心无窍入，遂走皮肤，由毛窍尽出。法仍治小肠，利水，分消火气，水自归源，汗不外出。用**返汗化水汤**：茯苓一两，猪苓、刘寄奴三钱。一剂汗止。二苓利水，加刘寄奴止汗又利水，性又速，同二苓从心直趋膀胱，由阴器下泄，水去，火亦随去矣，正不必再剂以损脏腑。

一口舌红肿不能言，胃甚饥渴，人谓胃火上升。夫胃火动，非发汗亡阳，必躁妄发狂，宁止口舌红肿不能言乎。然此心包火也。舌乃心苗，亦心包窍。心包代心君出治，必借口舌以宣政令。惟心包无火，则口舌间无非清气上升，喉舌安闲，言语响亮。迨心包火动，易于作祟，如权臣多欲，立威示权，必先从宣传之人始。今相火动，喉舌红肿，势也。既红且肿，何能言语。又如相臣肆戮辱，则喉舌之臣钳口结舌，缄默求容，然过于肃穆，不投货财，不足餍所求，贪饕念起，饥渴所以甚也。法清心包火，不泄胃，恐胃土衰，心包转来生胃，其火愈旺。用**清火安胃汤**：麦冬一两，石斛、丹参、生地三钱，炒枣仁五钱，竹叶百片。三剂症痊，饥渴愈。此全泄心包火，又不泄心气。心包火息，胃气自安。又如大臣遇明主，格外包涵，悔艾洗心，共图安奠，乱世奸雄，转为治世能臣。

一满身皮窍如刺钻，又骨节内疼痛，外拍冷水少止，人谓火出皮肤，谁知火郁脏腑乎。脏腑火必从皮毛出，既外出，又何刺痛？盖火欲出不得出也。火性炎上，从皮肤旁出，本非宜，人既内虚火盛，阳气又旺，火欲外泄，皮肤坚固，火本郁，又拂意，遂鼓勇外攻皮肤，思夺门以出，毛窍不遽开，火不得已，仍返脏腑作痛。冷水拍少止，火喜其水之润肤，而反忘其水之克火也，非因水外击，即足散火能止痛也。法不必统脏腑火尽泄，但泄胃火，余火自息。用**攻火汤**：大黄、炒栀子、白芍三钱，石膏五钱，当归一两，厚朴、柴胡、甘草一钱。二剂愈，不必三剂。此泄脾胃火不损脾胃气，又兼舒肝，火尤易消。此扼要争奇，实有秘奥。

一心中如火烧，自觉火焰一起，辄欲小便，急遗溺，大便随出，人谓心火下行，谁知心与心包二火作祟乎。心包，代君司化者也。君火盛，相火宁，君火衰，相火动，似相火猖狂，仍系君火。然亦有君火盛相火亦动者，盖君相二火不可齐动，齐动不两立。相见君火旺，不敢上夺君权，让君下行，君火既动，无可发泄，心与小肠为表里，自移热小肠，相火随辅君火下行，既入小肠，更引入大肠矣，故二便同遗也。法安二火势，焰自消。用**四物汤**加味治之。熟地、当归、玄参一两，川芎、黄连、车前子二钱，白芍五钱，黄柏一钱。四剂痊愈。四物补血，火动由于血燥，补血，脏腑无干涸，凉血，火焰不浮游。况黄连清君火，黄柏清相火，车前利水，引二火直走膀胱尽泄，何乱经之虑。

一大怒后百节俱疼痛，胸腹胀，目紧闭，四肢逆冷，指甲青黑，人谓阴症伤寒，谁知是火热乎。阴证似阳，阳证似阴，最宜辨，此阳证似阴。指甲青，阴证之外象也，逆冷非寒极乎。不知内热极反现外寒，乃似寒非寒也。大怒必伤肝，肝气急，肝叶极张，怒则更急，叶更张，血沸火起，不可止抑。肝主筋，火起，筋乃挛束作痛。火外焚，痰内结，痰火相搏，湿气莫散，乃走其湿于手足。指甲，筋之余也，故青黑。手足逆冷，胸腹正大热也。宜平肝气，散内热，寒象自散。用**平肝舒筋汤**：柴胡、陈皮、甘草、秦艽、乌药一钱，白芍一两，牛膝、生地、丹皮、炒栀子三钱，当归五钱，防风三分，神曲五分。四剂痊愈。此入肝解怒，怒解火自平，火平筋舒，理也。此证误辨阴阳，必致杀人。宜先以水探之，饮水不吐者，阳证；饮水即吐者，阴证。倘不吐，即投此方效。

暑　证

一行役负贩，驰驱于烈日，感暑猝倒，人谓中暑，谁知中暍乎。暍与暑何分？盖暑热由外入，暍热由内出。行役负贩，驰驱劳苦，内热欲出，外暑遏抑，故猝倒，是暑在外，热闭也。倘暑不宣扬内热，则气闭热反不散。宜散内热，佐消暑。用**救**

喝丹：青蒿五钱，茯苓、白术三钱，香薷、知母、干葛一钱，甘草五分。二剂热散，不必三剂。方用青蒿平胃火，又解暑热为君。香薷解暑，干葛解热为佐。又虑内热极，但散而不寒，恐火炎上，故加知母凉之，更妙在白术、茯苓利腰脐，通膀胱，使火热下趋小肠尽出，火下行，自不逆冲，外暑内热各化乌有。

一膏粱子弟，多食瓜果寒胃，忽感暑猝倒，人谓中热，谁知中暑乎。盖膏粱人，天禀弱，又多欲，未有不内寒者，复加瓜果增寒凉，宜暑难中，然内寒极，外热反易入，暑气弥漫两间，无阴可依，遇阴虚人即乘而入。法不可先祛暑，必须补气。然既因阴虚以致阳邪，似宜补阴，何反补阳气？不知补阴则阴虽旺，转为阳邪所喜，阳正恐阴弱不能相配，若助阴，毋论阴难祛阳，阳邪且久居不去，必深根蒂固而生变。惟补其阳则阳气旺，正阳与邪阳攻击，又益散暑药，则邪阳自不战而走。用**散暑回阳汤**：人参、茯神、白术五钱，香薷、扁豆二钱，陈皮五分，甘草一钱。方中参、术、茯、豆健脾补气，用以回阳。香薷散暑，何多少悬殊？不知阴虚，脾虚也，脾虽属阴，非补阳药不效。况阳邪盛，非多用何以相敌。倘少用，恐致败衄。即取胜，暑退元气未能遽复，与其暑退补阳，何若于邪旺时多用。正无亏，邪又速去。

一中暑气不升降，霍乱吐泻，角弓反张，寒热交作，心胸烦闷，人谓暑气内热，谁知阴阳拂乱乎。阴阳和则邪不能干，苟阴不交阳，阳不交阴，邪即乘之而入。邪扶强不扶弱，阴强助阴，阳强助阳。夏人多阴虚阳旺，邪即乘阴虚而入，欺阴弱也。然阳旺又助阳不助阴，阴见邪助阳，又妒阳旺而相战，阳又嫌与邪党，欲嫁邪于阴，阴不受，于是阴阳乱，邪往来作祟。此阴阳所以不通，上不升，下不降，霍乱吐泄，角弓反张，阴不交阳作寒，阳不交阴作热，心胸竟成战场，安得不烦闷。宜和阴阳，佐祛暑，缓调，不可遽折。用**和合阴阳汤**：人参、香薷、藿香、苏叶、花粉一钱，白术二钱，茯苓五钱，厚朴五分，陈皮、枳壳三分，砂仁一粒。水煎，探冷徐服。二剂愈，不必三剂。此分阴阳清浊，通上下浮沉，调和拂乱，实有奇功，助正不增火，祛邪不伤气，殆此方欤。

一中暑热，腹疼痛，欲吐不能，欲泄不得，人谓干霍乱。霍乱何分干湿？以不吐泻耳。邪在胃则吐，则邪越上，在腹得泄，则邪趋下。越上邪不入中，趋下邪不入内。今不吐不泄，坚居中焦，如皇城反叛，四境虽安，腹心之祸立时变乱，喋血于禁门，横尸于内殿，非奋不顾身之将，冒矢受锋，乌能安反侧于顷刻，定祸乱于须臾。用**人参瓜蒂汤**：人参一两，瓜蒂七个。煎饮，即吐愈。此脉必沉伏，不吐则死。古亦知用瓜蒂，但不敢加参。胃气虚，故中暑，今大吐，胃必更伤，故用人参，吐中安胃。且胃素虚，暑邪壅之，虽用瓜蒂，气祛不能上送，欲吐不能，即吐不多，邪终难出。用人参一两，则阳气大旺，力能祛邪。得瓜蒂，安得不大吐。使邪散正气无伤，如内乱定，君臣复归，仍是攸宁。

一中暑热极，登高而呼，弃衣而走，见水而投，人谓暑毒侵，谁知胃火助乎。暑热犯心不犯胃。盖暑与心俱属火，同气相得也。胃，心子。胃见暑邪犯心，即登土中之火以相卫。胃多气多血，火最酷烈，暑邪畏胃火，遁心中，心喜寒不喜热，又畏暑邪直入，不敢自安，胃又怒暑邪入心，纵火焚烧心外，二火相逼，心君下堂，神无所依，登高而呼，火上腾，弃衣而走，憎衣添热，见水而投，喜克火也。此时无津液养，必多汗亡阳，阴阳两竭，火不大泄，燎原之势，何以扑灭。用三**圣汤**：人参、石膏、玄参三两。二剂。另用**缓图汤**：玄参二两，人参、青蒿一两，麦冬三两。二剂痊愈。前汤少有霸气，然火热极，必烁干肾水，故重用。然人参与石膏同重，故但泄胃火，不伤胃气。玄参又滋润生水，水生火尤易灭。后方不用石膏，以胃火大泄，不过余烟时起时灭，故改麦冬、青蒿益阴又息火。或问因暑发狂宜消暑，前方泄火不顾暑，何以奏功？不知暑亦火，泄火即泄暑。若加入藿香、香薷等，则石膏下降，二香外散，掣肘反不建功。

一中暑热证，必多汗，今大汗如雨，一出不止，人谓发汗亡阳，死症，谁知亡阴死证乎。暑热伤心，心伤汗自外泄，然心中无汗，何以有汗，此汗生于肾，盖心液肾所生也，岂心中之汗非肾所出乎。虽汗多亡阳，乃阳旺，非阴虚。但阴不能制阳，阳始旺，亦阴不能摄阳，阳始亡。阴阳互为其根，阴不能摄阳，阳能恋阴，尚可回阴中。阳一出不返，阳根于阴，阳出不留，阴亦俱出，罄肾中之精，化汗大泄，试思心液几何，能发汗如雨乎？明是肾汗，非心汗。汗是肾非心，亡亦是阴非阳矣。世谓发汗亡阳，未知阴阳之道也。用**救亡生阴丹**：人参二两，枣皮二两，熟地半斤，北味、茯神、白芍一两。熟地、枣、味俱填精补水，茯神安心，白芍收魂，人参回阳，此人所知。阴已外亡，非填精何以灌注涸竭之阴；阳已外亡，非补关元，何以招散失之阳。妙在枣皮、北味补阴仍收敛，阴得补而水生，肾中有本，汗得补而液转，心内无伤。又茯神安之，白芍收之，则阳回阴返，自有神捷。如家遭回禄①，搬移惟恐不速，及火灭屋存，亲友争助，兼有金帛米粟，自速奔回，重寻家室，整旧如新，以安眷属。倘少用煎药，无论水不骤生，火不遽息，遥望室庐尽化，又无米粟金帛，神亦何恋而复归乎？此论实人所未知。

一中暑热极，妄见妄言，见鬼，然人不烦躁，口不甚渴，人谓热极发狂，谁知寒极相战，寒引神出，似狂非狂乎。中暑热证，何变寒，寒更变似狂。盖阴气素虚，阳又不旺，暑热乘阴阳两衰，由肺入心，心气不足，神即越出逃肾，肾中阴寒之气上升，则暑邪自出心外，流连肺内。暑邪既出，心宜重归本宫，然心尚恐暑侵，仍依肝子以安神。肝藏魂，神入于肝则肝魂不宁，出于躯壳，妄见妄言见鬼。魂外游，神居魂室，反享宁静，况无肝火，肾中阴寒相逼，心君藉以杜暑，恃此无恐，有何烦躁乎？惟肺独受暑邪，火刑金作渴。然肾见肺被刑，肾中阴寒直冲救肺，故口虽渴不甚。宜散肺中暑邪，补脾胃。土旺肺亦旺矣。肺旺又得散邪药，暑自难留，暑散魂归神返。用**护金汤**：麦冬一两，人参、茯苓三钱，百合五钱，紫菀、香薷、甘草一钱。二剂愈。妙在补肺脾胃气，不救心以益寒，不助肾以泄火，不补肝逐神，魂自归肝，神自返心者，以邪有制，不必逐之太过，正不大虚，不必补之太多。不可因邪居上而下治，正轻于下而重治。

---

①　回禄：火神名。俗借为火灾之称。

一中暑热，吐血倾盆，色紫黑，气喘作胀，不能卧，口渴饮水，又不快，人谓暑极动血，谁知肾热极呕血乎。明是中暑吐血，何谓属肾热？盖暑火动肾火也。肾火，龙雷火。龙雷原伏地，夏月地甚寒，不能下藏，多上泄，怒激而成霹雳，火光划天，大雨如注，肾火下伏于肾，每与天之龙雷相应。暑气亦天龙雷火，暑热极，龙雷乃从地出，非同气相引之验乎。天气大热，龙雷之火遍满六合，岂人身五脏反不深入乎？然人龙雷不动，则暑气不能相引。苟肾水亏，肾火欲动，一遇天之龙火，同气相感，安得不勃然振兴，龙雷一发，已不可止，况两火相激，其势更烈，乃直冲而上，挟胃中血大吐。血紫黑者，正显龙雷之气也。况龙雷霹处，必变紫黑，脏腑何不然。火既升，所过胃气必大伤，气伤则逆，逆则喘。胃血出，胃火又伤，何能遽生新血以养胃？故胸膈胀。胃为肾关，关门不闭，夜无开合之权，安得卧？吐血则液干，液干则口渴，内水不足，必索外水以救。饮水不快者，龙雷火，阴火，非阳火。宜大补肾水，不可大泄火以伤肾气。用**沛霖膏**：玄参四两，人参一两，生地、麦冬二两，牛膝五钱，荆芥炒黑三钱。四剂痊愈。仍服六味地黄丸。此大补肾水，水足火自归肾。火归，血自止于胃关，何用知、柏泄火，香薷、藿香散暑。况泄火必损胃，散暑必耗肺，必血不止，火不灭而死。若用前方，既沛肾水，又生胃气，有益无损。

一中暑热，足冰冷，上身火热，烦躁不安，饮水则吐，人谓暑气阻隔阴阳，谁知暑散肾火不能归肾乎。龙雷之火，因暑相感，乃奔腾，世徒泄暑热，不引火归原，暑散火不得归，留上焦而作热。火尽在上，下焦无火，安得不两足如冰。火在上，寒在下，两相攻，中焦排难解纷，两不相合，自烦躁不安。上热熏肺，口必渴。饮水止可救上焦热，中焦已非所宜，下焦纯寒，正恶冷水，欲不吐得乎。不可治暑泄火，必须补火。盖龙雷火，实宜泄，虚宜补。然补火仍须补肾水，真火非真水不归，得真水火下藏，肾不至再升。用**八味地黄汤**：熟地一两，山药、枣皮五钱，丹皮、苓、泻三钱，附、桂一钱。二剂愈。六味补水，附、桂引火，于真水引真火则火易归，于真火生真水水尤润泽。水火既济，何至阴阳相背。

一夏日自汗，足逆冷至膝，腹胀满，不省人事，人谓阳微之厥，谁知伤暑湿不解乎。夫湿从下受，湿感人，必从下而上，故所发病亦先见于下。湿病得汗，邪宜解，何自汗湿仍不解？得毋非湿乎？此非自汗不能解湿也。湿又感暑，自汗止可解暑，不能解湿。以暑热浮上身，湿中下身，汗解阳分，不解阴分耳。宜利水以解湿，逐热以解暑，上下气通，湿热尽解。用**解利汤**：石膏二钱，知母、半夏、猪苓一钱，泽泻一钱，甘草五分，白术、茯苓三钱，肉桂一分。十剂愈。此五苓、白虎合方也。湿因于暑，不祛暑，湿不易消，用白虎于五苓中，解暑利湿也。

一冬令偶开笥箱取绵衣，箱内热气冲鼻，须臾烦渴，呕吐，洒洒恶寒，翕翕发热，恶食喜水，大便欲出不出，人谓中恶，谁知伤暑乎。夫冬月伤暑，言本不经，不知气虚人，遇邪即感，不必酷热烈日奔走，暑始伤。或高堂静室避暑，反得暑。是暑伤人每不在热而在寒。暑天晒衣裳被褥，夹热收藏笥中，暑气未发，一旦开泄，体虚感触，正易中伤，及中伤，暑气必发。况冬时外寒内热，以热投热，病发必速，故闻气即病。不可作伤寒治，当舍时治暑，症自愈。用**香薷饮加减**。人参、白术三钱，茯苓、香薷、扁豆二钱，黄连、陈皮、厚朴五分，甘草三分。不必二剂。若执冬月无伤暑证，置香薷不用，几固哉，甚矣！医宜通变，贵审问。

燥　证

一阴已耗，思色以降精，精不出内败，小便道涩如淋，人谓小肠燥，谁知心液燥乎。久战，相火旺也，然由心火旺。君火静，有为，行似无为；君火衰，不能有为，转若有为。盖心君衰，相火上夺其权，心欲固，相欲动；心欲闭，相欲开，况心原思色，无怪精自降也。然心衰因肾水虚。心液，肾精也。精足上交心，心始不动，即动，相代君行令，不敢僭君以夺权，故久战不泄。精虚心无所养，本不可战，相火鼓动，定难持久。今阴耗，非精虚比。其心君寡弱，惟相是任，心甫思色，相火操柄，久之心弱，相亦不强，不必交接精已离，既离，又不能行河车逆流法，安能复回故宫哉？势必闭塞溺口，水涩如淋而作痛。法须补心仍补肾。然补肾不利水，则水路不通，精浊不泄。用**化精丹**：熟地二两，人参、牛膝、生枣仁五钱，枣皮、麦冬、白术、沙参一两，前子三钱。二剂愈。人参生心液，熟地、枣皮、沙参填肾精，麦冬益肺，使金生水，肾自滋心，又得枣仁，则心有权，自下通肾，肾气足，气行膀胱，又白术利腰脐，则尤易通达，加牛膝、车前下走利水，则水窍开，精窍闭，何患小肠之燥涩。心液非补肾不化，精窍非补肾不闭，倘利水逐浊，何能效乎。

一阳物不举，强入房，耗精，则二便必牵痛，数至圊不得便，愈便愈痛，愈痛愈便，人谓肾火燥，谁知肾水燥乎。肾中无水，火不旺，无火，水不生。老年水火两衰，故宜闭关不战，中年乃纵欲竭精，火随水流，此病不免。倘慎疾闭关，亦可延年。无如见色奋勇，或半途倒戈，入门流涕，肾不多精，又畅泄，则精已涸竭，无阴以通大小肠，二肠干燥，自两相取给，彼此牵痛。上游无泉源，下流必竭泽，下便，上愈燥痛，下痛，上愈燥便急。宜大补肾水兼补肾火，盖水得火易生。用**润涸汤**：熟地二两，白术、巴戟一两。方用熟地滋真阴，巴戟助真阳，妙在补阳仍补阴，则阳生阴长，不至强阳。二味补肾水火，不为之通达，故肾气不入二肠，故加白术利腰脐，则前后通达，何致干燥，数至圊而不得便哉。

一日间口燥，舌上无津，至夜又润泽，人谓阳虚之燥，谁知阴畏阳火之燥，不交阳乎。人无病，阴平阳秘。惟阳旺则阴衰，阳衰则阴旺，皆成病。口燥，阴阳两虚。然有辨。夜燥，阴气虚；日燥；阳火旺。肾水，阴水也。舌上廉泉，正肾水所注，肾水注廉泉则舌上不燥，胡阳火遽至烁竭哉？阳火烁肾水，宜立亡，何仅口燥？且肾水干，自日夜焦涸，何但日燥？此阳火甚旺，阴水尚未大衰，只可自顾保阴，不能分润济阳，坚守其阴于下焦，不肯上交阳位，故日燥夜不燥。法不必泄阳火之旺，惟补真阴水，水足济阳。用**六味汤加麦味**：熟地、麦冬一两，枣皮、山药五钱，丹皮、苓、泻三钱，北味一钱。数剂愈。六味补水，麦、味固肺，肺肾相资，水尤易生，下水满，上水自盂。阴何吝而不交阳？阳得阳而化，亦得阴而平，阴阳既济，阳又不旺，口安得再燥。

一交感乐极情浓，精泄，阳物不倒，精尽血随，人谓火动极，谁知水燥极乎。肾中水火不可须臾离，盖以阴阳之气彼此相吸不能脱。阳欲离阴，阴下吸，阴欲离阳，阳上吸。惟醉饱入房，乱其常度，阴阳不能平，于是阳离阴而阳脱，阳不来救也；阴离阳而阴脱，阴不来援也。至是则水火两绝，魂魄且不能自主，有精脱而死者。今但精尽血随，乃阴脱阳未脱也。使阳脱，阳物何能不倒。急大补肾水，俾水生留阳。然阴脱，须阳药引阴，今阳强不倒，倘补阳，必更燥，涸水且不生，又何能引阴？不知无阴则阳不得引，无阳阴亦不能引。宜用九分阴药，一分阳药，大剂煮饮，水火无偏胜，阴阳相抱合。用**引阴夺命丹**：熟地八两，人参一两，北味三钱，沙参二两，肉桂一钱。连服四剂，始有性命。再将前药减十分之七，服一月如故。用熟地、沙参大补肾阴，人参固未脱之阳，北味收耗散之气，用肉桂于纯阴，引入于孤阳内，令已离者重合，已失者重归。倘不多补阴，重用人参、桂，则阳旺阴涸，止可救绝于一时，不能救燥于五脏。

一夜不能寐，口中无津，舌干燥，或开裂纹，或生疮点，人谓火起于心，谁知燥在心乎。心属火，必须肾水滋为既济。水既不滋心，舌，心苗，何得不燥。至夜，心气入肾，肾中无水，不敢入，故不寐。宜大补心津，则心不燥，口舌自润。然徒补心，心液未必大润。盖心津，肾内精也。肾水上交心，则成既济，尤宜补肾生心。用**心肾两资汤**：人参、茯神、炒枣仁、沙参、枣皮、芡实、山药三钱，柏子仁、北味一钱，麦冬五钱，熟地一两，丹参、菟丝子二钱。十剂夜卧安，口中生津，诸症尽愈。此心肾同治，补火水足济，补水火相生。故不见焦焚，反犹优渥。

一咳嗽吐痰，皮肤不泽，少动则喘，人谓邪在肺，谁知燥在肺乎。《内经》曰：夏伤于热，秋必病燥。前证皆燥证。人咸谓燥证必补肾水，肾水干，燥乃成。不知此燥因夏伤于热，耗损肺气，不必补肾，但润脾，肺燥可解。然脾，肺母，肾，肺子，脾健本生肺，肾足尤不耗肺，补脾肾，肺不更润乎。用**子母两濡汤**：麦冬、熟地五钱，天冬、玄参三钱，紫菀、牛膝、花粉一钱，甘草三分，苏叶五分，丹皮二钱。十剂愈。此肺、脾、肾同治方也。然治脾肾，无非治肺。脾肾濡，肺安独燥。

一两胁胀满，皮肤如虫咬，干呕不吐酸，人谓肝气逆，谁知肝气燥乎。肝藏血，肝中有血，则肝润气舒；无血，肝燥气郁。郁则下克脾胃，土气不能润，何以化精微生肺。故伤于中，胀满、呕吐；伤于外，皮毛拂抑似肝逆，实肝燥也。然肝燥由肾亏，滋肝不补肾，终非治法。故必大滋肾，肾濡肝亦濡。用**水木两生汤**：熟地、白芍一两，茯苓、白术、牛膝、玄参三钱，柴胡、陈皮一钱，甘草三分，神曲五分，甘菊、枸杞二钱。四剂愈。或疑用地、芍濡润自建功，今术、苓、柴、曲不益燥乎？不知过于濡润，反无益。以脾喜燥，纯用濡润，未免太湿。脾先损，安能资肝。用燥于湿中，正善治燥。

一口渴喜饮，时烦燥，喜静不喜动，见水果则快，遇热汤则憎，人谓胃火盛，谁知胃气燥乎。胃属土，似不喜水。然水润物生，火燥物病，况胃土属阳，阳土非阴水不养。胃中无水，断难化物，物难化，愈无水养土，土正如大旱望时雨也。无水解热，烦燥生，理也。人静火降，动，火起。内火盛，自索外水救，热汤、水果相反，喜寒不喜热，又何疑。论理，胃燥尚未至热，然燥极必至热极，解燥须清热。用**清解汤**：玄参一两，生地五钱，花粉、甘菊、茯苓、麦冬、沙参三钱，丹参二钱。十二剂痊愈。方何平胃火兼平少阴相火？盖胃火必得相火，势乃烈。虽治躁不必泄火，然土燥由火炽，平相火，胃火失势，燥尤易解，此先发制人之妙也。

一肌肉四肢消瘦，皮肤飞屑，口渴饮水，人谓风消，谁知脾燥乎。盖脾燥由肺燥，肺燥由胃燥。胃燥必致胃热，胃热必移热于脾，脾热燥乃成。脾，湿土，本喜燥，燥宜脾所喜，何反成风消证？盖脾最惧肝木，木克土，肝怒，胃火逃窜，见胃火入脾，即挟风木之气相侮，脾畏肝木，不敢不受其风，风火合，安得不燥。脾燥何以外荣？是以内外交困，风消成。用**救消汤**①：麦冬一两，玄参二两，柴胡一钱。二十剂痊愈。此润肺不润脾，何脾消能愈？盖病成于肺，润肺脾亦润。加柴胡大有深意，柴胡最舒肝气，肝不克脾，脾气得养。况又泄脾肺火，火息风不扬，故脾燥易解，风消又何难愈。

一目痛后，眼角刺触，羞明喜暗，人谓风邪在肝，谁知胆血燥乎。胆属木，木中有汁，是木得水而后养。胆系通于目，不若肝窍开于目。目无血而燥，宜是肝病非胆病。然肝胆为表里，肝燥胆亦燥。胆肝皆主藏不泄，胆汁藏，目明，胆汁泄，目暗。盖胆汁即胆内血，血少则汁少，汁少不能养胆，即不养目。宜

① 救消汤：钱本、《辨证录》作"散消汤"。

中医非物质文化遗产临床经典读本

亟滋胆中汁，尤不可止治其胆，更宜润肝中血，胆汁自润，目之火自解。用**四物汤**加味。熟地、白芍一两，川芎、柴胡一钱，当归、甘菊三钱，白蒺藜钱半。连服八剂，诸症愈。四物补肝中血，补肝，胆在其中。且四物尤入心肾，心得之而濡，不助胆火；肾得之而泽，不盗胆气。心肝肾无干燥，胆独居于燥乎。

一目不痛，瞳神日紧小，口干舌苦，人谓心火旺，谁知心包干燥乎。目系通于五脏，不止心包一经。何瞳神紧小，独责心包？不知瞳神之光，全责心肾。心包代君出治，瞳神实心肾所注。然心精必得肾精交心包，心肾之精始交于目。盖心君无为，心包有为也。故心包属火，全恃肾水滋。盖肾不交心包，即心包不交心，火无水济，则心包无非火气，干燥急，何能内润心外润目？窘迫情形，安得上显瞳神。是则瞳神紧小，其原因肾水干枯。用**救瞳汤**：熟地、玄参、白芍一两，枣皮、丹皮、当归五钱，甘菊、山药三钱，柴胡五分。此肝肾同治法也。心包无水，不治心包，滋肝肾者，以肝乃心包母，肝取给于外家，以大益子舍，势甚便，理甚顺，即无扦格，自获优渥，紧小之形，不化为宽象哉。

一秋后闭结，不能大便，人谓大肠火，谁知肺燥，因而大肠亦燥。盖肺与大肠相表里，肺燥，大肠安得独润。且大肠之能开合，肾气主之也。肾足，大肠有津，肾润，大肠无泽。有津则大肠易于转输，无泽大肠难于搬运，是大肠全藉肾水之相资。然肺，肾母，肺润则清肃之令行，易于生水，肺衰则肾水无源，肾又何能润于大肠。此大肠所以燥也。宜补肺肾，大肠自润。用**六味地黄汤**加味。熟地、麦冬一两，枣皮四钱，北味一钱，山药、茯苓、丹皮、泽泻三钱。四剂自通。切戒用大黄、芒硝。盖此病本伤阴，又加劫阴药，重伤其阴，必成阳结，使腹中作痛，危哉。

一夏秋小便点滴不出，人谓膀胱热结，谁知肺燥，膀胱亦燥乎。膀胱之通，故由肾气足，亦由肺气足。膀胱与肾相表里，肺为水道上游，二经足，水始有源。肺燥至，既亏清肃之行，复少化生之气，膀胱纯是干枯，又从何处以导细流。此小便不通，实无水化也。宜呕润肺，更当补肾。肾水足，自膀胱滂沛，何虞燥结。用**启结生阴汤**：熟地一两，枣皮、苡仁、麦冬五钱，前子三钱，沙参三钱，山药四钱，肉桂一分，益智仁一钱。此补肾仍补肺者，滋生化之源也。补中仍通结者，水得补无停滞，益收补利。加益智防遗，肉桂引路，滂沛之水自趋膀胱，燥者不燥，闭者不闭。

一消渴饮水，时重时轻，人谓心肾火腾，谁知三焦气燥乎。消证分上中下，其实皆三焦火炽。下焦火动，上中二焦火同起，故渴甚。下焦火息，上中二焦火浮游不定，故时渴时轻。盖下焦火发，每不可遏，故下焦火，宜静不宜动，又易动难静。盖此火必得肾水相制。人多肾水不足，水本虚，取资于水者又多，奚能制火乎？火动必烁干三焦气，则三焦更燥，如大旱望雨。法必补肾水。用**六味汤**加味：熟地二两，枣皮、丹皮、麦冬一两，茯苓、山药、泽泻五钱，北味。三十剂愈。六味治肾，麦、味治肺，非止清肺火也。盖补肺助肾源，肺旺肾更有气。肾水旺，足制下焦火，上中二焦乌能兴焰。

一大病后，小肠细小不能出溺，胀甚欲死，人谓小肠火，谁知小肠燥乎。小肠开合，半由膀胱，半由肾气，故小肠结全在膀胱闭，膀胱闭又成于肾闭也。然肾气无时不入膀胱，即无时不入小肠，何便闭结？盖肾水结而膀胱枯，故小肠亦燥而成结。宜大补肾水，又补肺金，以膀胱气化，必得肺金清肃之令行。肺旺更利水，则肾气开，小肠亦开。用**治本消**^①**水汤**：熟地二两，枣皮、麦冬一两，前子、茯苓五钱，北味二钱，牛膝、刘寄奴三钱。二剂愈。此专治肺肾，肺肾不燥，小肠自润，故奏功。

痿　证

一胃火日冲肺，遂痿弱不起，不能咳嗽，及咳嗽，又连声不止，肺中大痛，非肺痈之毒，乃肺痿之病也。肺之成痿也，乃阳明火上冲肺，肺液少，不能减阳明焰，金从火化，久之，肺叶酿成火宅，清凉药又不能直入肺，非格清凉也。肺热何能生肾？水干无以济火，则阳明火更甚，自求救水谷。水谷清肃之令不行，不能化津输肺，则肺燥为何如。如是，肺液尽变涎沫浊唾，不得不从外出。肺液干，肺气自怯，涎沫浊唾苦难推送，故咳嗽不能。然涎沫终非养肺之物，必吐出始快。无如盘居于火宅，不可犯，咳则火必沸腾，胸膈必痛，此欲嗽所以不敢也。然咳终不可忍，而咳嗽生。涎沫虽出，火无水养，上冲咽喉不肯下，故连声不止。咳且胸膈痛，连声不止，安得不损干燥之肺乎。若用治痿药，愈伤其肺。宜泄胃火，大补肺气，

---

① 消：原作"清"，义晦，今据钱本、《辨证录》改。

更兼补肾水。用**生津起痿汤**：麦冬、玄参、熟地一两，甘草二钱，甘菊、银花五钱，天冬三钱，花粉一钱，贝母一钱。八剂咳止，再十剂痿除。此方补水泄火，不用大寒。盖阳明胃火初起，用大寒，泄火所以救肾水，久，用微寒，散火所以生胃土也。胃火盛，乃胃土之衰，扶胃土即所以泄胃火。胃火散，胃土健，胃气自升，化水谷之精微，输津于肺。又加二冬、草、粉、贝母，益肺消痰，肺中更润。又得银花败浊之毒，则肺何至再燥。尤妙加熟地以补水，水旺不耗肺，则肺更安，清肃下行各脏，水生火息，痿自愈。

一胃火冲心，烦闷，怔忡惊悸，久成痿，足难动履，谓心火旺，谁知胃火盛乎。胃土，心火，心能生胃，胃不宜克心。然心火生胃则心火不炎，胃火熏心则心火大燥，倘徒泄心火，胃见心寒，益肆其炎，愈添心燥，必下取肾水。胃火盛，熬干肾水，何能济心？心火益旺，水益枯，骨中无髓，安得足有力？宜大补肾水，少清胃火，胃气安，肾水生，自上交心。用**清胃生髓丹**：玄参一两，麦冬、甘菊、沙参五钱，熟地二两，北味二钱。四十剂痊愈。痿证无不成于阳明火，然多用石膏、知母，必伤胃气，胃伤脾亦伤，脾伤肾安得不伤。故不若玄参、甘菊，既清胃火，不损胃土，胃气生，自生津下注肾，上且灌心。况麦、味益心，熟地、沙参滋肾，上下相资，水火既济，痿自愈。

一阳明火固结于脾不解，善用肥甘，食后即饥，少不饮食，便头红面热，两足乏力不得行，人谓阳明胃火成痿，谁知太阴脾火盛烁阴乎。痿证责阳明，何太阴火旺亦成痿？盖脾胃相表里，阳明火旺，太阴火亦旺。二火搏结腑脏，饮食仅足供火消磨，不生津注肾，肾宫涸，又何足充骨髓？故骨无力，难步履。宜益太阴阴水，以治阳明阳火，则脾胃不亢，筋骨中髓血有盈满之机。用**调脾**^①**汤**：人参、麦冬、甘菊五钱，薏仁、山药五钱，玄参、芡实一两，金钗石斛三钱。二十剂愈。此补脾胃，不助火乎？夫火旺正因土衰，土衰不能生水，火乃烈。又加玄参、甘菊、石斛微寒，火自衰，土自旺，脾胃既旺，津液生，灌注五脏，转输两足，火下温，不上发，头面不红热，胫趾何有伶仃之叹。或疑火盛易消致善饥，似宜消导，今不损有余，反增不足，恐不可为训。不知脾胃俱不可伤，伤之火愈炽。补阴则阳伏，消食则伤阴，何必消导。

　　一怒后两胁胀满，胸旁时痛，不思食，口渴索饮，久之两腿疼痛，后遍身亦痛，或痛两胁，或痛十指，痛时但可卧，足腰筋麻，艰动履，人谓痰火作祟，谁知肝痿乎。肝何以成痿？盖阳明火助也。大怒伤肝，肝必燥，木中火无以自存，必克脾胃土，脾阴不受，胃乃独受，胃初强，不服肝克，两相战，故胸胁痛。后则胃土不能敌肝，听其使令，久之，饮食少用。人生赖水谷化生津注肾，食少处无水养肝，肝更燥，胃又出其火以增焰，肝火之性动，遂往来经络作痛。倘更入房，则精泄无水制火，自足软筋麻，呻吟于卧榻，不能行动。似须平肝泄阳明火，但阳明久受克，其气必虚，再加泄火，不虚虚乎？又须泄火不伤气为得。用**伐木汤**：炒栀仁、骨皮、丹皮、青黛、金钗石斛三钱，白芍一两，当归、甘菊、女贞子五钱。二十剂愈。

---

① 脾：原作"肺"，字误，今据《辨证录》改。

此妙在平肝火，阳明胃土亦同治。胃气不伤，胃火自息，食进津液生，水足骨髓裕，痛痿无不自愈。

一素好色，加劳役，伤骨动火，复入房大战，至两足痿弱，立腿颤，行骨痛，卧不起，然颇能饮食，易消，人谓食消，谁知肾火盛，引动胃火成肾痿乎。肾火何以引胃火？盖胃为肾关，胃开合，肾司之也。肾火冲胃，胃之关门敢阻抑乎？必同来助势，听肾火使令。况肾火，龙雷火也。龙雷过处，劈木焚林，且胃火性喜炎上，安得不相因而起。二火上消铄，肾水立干。幸肾火盛，胃火尚未大旺，故但助肾消食，不至发汗亡阳。且饮食易消，犹有水谷养阴，虽不能充满骨中，亦可少延肾内。宜急补肾水以制阳光。用**起痿降火汤**：熟地三两，薏仁、金钗石斛、牛膝五钱，枣皮二两。二十剂痊愈。此大补肾阴，全不泄胃火，如皇居粮足，则士马饱腾，关门守卒，安敢兴鼓噪之声。自见粮糈搬运，任出入，何至攘夺争取。及转输如意，国富民殷，杇红充满于天庾，边塞尽皆支给，既无枵腹之愁，必多超距之勇。

一烦躁口渴，面红耳热，时索饮食，后仍饥渴，足乏力，不能起立，吐痰多，人谓阳明实火，谁知阳明虚火乎。阳明水属阳，宜为阳火，阳火宜实，何以名虚？不知胃火初起为实，久旺为虚。胃火初起，口大渴，身大汗，甚则发狂，登高而呼，弃衣而走，所谓燎原火也，非实而何。至旺极必衰，时起时灭，口虽渴不甚，汗虽出不多，虽谵语无骂詈，虽烦闷无躁扰，得水渴除，得食饥止，此乃零星余火，非虚而何。实火不泄，必出神；虚火不清，必成痿。实火不泄，必熬干肾水，必亡阳；

虚火不清，则销烁骨髓，必亡阴。阴亡，安得不成痿？宜清胃火加生津液药，自阴长阳消。用**散余汤**：生地、玄参、麦冬一两，茯苓、花粉、神曲二钱，竹叶百片，人参三钱，麦芽一钱。十五剂痊愈。此方散胃火不损胃气。胃气生，津液自润，自灌注肾经，分养骨髓。倘用大寒，直泄胃火，则胃气必伤。如大乱后巨魁扰乱而去，所存余党宜用招抚，若再用兵，贼虽斩死无遗，必致四境萧然，杳无人民，非招徕数十年不可。何若攻补兼施为得。

一好酒，久坐腰痛，渐次痛及右脚，延及右手，不能行动，已而齿痛，人谓贼风侵体，谁知痿证乎。或谓痿不宜痛，今腰痛、牙齿痛，恐非痿。嗟乎！诸痿皆起于肺热，善饮，肺必大热。经云：治痿必取阳明。阳明胃主四肢，岂独脚。夫痿虽热病，热中有湿，宜察。痿兼湿重者，缓筋而软；兼热多者，筋急而痛，是痿未尝无痛。苟不祛湿以清火，反助湿以动热，痿必不痊，转增其痛。宜专治阳明生胃气，佐泄火利湿，诸痛自消。用**释痛汤**：人参、黄芪、茯苓、当归三钱，白术、生地、麦冬五钱，玄参一两，甘草三分。四剂病除。方皆入阳明药。入阳明平胃气，即入阳明平胃火，况苓、术更利湿，复生胃，是治湿又治阳明。药投病之所喜，安得不速愈。

一肥胖好饮，素畏热，忽自汗如雨，四肢俱痿，复恶寒，小便短赤，大便或溏或结，饮食亦减，人谓中风，谁知痿病已成乎。痿有五，皆由肺热。好饮，必肺热。胃，肺母。欲救肺，必速救胃土。经云：治痿独取阳明。正言救胃也。胃土不足，肺金又伤，金失所养，不能下生肾水，水干则火盛，肺更伤。

况胃主四肢，肺主皮毛。肢痿乃胃衰，汗如雨乃肺匮。明是子母两病，不急救胃，何以生肺滋肾？用**滋涸汤**：玄参、麦冬一两，茯苓、人参、甘菊、女贞子、天冬三钱，生地二钱，黄芩一钱，花粉一钱，芡实五钱。四十剂痊愈。此补阳明胃，兼清肺热。不补肾，肾水自润。较东垣清燥汤更神。

消　渴

一消渴，气喘痰嗽，面红虚浮，口舌腐烂，咽喉肿痛，得水则解，日饮水汁一斗，人谓上消，谁知肺消乎。肺属金，宜清肃，何火炽如此？心火刑也。心火刑肺，何竟成消渴？火刑肺，肺金干燥，肺又因肾虚，欲下顾肾，肺燥，肺中津液自顾不遑，安能顾肾。肺既无津养肾，又恐肾水涸，乃索外水以济。然肺得补水，只可救本宫之炎，终无益于肾。肾得外水不受，与膀胱为表里，故饮水即溲。似宜专泄心火，救肺热。然肺因火热发渴，日饮外水，必有水停心下，水日侵心，则心火留肺不归心，久成虚寒，是寒凉反为心恶。且寒凉不能上存，势必下趋脾胃。夫肺火盛不可解者，正苦于脾胃虚，土不能生金也。再用寒凉，必损脾胃气，肺又何养？必仍治肺金，少加补土，则土旺肺气自生，清肃行，口渴止。用**清上止消丹**：麦冬二两，天冬、银花一两，人参三钱，生地、茯苓五钱。二十剂痊愈。此重治肺，轻治脾胃。治肺不损金，清火不伤土。土生金，金生水。但加金银花实有妙义。火刑金，多饮水则寒热相击，热虽暂解，毒必留积，用清金药解热，不能解毒。与其俟毒发用解毒，何若乘解热兼解毒为得哉。尤妙银花不特解毒，且善滋阴。

一消渴，恣饮数十碗，始觉胃中少快，否则胸中嘈杂如虫钻，易饥，得食渴减，不食，渴尤甚，人谓中消，谁知胃消乎。胃消多因燔熬烹炙肥甘醇厚过于贪饕，酿成内热，津液干涸，不得不求济外水，水入胃，不能游溢精气，上输于肺，肺因胃火炽，不能通调水道，于是内外水，建瓴^①而下，饮一溲二，不但外水难化，且平日素蕴水精竭绝，尽输而下，较暴注、暴泄为尤甚。此竭泽之水，不尽不止。肾水未亏，尚可制火，膏粱人肾水无不素乏者，能保不烁干肾水足矣，尚望肾救援乎。内外无制，势必求外水相济，外水又不可济，思食济之。食入，胃止解火于须臾，不能生水于旦夕，不得不仍求水救渴。宜少泄胃火，大补肾水。肾水生，胃火息。肾有水，关门不开，又何从沸腾。用**闭关止渴汤**：石膏、青蒿五钱，玄参、麦冬、熟地二两。二十剂痊愈。用石膏、青蒿止胃火，玄参、熟地填肾水，重用麦冬益肺。夫胃关开，由肾火动，肾火动由肾水乏，今补水则水旺，肾火无乱动，火静，肾水不沸腾。肾水既安肾宅，胃火何能独开胃关。

一消渴，饮一斗，溲一斗，吐清痰，投之水中立散，化为清水，面热唇红，口舌不峭，人谓下消，谁知肾水泛上作消乎。肾水泛上，升咽喉，口舌宜不渴，何渴甚如此？盖下寒极，逼火上焦作渴。此火乃肾中龙雷火，龙雷一发莫制，可于水中引，不可于水中逐。论理，仲景肾气丸最妙，然此丸只治消渴已痊症，不能治消渴初起症。当汉武乍患下消，张使君实别有方，惜未传，铎即得其隐，不出之救万世乎。用**引龙汤**：

---

① 瓴：原作"瓶"，字误，今据《辨证录》改。

玄参三两，肉桂三钱，枣皮四钱，北味一钱，麦冬一两。此火非玄参三两不能止焰，非肉桂三钱不能引归。枣皮、北味非用生精，实取止渴。又益麦冬者，以龙火久上，未免损肺，得麦冬生其气，则金生水，火得水尤易归。或疑多用玄参止焰，用肉桂引火，何重用三钱？不知玄参消浮游火，恐性太凉，非多用肉桂不能制寒。制其寒则寒变为温，又非大热，龙雷性恶大寒，又恶大热。大寒愈激其怒火上炎，大热愈助横火上炽。今为肉桂三钱，玄参三两，则寒居九，热居一，调和于水火之中，又有枣皮、麦、味，不见热，惟见温。龙雷喜温，所以随归肾脏。火归肾，命门不寒，蒸动肾水，下温上热自除，实有妙义。

一消渴，口干舌燥，吐痰如蟹涎白沫，气喘不能卧，但不大渴，渴时必须饮水，然饮后即化白沫，人谓下消，谁知肾火沸乎。肾火乃水中火，火生水中，然亦藏水内，火无水不养，亦无水不藏，故水不足必至火有余，火于是越出肾宫，上腾咽喉口齿。肾中水火原不可离，火既上升，水必随之。水即不欲升，釜底火大烈，安得不沸腾。惟是水涸，以致沸腾。烈火日炊，自成焦釜，不以外水济得乎？然焦釜沃水，仍沸腾而上，故吐如蟹涎沫。不必泻火，宜补水，使精足自制阳光。用**宁沸汤**：麦冬、枣皮三两，茯苓一两。日一剂，半月痊愈。方用枣皮三两大补肾水，又加麦冬三两，岂滋肺生肾乎？不知久渴，口吐白沫，必熬干肺液，使但补水，火得水虽下降，肺中干燥，又必成肺痿、肺痈。故补肾随补肺，不特子母相生，亦能防祸未形。然为二味，复加茯苓，不益燥乎？讵知饮水多，膀胱必有积水，今骤大补肾水，不为分消，则因补留滞，亦未可知。得茯苓利导之，则补阴无腻膈，水下趋，火不上沸，水火济，消渴除。

一善饮喜果，患消渴，饮水数斗，食倍溺数，服消渴药益甚，人谓虫消，谁知脾气虚热乎。消渴，脾坏而肾败。脾坏则土不胜水，肾败则水难敌火。二者合，病成。倘脾不坏，肾不败，宜无消渴。不宜消渴而消渴，必脾热乘之，得之酒果而致也。酒性热，热甚则饥，非饱餐不解。然多食愈动火，火动须水济，饮水多安得不多溺？此似消渴非消渴。法平脾中虚热，佐解酒消果药，则火毒散，消渴除。用**密香散**：木密三钱，麝香三分，酒为丸。更用黄连、神曲一钱，茯苓、人参三钱，陈皮三分。煎汤，日送三丸。丸完愈。用麝香取能散酒，且最克瓜果，瓜果闻麝即不结子，非明验乎。木密又名枳，即吉勾子，入酒过夜，酒化为水，故合二味，专消酒果毒。更用参、连、苓、曲平脾中虚热，则腹中清凉，消渴自愈。

卷　七

山阴　陈士铎远公父原本

宁乡　文守江南纪氏敬述

男先五建中氏

痉　痓

一感湿热，忽又伤风，口噤不能言，项背几几，脚挛急，角弓反张，人谓太阳伤寒，谁知太阳之痉病乎。夫痉病有三阳三阴，亦能传经，与伤寒无异。但伤寒单伤于风，痉病则合湿热而成。似乎伤寒可单治风，痉病兼治湿热。夫邪之所凑，其气必虚，一邪相犯。已是正气之亏，况三邪同犯乎。补正祛邪，治痉无难速愈。或谓一邪相犯，尚须祛邪，况三邪并犯，则邪气弥漫，非用祛邪药安能济？不知一邪其力专，众邪犯，其势散。力专宜攻，势散可补。于补中行攻法，又何不济？无如其证同于伤寒，不散邪骤补，所以杀人耳。苟知可补，又分证治，实易易也。如此证见太阳征，不可径治太阳邪，而宜补太阳气，太阳正气旺，风湿热不治自散。方用**五苓散加减**：白术、茯苓一两，泽泻三钱，猪苓一钱，羌活五分，桂枝三分。三剂诸症痊。五苓散利膀胱水，此证三邪中，至难去者湿耳。先利其湿，则火随水泄，风邪无党。故少用羌活、桂枝祛风，则风自解。虽然五苓散非单利湿药，术、苓原健脾胃，今加之为君，则补重利轻，所以健功速。倘少少用之，则攻多于补，不能奏效。

一感湿热，又感风，颈项强直，一目或左右视，手足搐搦，人谓少阳伤寒，谁知少阳痉病乎。少阳居半表里，其势将欲入肝，而意欲留阳明，故三邪同感而目所以左右视，以审量于二者之间。手足搐搦者，风性动，湿性静，两相违背。风欲动，湿挽之，湿欲静，风激之，热又从中冲击，此搐搦之所以起也。搐搦不已，又风引上行，于颈项不利而湿气留中，遂至强直不摇。法须和少阳正气，少用散邪，易于解纷。用**小柴胡加减**治。柴胡、黄芩、甘草一钱，当归三钱，白芍、茯苓五钱。二剂痉愈。小柴胡和少阳圣药。又加入归、芍补肝气，使肝旺邪不敢遁于肝。加茯苓五钱，健胃利湿，则邪不敢回于胃。茯苓且同柴、芩以祛风热，引之而共之于膀胱，湿尤易下，安不速愈。

一感湿热，复感风邪，手足牵引，肉瞤胸胀，低头视下，肘膝相构，人谓阳明伤寒，谁知阳明痉证乎。阳明胃土，风入必变为热，况又原感热气，以热济热，宜发汗亡阳，何以肉瞤胸胀，不发狂，手足牵引而不出汗？反低头视下，不登高呼？肘膝相构，不弃衣而走？正以湿邪混也。盖阳明火最恶燥，今湿气虽侮胃中阴，不益胃中燥，即发汗，不至亡阳发狂。妄用风药散表，遂致汗出不止。仲景曾用大承气汤下邪，然脾旺者，尚不致伤损脾气，否则下之亡阴，恐有外虞。然风湿既同入胃，将何以解？法宜治胃不伤胃。**方用全阴救胃汤**：玄参、茯苓五钱，桃仁、葛根、人参、麦冬一钱①。二剂痊愈。方妙在资胃中阴，不损胃中气。玄参去热，葛根去风，茯苓去湿，三邪去，又得人参生胃，麦冬生肺，何又用桃仁？不知桃仁最动，三邪并入胃，未免彼此观望，况补多攻少，邪得补，流连亦未可知，加入桃仁性急，补既不滞，攻亦不缓，始济。

一感湿热，复感风邪，发热腹痛，肌肉颤动，四服坚急，人谓太阴伤寒，谁知太阴痉证乎。太阴脾，乃湿土。湿土何禁湿邪再犯？湿入于脾，最难分消。湿邪去，湿根尚在，再感湿，仍如前病矣，况又加热以助炎蒸，加风以生波浪，自中州反乱，四境骚然，坚急成，颤动见。倘用安土之品，则土旺无泛滥，水干无郁勃，风邪即欲作祟，平成既奏，亦可解愠。无如人动言下，讵识下多亡阴？无阴灌注，脏腑胸腹手足又何所资以养？势必坚急颤动更甚，甚有亡阴而死者，可不慎乎。**方用安土散**：白术一两，茯苓、苡仁五钱，石斛、前子三钱，赤小豆、通草一钱，柴胡五分。此方利水为君，仍健脾。盖土旺自制水，况又利之乎。此原湿邪难治，单去攻湿，风与热自易吹散，所谓攻邪必攻坚也。譬如大敌在前，满山遍野俱是贼党，倘止从旁掠阵，贼拔全营俱来，尽加死斗，必至败衄，不若竟攻中坚，突围直入，擒贼巨魁，则余氛不战自遁。痉病之重治湿邪，亦正此意。

一感湿热，又感风邪，遂成痫瘸，身卷足弯，不能俯仰，

---

① 一钱：《辨证录》作"五钱"。

人谓少阴伤寒，谁知少阴痉病乎。足少阴肾，宜热不宜寒，宜湿不宜燥，何以痉病有湿热反痫瘛踡弯，不能俯仰？不知肾最恶风。肾喜热者，喜真火生，非喜邪火；喜真水养，非喜邪水。盖邪火助燥，邪水增湿。二邪入肾，肾已有尻以代踵，脊以代头之病，况又益风，安能无痫瘛踡弯，又何以俯仰哉？法仍须治湿热，少佐祛风。用**助肾辟邪丹**：茯苓、薏仁五钱，防己、豨莶一钱，玄参三钱。方用防己治肾中风，苡、苓去肾中湿，玄参、豨莶治肾中热。风热湿三者均治，何病不去。肾有补无泄，今去三邪，得非泄肾药乎？然苡、苓利湿不损阴，防己虽去风不伤气，玄参、豨莶虽去火不灭光，非泄肾，仍是补肾，倘单泄不补，乌能奏功。

一感湿热，又感风邪，厥逆下利，舌卷囊缩，背曲肩垂，项似拔，腰似折，手足俱冷，腹胀大，人谓厥阴伤寒，谁知厥阴痉证乎。风湿热三者，合而成痉。邪传厥阴，乃肝木之经，其势更急。误发其汗，必致动湿。湿虽阴类，然是外受阴邪，非肝中真血。所动之阳奔于湿中，为湿所役，必至亡阳。盖脱出之阳，势本急疾，亲上飞腾，不啻龙之出谷，其体轻矫而不可止遏。今为湿所滞留，则如蛇行匍匐，尽力奔越，究难飞腾，此痉皆误汗而成。法不可拘于散邪，仍须补正。补正奈何？亦救其亡阳，亟使回阳耳。虽然阳之所以亡者，由于阴虚不能摄阳，故补阳必须补阴。补厥阴之阴，仍从少阴肾经以补也。方用**回阴散痉汤**：巴戟、山药、白芍五钱，茯苓、白术一两，防风五分，炒栀子、甘草一钱，当归三钱。此补肝血，佐去风湿、去火之味，自是正治。何又益巴戟乃正补少阴也？盖厥阴木非少阴水不生。何必补肾火？讵知汗发亡阳，阳气尽泄，肾中已无真火，单用寒凉祛热，则脾胃不胜其寒。巴戟温肾，不大热，肾温阳回，肝清阴足，阴阳和，正气固，三邪不攻自破，况原有攻乎。此有益无损，千古未明，特表之。

一小儿头摇手劲，目上视，身体发颤，或吐不泻，或泻不吐，人谓惊风抽掣，谁知是风热湿三者合之以成痉乎。小儿纯阳，宜无虚，然多食瓜果，湿留于胃，湿久变热，热极生风，此风起于内也。人见小儿头摇手劲，不论虚实，投抱龙丸，不效，改牛黄丸，又不效，乃用金石脑麝香窜开窍镇惊，无不立亡。嗟！嗟！惊风二字杀儿，不啻百万，无有辟其非者。南昌喻嘉言颇知其失，大声告诫。无如一时不可转移，且嘉言有论无方，世亦不识治法，铎畅论之，且传方。小儿易于成劲者，因骨脆皮薄，不耐风邪，故风邪一入腠理，便入脏腑，况小儿喜欢饮食，又喜寒不喜热，以致损伤脾胃成吐泄。上吐下泄，则阴阳两亏，平日所受之湿尽行越出。湿出，热留脏腑，无阴相养，遂变成风象以惑人。但治风不治正，必十人十死。盖其中实无风，妄用风药，倍耗其损伤之气，安得不速死。法但补脾胃、止吐泄，则十人十生。用**救儿回生汤**：人参二钱，白术三钱，茯苓、车前子一钱，砂仁三粒，炒黑干姜五分，山楂五粒，厚朴、神曲三分，萝卜子、半夏五分。以十岁为准，五岁减半。三剂痉愈。此方补中有利，非一味呆补者比。调和于脾胃，则阴阳既济，自无变动。或曰补之是矣，少加祛风散热，未为不可。不知当夏令，少加黄连数分以解暑，若冬令，非惟忌用寒凉，且当增入辛热。盖小儿吐泄后，热必变寒，况时令严寒乎。若风药，四时俱不可乱用，不得已，可少加柴胡二三分。

一小儿吐泻后，口噤不出声，手脚挛急，人谓惊风搐搦，谁知脾胃寒虚之痉病乎。小儿纯阳，先天肾气自固，无如小儿喜餐生冷，未有不伤后天者，后天既伤，先天亦损，先后天一齐损伤自变症纷纭。吐泄后无津液以润肠胃，肠胃既乏，又有何气以运动四肢？故手足挛急搐搦。脾胃亏损，肝木必来相侮，脾胃苦无津液以供肝木取资，则肝木大燥，燥极生火，火极生风。肺金见肝木克脾胃，必欲制肝以报土母之仇，无奈母为肝伤，则土弱金不能强，力难制肝，反为肝凌。肺金畏肝中风火，惟恐逼干肺气，钳口结舌不敢出声。可不急治肝以救脾胃乎？方用**活儿汤**：白芍、白术三钱，茯苓五钱，人参二钱，栀子、麦芽、半夏、神曲五分，枳壳三分，甘草一分。三剂痉愈。此平肝以扶脾胃土，脾胃气生，肺气自旺，足以制肝，又何风火之不息哉。或谓肺弱不能制肝，自宜补肺，不知补肺必用润剂，不又助脾胃湿乎？痉病正苦湿，故重用茯苓，所以平肝安肺，不可润肺害脾胃。

一小儿偶感风邪，发热身颤，手背反张，人谓惊风角弓反张，谁知痉病中之寒邪乎。盖小儿气血未旺，不耐伤寒壮热，故一时昏沉，非因风动惊也。故治小儿伤寒，断不可与大人例，动用风药祛风。盖因虚入风，治虚风自出，况只犯寒而不犯风，又何可祛风？倘施祛风，则风门大开，内风无可散，势必损伤正气，正气一伤，则营卫无所蔽，腠理不密，勾引外风深入内藏，遂不救。宜补正气，少加散邪，寒易解，脏腑不伤，手到奏功，方用**护子汤**：人参一钱，茯苓三钱，白术二钱，柴胡五分，桂枝二分。不必再剂。亦何神乎？盖小儿初伤风寒，必先从太阳入，今用桂枝、柴胡解太阳、少阳之邪，则邪不敢遁入于阳明。况人参固脾胃，邪尤不敢入中宫。又加白术利腰脐，茯苓通膀胱，则邪从外入者必散。既无外邪，柴胡疏肝气，桂枝暖脾胃土，正有益无损。无如人不知此等治法，妄捏惊风，施发散镇坠，以至杀儿，医不悟，病家未知，万儿啼号于夜台，深可痛也。

一新产后，忽然手足挛搐，口眼㖞斜，头摇项强，甚则角弓反张，人谓产后惊风，谁知亡血过多成痉乎。产后旧血已亏，新血未长，原不必户外贼风，即举动时风自内生，觉两股间阳寒逼人，少不慎，风入矣。然风因虚而入，补虚风即出。然从血以补乎？拟从气以补乎？亡血不能速生，气祛实宜急补，补气血尤易生，风又何存乎。故血舍驱风，尚非正治，矧纯用镇惊，非下之石耶。用**救产止痉汤**：人参五钱，当归一两，川芎三钱，炒荆芥一钱。三剂痉愈。此即佛手散变方，加人参则气更旺，气旺邪不敢敌。况荆芥引血归经，邪何独留？且荆芥原能祛邪不损正，故用之出奇。倘不补气血，惟事祛风，则血舍更空，风且直入，立杀其妇，慎哉。

一忽手足牵掣，口眼歪张，人谓中风，谁知痉病骤发乎。中风身必颠覆，吐痰，痉病状似中风，身不颠覆，口中喉内无痰涎，有水鸡之声。盖中风无风，风从内起；痉病则风从外入者居多。风自外入，风自成威，不必借重内痰之助，所以但有牵制歪张，绝无汹涌秘塞。若风从内起者，火动生风，有痰以助。故中风无邪，无外邪也；痉病无邪，无内邪也。无外邪者不可治风，无内邪者不可不治风。然单治外不治内，则外风虽去，内风必生，是以祛风必须补正。方用**补中益气汤**：人参、陈皮、甘草一钱，黄芪、白术、当归、柴胡三钱，升麻四分。三剂不再发。补中盖气汤非祛风之剂，乃用治痉，何反易奏功？盖气虚则风易入，补气则正旺，足以祛邪。方中用柴胡，少用于补药中，则能提气以卫正，多用于补药中，则能益气以祛邪，故用三钱，而风难再留，何必更借重他药哉。人但知多用参、归、芪、术以补正，绝不知柴胡多用于参、归、芪、术中尤易祛邪，余所以特表之。

汗 证

一大病后，日常遍身出汗，人谓内热发汗，谁知阳虚外泄，腠理不能自闭也。大病后气血大亏，气不能入血中，必至逼气于肤外，使肺金清肃之令行，气虽欲越出，腠理未疏，何能外泄？惟大病后必损肺，肺无自主之权，又安能禁其气之不泄哉。气既不固，汗，气所化也，汗随气泄，气泄而魄汗淋漓，遂致遍身出汗，有不散尽真气乎？似与亡阳证同，然亡阳症身丧顷刻，何自汗不至遽殒？盖亡阳乃热邪驱，自汗乃阴虚促也。阳病暴，阴病缓，阳暴难于救援，阴缓易于调剂。自当以补气，补气兼以补阴，则阴能摄阳，汗自止矣。方用**摄阳汤**：人参、黄芪、熟地一两，白芍、麦冬五钱，北味一钱，枣皮三钱。十剂痊愈。此用参、芪大补其气，气足则肺金有养，皮毛自固。又益麦、味，则肺不特足以卫外，兼可以分润肾水。犹恐汗出太多，必损耗真阴，更加熟地、枣皮益精，使肺金不必来生肾水，则肺气更旺，皮毛益固。尤妙增白芍收敛肝气，则肝木自平，使肺金无仇相逼，则肺气安，自能行清肃之令。清肃令行，下输于膀胱，则上下气舒，心中生液，不来克肺，则肺金有权，安肯听汗自出，此摄阳之妙法也。倘贫穷无力买参，前方倍加黄芪二两，增防风五分，功同，但必须多服数十剂。

一梦遗后，身体狼狈，加太劳，或行房太甚，遂盗汗淋漓，人谓肾气虚，谁知心气热乎。心肾，两相交者也。心喜寒不喜热，肾喜热不喜寒，似相违，然相违未常不相合。梦遗自精水不足，加行役劳其筋，行房损其骨，则内阴大亏，又何能上济心？心无肾水济则心热增，心热肾水更耗，久则肾畏心之取资，坚闭肾宫，心欲交肾，肾畏心炎不纳，势必仍返于心，无奈心无液养，烦躁生。然心君虽无宁静之气，未尝无专主之权，徒然烦躁，相火尚不敢显背君主，越出躯壳，乘君假寐，乃窃资重潜移，故盗汗与自汗实不同。自汗，心不得自主；盗汗，心尚能操意。此汗必出在胸间者尤甚。汗本热，越出躯壳外，则变为寒。正因相火热乃虚火，非实火，况乘心君之未知而遁出，非明目张胆者比。热出为寒，正显其阴象也。况心原无液，何以得汗？亦窃肾之余津私自潜移耳。泄心热仍宜补肾水，肾水足，心火自清，心火宁，心汗自止。方用**防盗止汗汤**：麦冬五钱，生枣仁、熟地一两，枣皮、人参、丹参、茯神三钱，黄连、肉桂五分。二剂痊愈。此心肾双补。心肾两足，自离而复合。尤妙黄连清心，肉桂温肾，二味同用，能交心肾于顷刻。心肾交则心君清明，相自畏主，何敢窃国帑偷用哉。倘不补心肾，惟事止汗，汗不能止，必轻变重，重变危矣。

一夜汗，初少，后渐多，日久每夜出大汗，至五更止，人谓阳虚盗汗，谁知阴虚出汗乎。阴虚乃肾虚，肾藏真阴宜秘藏，何故发汗？盖肾中火动也，肾水非火不养，肾火妄动，何能生水，何反泄水？即水泄，宜从下出，何走皮毛旁出？不知肾火能生水者，真火也，真火喜静不喜动，水静则真火生水，水动则真火泄水。生水火秘藏，泄水火奔越。故肾中火动，仍肾水自动。肾水动者，由纵欲耗精。精泄过多则劳精，劳精则水动，水动火亦动。火动水不足以济，则火且挟水腾出于本宫，不从下走，乃随火性游行于经络腠理，遇毛窍而泄。初则偶尔游行，久则夜夜出汗，阴气愈虚，愈虚愈汗，毛窍竟成转输大道矣。然汗既宜无分昼夜，何独夜汗？得未阴虚阳未虚乎？阴阳，两相投者也，未有阴虚阳不虚者，况汗亦阳液，安在见其非虚。不知阴阳各有道路，行于阳分，则阴不敢夺阳权，行于阴分，则阳不敢夺阴柄。夜间出汗，实阴走于阴途，至五更，则阴不敢入阳界，故汗遇阳气而自转，非阴虚而阳不虚。宜大补其阴，加阳分药提阴出于阳分，庶阴遇阳而止。方用**补阴止汗汤**：熟地一两，枣皮五钱，人参二钱，沙参、白术三钱，地骨皮一两，北味一钱，桑叶十片。十剂不再出。此方熟地、枣皮补精，地骨、沙参补阴，更消骨髓中虚热，五味、桑叶止汗神剂，参、术健脾天胃，补气药也。多用补阴则水足制火，少用补阳则阳易提阴，阴阳水火既无偏胜，自无走泄，又何必用涩精之牡蛎、敛汗之瞿麦哉。

一每饭头顶至面与颈脖间大汗淋漓，身又无恙，人谓阳气旺，谁知胃气盛乎。胃气即阳气，胃旺则阳旺，不知阳旺者合三阳言也。胃旺者，单言胃经。胃属土，无水谷之入则气安静，即饥饿，其火暗起，亦不过在胸膈间，不能上至头顶。惟水谷填于阳明，则胃中之火借水谷以助势，遂化汗上升，越出于头面上下。此汗明是胃火。然胃火盛宜发汗亡阳，何但出汗上身，下身干燥？盖胃火盛由于心包火旺，心包主火以生土，非助火以害土。胃得火生以出汗，不同于邪火之自焚，故止出汗上焦，不亡阳下焦。宜泄胃火，不可损胃气，使胃平汗自止。用**收汗丹**：玄参、生地三钱，五味三分，桑叶十片，白芍五钱，苏子、荆芥、白芥子一钱。服一月愈。此妙在不泄胃火，反去滋阴。盖阳盛者阴衰，补阴则阴旺，自足摄阳，不必止汗汗自止。况桑叶、荆芥引经止汗，白芥、苏子消痰定气，抑阳归阴，化汗为精，又何疑乎？然必久服始效者，以调胃药和缓，不宜急遽。

人有心头有汗，一身手足无汗，人谓心热，谁知思虑过度，则心火炎烧，逼干其液。液干宜无汗，何心头反出汗？不知此汗非汗，乃心液，内不能存，外走出耳。或疑心液无多，安得尽化为汗？不知心为君主之官，心热则脏腑之液群来相资，因内热甚，不养心为液，反越心为汗。汗既出多，无有尽期，脏腑液何能相继？势必心愈热，汗不可止。及至汗不可止，而心中干燥，烦躁不眠生。治不可缓，宜补血养心，泄火生液，汗自止。方用**滋心汤**：人参、白术、玄参、丹皮、丹参三钱，桑叶十四片，黄连、甘草五分，生地、麦冬、枣皮五钱，沙参、柏子仁二钱，熟地一两。十剂不发。此方名滋心多滋肾。盖心液必得肾精上溉，液乃生，故欲补心，必须补肾精。补肾少加清心，则心火安，液不外越，汗又安有外泄。

五　疸

一谷疸，胸中易饥，多用饮食又发烦头眩，小便难涩，身黄如金，人谓胃中湿热盛成疸，谁知脾胃虚热乎。脾，阴土，用则阳；胃，阳土，用则阴。脾胃和同则刚柔济，通调水道，易于分消，安有湿热存留。惟七情内伤，胃无阴以和阳，则热聚消谷，脾无阳以和阴，则寒聚积水，两相搏激，故昏眩烦闷。所食水谷不变精华清气，反蒸腐败浊气。浊气下降者也，浊气下流于膀胱，膀胱受胃热，气化不行，小便闭塞，水即走于阴器，热散走于皮肤，故身黄。宜升胃中清气以分利膀胱，则清升浊易降，水利热易消。用**分浊散**：茯苓一两，栀子、前子、猪苓三钱，茵陈一钱。十剂痊愈。方用茯苓为君，利水不伤胃气，后佐以去热消湿，则胃无火亢，自脾无水郁。倘不早治，水湿流入于肾，必至腹满成蛊，不治。

一酒瘅，心时懊，热不能食，常呕吐，胸腹满，然清言了了，人谓酒湿作疸。然作疸由于内伤饥饱劳役也，善饮由于胆气旺。盖胆虽不能容酒，实能渗酒，酒经胆渗则化为水，入膀胱下泄。惟饥饱劳役，则五脏损，脏损腑亦损。脏腑俱损，宁胆气独旺？胆气衰，人纵饮，胆独不能渗，必更伤胆气。胆不渗，酒必留脾胃间。脾胃已损，酒又不能受，传之膀胱，膀胱亦不似前之健，水入又不能消，下既不泄，必返上吐。吐既逆，泄又难，中州又不可久留，于湿热气蕴冲膈，心懊恹，由是遍溃肢体，尽发黄。夫懊恹，心神昏乱可知，何又清言了了？不知酒气熏蒸于一时则懊恹。懊恹，则欲痛不痛之状，非心神妄乱不宁也。宜解酒毒，兼壮其胆。胆气旺，酒自消，酒消水气自泄，水泄黄亦自解。用**旺胆消酒汤**：柞木枝、栀子、桑皮、白茯苓三钱，白芍一两，竹叶百片，泽泻二钱。八剂痊愈。妙用柞木枝消酒毒于无形，则拔本塞源。胆气不可不旺，助胆舍栀、芍无他味，余药不过分消湿热，辅君成功。若用吐下，皆操刀之医也。

一女劳疸，肾气虚损，肢酸痛，夜梦惊恐，精神困倦，饮食无味，举动乏力，心腹胀满，脚膝痿，阳痿，股内湿痒，水道涩痛，时有余沥，小腹满，身黄额黑，人谓黄疸，谁知因女色成乎。入房能久战，相火旺也，火衰强战，泄精必多，火随水散，热变为寒。人身水火原不可少，水衰不能制火则火动，火衰不能利水则水留，火得真水成液。今留邪水，反害火成瘅。故女劳疸，仍是湿热结精窍间，非血瘀闭骨髓内。倘用抵当汤峻攻瘀血，或矾石散荡涤微阴，必立亡。宜补肾气，又不可助火；利膀胱水，又不可亡阴。当缓图，难近效。用**减黄丹**：白茯苓、山药、芡实、苡仁五钱，人参、菟丝三钱，白术、前子、生枣仁一钱。三十剂愈，五十剂可无忧。此恣欲失肾成瘅，必更好色，苟坚忍房事，信服前汤，无不生。方妙在固本救伤，并不驱邪泄瘀，肾日足，黄日减。或疑女劳疸因肾无火，何不补火，但补阴利湿？不知疸虽成于无火，今病久阴耗，补火恐又烁阴，反害之矣。

一肺疸，鼻塞不通，面黄，口淡咽干，小水不利，人谓黄疸，谁知疸实由于肺气虚乎。肺气旺，清肃下行膀胱，湿热尽从下泄，则小水大行，湿故去，热亦难留。惟肺气虚，湿热相侵，郁蒸胸膈，肺不胜邪，肺乃燥。肺燥乃失清肃之令，水湿遂乘燥而入，燥湿合而成热，湿热相留，欲分入膀胱，膀胱不受，欲走毛窍，腠理未疏，乃变黄色于皮肤。法宜宣通肺气，健脾胃。或疑腠理密，湿邪存皮肤内，今健土复宣肺气，倘毛窍大开，湿人汗泄，未必不变为水臌。不知肺气闭于上，水气始塞于下，使肺气上通，水且下降，况重补脾胃以生肺乎。此治肺疸必宣扬肺气也。用**扬肺利湿汤**：桔梗、桑皮、茵陈三钱，花粉、猪苓二钱，白术、茯苓五钱，黄芩五分。十剂诸症愈。此开腠理，生津液，则肺润。合之茯苓、茵陈、花粉，则土气大旺，金气扬，清肃行，膀胱壅热立通，小水利，黄乌得不愈。

一心疸，烦渴引饮，水停心下作水声，胸前时多汗出，皮肤尽黄，惟目白，人谓黄疸，谁知心中虚热而成乎。夫心喜燥不喜湿，然过燥又非所宜。然心终不宜湿。以湿济燥，不过权宜一时，久则必致害心。水，阴物，阴居阳地，彼此眷恋，不肯遽趋以入小肠，心又因水制，力难分消以入膀胱，乃停心下作澎湃声。膻中相臣见水犯心，必出火以救，战于胸间，水得火炎，化热为汗，时出胸前而出，余水乃欲趋无路，遏抑于皮肤发黄。肝开窍于目，心，肝子，心病肝亦病。然肝见心为邪逼，必出力相援，邪见肝旺，不敢犯界，故目不黄。宜补肝气以生心，泄水湿以逐热，则黄疸自散。用**泄肝利湿汤**：白芍一两，茯苓、白术五钱，茵陈、炒栀子三钱，木通、远志一钱。十剂愈。此补肝正补心，泄水正泄热，故效捷。倘徒治黄，不辨脏气生克，妄用胆草等，必变寒，黄难治。

一肝疸，两目尽黄，肢体尽现黄色，但不如目甚，气逆肢冷，腰以上汗出不止，腰下无汗，此肝气郁，湿热团结不散也。肝木非水不长，乃肾中真水，非外来邪水。邪水渍水必生病，盖肝藏血不藏水，外来水多，肝闭不受，必移水于脾胃。然水先经脾胃来，脾胃必不受，势必移于膀胱，膀胱因肝木之湿热，不敢引入以致自焚，于是复返入肝，肝不能容，乃郁勃发汗，汗难尽出而发黄。夫腰下正肾部位，肝之湿热欲下走肾宫，肾气恶肝邪犯母，故杜绝不许入，故无汗而发黄。宜开肝气郁，佐之分湿散热，则黄疸自愈。用**利肝分水饮**：胆草二钱，茵陈、猪苓、前子、白蒺藜三钱，茯苓一钱，柴胡一钱，甘菊五钱。十剂病止，二十剂痊愈。此开郁于分湿中，补肝于散热内，既逐邪又顾正。

一脾疸，身黄如秋葵，汗沾衣服皆成黄色，涕唾亦黄，不欲闻人言，小便不利，此乃脾阴之黄也。夫脾不恶热实恶湿。脾，湿土，又加水湿，湿以济湿，脾中阳气尽消，无阳则阴不能化，土成纯阴，阴土何能制水？水存脾中，寒土不能分消，听水流行于经络皮肤也。凡脏腑水下输膀胱，乃气化也。今脾纯阴，则无气以达膀胱，故水不入。然水寒宜清，今变黄，寒极似土也。寒极宜见水象，水，黑色，今见黄者，如水寒蓄于阴浊之池，其色必黄也。不欲闻人言者何？脾寒极，心寒可知，心寒则胆怯，闻人言惕然惊矣。宜大补脾，温命门火，佐以利水，则阴变阳，黄病愈。方用**补火散邪汤**[①]：白术三两，附子、半夏、茵陈三钱，人参二两，白茯苓一两。八剂愈。方用参、术补脾，苓、茵利水，附子温火。真火生，邪火自散，元阳回，阴气自消。阴阳和协，水火相安，有何黄病。

一肾疸，身体面目俱黄，小便不利，不思饮食，不卧，此乃肾寒也。肾藏真火，最恶邪水，凡水得肾气皆化，故肾与膀胱为表里，肾旺膀胱亦旺。然肾所以旺者，肾火旺也。火旺而

----

① 补火散邪汤：此五字原无，今据《辨证录》补。

水流，火衰而水积。水积多，成水臌，难治；水积少，成黄瘅，易治。黄疸不可单治瘅，须补肾中火，佐以健脾祛湿，用**济水汤**：白术三两，肉桂三钱，山药、苡仁一两，茵陈一钱，芡实五钱。八剂愈。白术健脾，兼利腰脐气，健脾正以健肾。况芡、茯、山药补肾，又兼利湿，肉桂温命门火，则肾中不寒，元阳自透于膀胱。况苡仁直走膀胱，离照当空，冰山雪海尽行消化，何黄不散。或问黄病俱湿热，未闻有湿寒，此论得毋过奇乎？嗟乎！黄病有阴黄症，脾寒能作黄，肾寒独不能作黄乎？况肾寒发黄，别有至理。黄，土色。黄极必变黑，则纯阴无阳必死。今但发黄，是阴已逼阳外出，只存一线之阳在皮肤，欲离未离也，故补阳而阳可续。倘致皮黑，方虽佳不救。

一心惊胆颤，面目俱黄，小水不利，皮肤瘦削，此胆怯湿乘也。少阳胆，甲木。木最喜水，湿亦水，入胆何反成疸？然水泛木浮，水过多则滔天浴日，木根不实，反苦于水矣。少阳胆，何禁汪洋之侵蚀乎？故胆怯，胆怯水邪愈胜，胆不能防，直入于胆中矣。水入胆，胆汁反越出，黄病成。法宜泄水湿，则胆气壮，木得养。然木为水侵久矣，泄水能去水，不能固木根。木必生于土，水多土崩，何能生木？故又宜培土。用**两宜汤**：茯苓、苡仁五钱，白术一两，柴胡、郁李仁五分，胆草、茵陈一钱。此利湿无非利胆气，又无非健脾气。水多遇土，自归膀胱从小便出。

一小便点滴不出，小腹膨胀，足肿身黄，此膀胱湿热结而成疸也。膀胱经气化则能出水，无热气、无消气，俱膀胱闭而不行。所以寒则水冻不能化，热又水沸不能化。黄疸无不成于湿热，是膀胱黄疸乃热病，非寒也。热结宜解热，寒结宜祛寒。

疽成于湿热，宜解热明甚。然祛寒必用热药温命门，解热必用凉药益肺气。盖肺气寒肃，自行膀胱，膀胱不能闭结。用**清肺通水汤**：白术一钱①，茯苓五钱，麦冬、桑皮三钱，前子三钱，泽泻、黄芩、苏子二钱。四剂疽愈。此与扬肺利湿汤大同小异，然彼提肺气，此清肺气，二方皆解湿。利与通微异，利只开水道，通则大开河路。

泻

一饥渴思饮食，下腹便觉饱闷，必大泄后快，昼夜数次，面黄瘦，肢肉减削，人谓胃气虚，谁知脾气困乎。能消不能食者，胃气虚，由于心包冷；能食不能消者，脾气困，由于命门寒。今思饮食，食后反饱闷，是胃能纳，脾不能受也。然何以大泄后快？脾湿土，既无温暖之气，水谷又湿，湿以助湿，惟恐久留害土，情愿速传为快。如黄河至中州，既无高山峻岭，又少深池大泽，土松水泛，易于冲决，波涛汹涌，连泥带水，一泄千里，日积月累，非断岸摧崩，即长堤迁徙。脾，中州土，大泄之状正同。法宜治脾，并治肾中火。用**奠土汤**：白术、茯苓一两，砂仁五分，山药一两，半夏、故纸一钱，人参五钱，萝卜子二钱，附子三分。方用参、苓、白术健脾，附子、故纸助命门火，山药补肾，砂仁、半夏、萝卜子又分清浊。一二剂效，多用亦无妨。自能回阳于既危，生阴于将绝。

一日间不泄，至亥子必痛泄一二次，重则五六次，此肾与

---

① 一钱：钱本、《辨证录》作"一两"。

命门虚寒也。其初亦因脾胃虚寒作泄起，久泄亡阴，脾传肾。苟肾火不衰，脾即传肾，久之肾仍传脾自愈。惟命门火衰，不能蒸腐水谷，脾传肾，遂不能返。亥子时，肾北，水主事。水寒火不能温，水乃大泄，此即《内经》大瘕泄也。用止水药反不能济，必须补水，使阴亡者速生，尤须兼补火，阳旺始能摄阴。用**填坎汤**：枣皮、茯苓、芡实一两，巴戟五钱，肉桂、车前子三钱，北味、人参三钱，白术二两。十剂不发。此脾肾兼补，又妙分水止泄，湿自解。况肉桂温命门火，膀胱易于化水，宁复走大肠而作泄。

一腹大痛，手不可按，忽大泄，饮食下喉即完谷泄出[①]，势如奔马，不可止抑，顷刻泄数十次，一昼夜约至百次。人谓火泄，谁知肝木挟邪大泄乎。症因夏日贪凉，向风坐卧，暑热不宣，藏于脾胃，至秋凉风透入，克肝，肝木之风，郁而不宣，乃克脾胃，脾胃之热遂与战，走石扬沙，将腹中水谷尽驱直下，必欲不留一丝始快，故腹痛甚急。脾胃欲止，风不肯止，脾胃欲闭，热不肯闭，下焦关门大开，上焦关门难合，故食下喉，不及传化而即泄。必急救脾胃气，后可因势利导。然非大剂速救，鲜不立亡。用**逆挽汤**：人参、大黄一两，茯苓二两，黄连、栀子、甘草三钱。方用人参固脾胃气，则气不骤脱。此泄乃火留于肠胃，非大黄迅逐，火不遽散，水不尽流。然非栀子、黄连，则火邪甚炽，盘涧曲溪，未能遽涸，三味并用，则大小河渠尽行启泄。然分消无法，又恐壅抑阻滞，益茯苓分清浊，兼健脾开胃，土气既坚，自无冲决。更虑过于迅逐，邪去虽速，未免

----

① 饮食下喉即完谷泄出：泄字原作"吐"，义晦，《辨证录》作"饮食下喉即出，完谷不化"，今改。

大伤肠阴，故佐甘草，调和于迟速之间，使参易于生气，正剿抚并用，无死斗之虞。

一口渴饮水，忽大泄，一昼夜至数百次，完谷直下无留，人谓火泄，谁知水不足制火乎。胃为肾关，胃火必得肾水相制，肾水亏，胃火必旺，胃火既旺，内养无资，必索外水以济，然外水可少止上焦炎，不能助下焦水，故外水入，肾不受。肾与膀胱相表里，肾不受，膀胱亦不纳，水无从出，直趋大肠而作泄。但胃火既盛，渴饮凉水宜发汗，今何作泄？盖肾水不能制胃火，胃火反欺肾弱，挟外水侮肾，不泄汗而泄水。迨后不特水骤崩，火且骤降，关门不闭，上下尽开，直进直出，不啻崩湍峡泉，建瓴而下。似宜急则治标，然徒止泄，不急救阴，则亡阴立尽，何能制火以存胃气？用**生阴止泄汤**：枣皮、白芍、山药二两，车前子、茯苓、白术、苡仁一两，肉桂三分，甘草五钱。三剂痊愈。方纯补肾补胃，不止泄，然止已存于补阴中。盖阳火得阴止，倘作胃虚有火治，亦能止，然下多亡阴，何能骤复？何若此方，止泄，阴阳两不相伤。

一素好饮，遑醉入房，过于泄精，久则脾气大伤，变水泄，一感风寒，大泄不止，如溏如积，人谓酒湿损脾，谁知酒湿伤肾乎。脾，湿土，最恶湿。酒最湿，幸酒性大热，脾喜热，湿热合则脾不甚伤。无如人借酒之热助命门火，以博久战，究之热不可长恃，精不能坚守，兴阑精泄火息，湿留肾宫。夫脏腑皆赖肾火以化，肾中有湿，火化而湿随①，长年相伴不肯离，岁

---

① 火化而湿随：《辨证录》作"则火去湿存"。

月既深，火日衰，湿日盛，肾不能久留，仍传于脾，前酒湿未去，新酒湿又来，于是湿盛热亦盛，脾不受热益，专受湿害，故作泄。必大补脾肾，后伤者不伤，后解湿热，则泄者不泄。用**解醒止泄汤**：白术、枣皮、茯苓一两，柞木枝、白芍五钱，黄连三分，附子一分。此脾肾兼补。用柞木枝、黄连解酒毒，苓、术消水湿，芍药敛耗脱之阴，又用附子一分引群药入肾，扫荡湿热，非助命门虚阳也。但必多服。盖酒湿之泄甚难建功，以湿热入肾最难出。十剂，或改为丸，日三服，三月痊愈。

一忽作泄，腹痛不可止，面青唇黑，几不欲生，肛边如刀割，大泄倾盆，人谓火泄，谁知受毒作泄乎。此毒或食瓜果，饮凉水，斟隔夜茶，饮露天酒，或游神庙阴寒之地，或探古洞幽暗之方，或贪卧湿地，加餐树间，牛马自死，禽兽难化，皆受毒发泄，虽受毒腹中，泄发肠外，非必死症。然腹疼欲死，乌可不救。宜于解毒中辅泄毒，因势利导。用**化毒神丹**：生草、丹皮、蒲公英五钱，大黄、当归一两，雷丸三钱。不必二剂。生草、蒲公英解毒，合雷丸、大黄则祛毒无太刚，扫毒无过滞，又得当归、丹皮，逐毒不伤肠阴，驱除于至急，消弭于暴亡，实有至理，非孟浪也。

一面黄体瘦，善食易饥，不食则痛，一旦连虫大泄，如团如结，血裹脓包，人谓虫泄。夫虫原因湿生，赖水谷养。善食易饥，乃虫食易消也。不食痛者，虫无食养，食人肠胃也。久之，虫又生虫，聚居于肠胃，索饮食不散。然虫生肠胃，饮食供虫且不足，何能生津液以养脏腑。自脏腑气衰，胃气亦渐弱。胃弱脾亦必弱。胃弱食必减，不能入；脾弱食难化，不能出。

久之脾胃大寒，虫无可藏，偶得热汤，乘机下遁而大泄。似宜因虫之遁而尽逐，则肠胃无余虫。然过下必损肠胃，必攻补兼施，正气得养，虫亦尽除。用**扫虫汤**：人参五钱，白术一两，大黄、白薇、百部三钱，黄芩二钱，甘草一钱，乌梅一个。不必二剂。服后用四君子调理而安。此汤名扫虫，实补脾胃气。生虫既多，其伤脾胃必久，似宜补不宜攻。然虫大出，不用攻，徒补则脾胃气回，虫亦回，反留后患。故因其自出，即用祛虫药，虫不敢贪补而流连。况攻中仍补，泄虫不耗气，安得不收全功。

一脏腑不调，久泄不愈，人谓洞泄，谁知肝乘脾土，湿气下行乎。肝属木，最能克土。然土旺木不能克，木平土不受克，惟肝旺土又衰，则木来克土，土之湿气难安。人脾土易衰，肝木易旺。此木旺非谓肾水生，乃谓大怒则肝叶张，过于谋虑不决，则失于刚断，躁妄生，皆使肝旺。旺则肝气不泄，必乘脾。脾，湿土，畏肝气克，不上升而下降，遂成泄。宜平肝利水，则泄可止。古有用上涌法效者，有用下泄法效者，皆非善也。用**平泄汤**：白芍、白术二两，茯苓一两。三剂愈。方用白芍平肝，苓、术健脾利湿。肝平不刑土，脾得养，不畏木克，况湿去则土燥，无波可兴，何以作泄？必上涌下泄损阴气哉？

一魅侵，忽大泄，人谓饮食伤，谁知阴气侵，伤于脾乎。太阴脾本阴脏，然阴中有阳，则脾土运行，易于变化，无过湿之虞。是太阴湿土全藉肾中至阳之气也。鬼本至阴，相接久阳气皆为至阴所盗，阴中无阳，何以消化水谷乎？况鬼又邪气，邪盛由于正气衰，正不敌邪，则阴气更盛，阴盛阳微，泄何能止？必补阳以去湿，助正以消阴。用**消阴止泄汤**①：苍术五钱，白术、干姜②、山药一两，附子三分。十剂，不特泄止，精神亦健。此用苍术祛邪，白术燥湿，姜、附生阳足矣，何又入山药阴？不知人为魅侵，不惟阳气消，阴气亦必耗，加山药补真阴，非补邪阴也。况孤阳长，补真阴，正速生阳气耳。阳得阴，姜、附无太胜之虞，反能助二术以生至阳。况山药健脾利水，岂真纯阴无阳哉。

痢

一夏秋腹痛作泄变痢，如鱼冻，久则红白相间，此肝来克脾也。盖夏秋寒热必杂，肝遇凉风木气不舒，上不能宣，必至下克脾土。脾胃受三夏之暑热欺，肝木凋凌，乃与肝相争，肝激成怒，乃相助成恶，忘其自损母气也。红白间者，肝不藏血，色红；肾不藏精，色白也。惟肝血无多，肾精有限，何能绸缪不断，如水倾，如泉涌耶。不知六腑畏肝横，五脏助肾困，交相成也。法急平肝木，少佐祛秽，则肝气不降，肾气顿收，不必止痢，脾胃土自安，何有再痢？用**平肝止痢汤**：白芍一两，当归五钱，栀子、车前子二钱，枳壳、甘草一钱。三剂痊愈。妙在全不治痢，但平肝，痢自止。盖痢始于肝，成于肾。平肝则肝气平，肾气亦平，脾胃又乌有不平。今但知治脾胃，故不遽止。

一夏秋先泄后痢，腹疼痛，后重极，急欲痢又不痢，口渴饮水，小便艰涩，少腹作胀，人谓火邪重，谁知湿热甚乎。盖

---

① 汤：《辨证录》作"丹"。
② 干姜：《辨证录》用量为"一钱"。

夏伤于热，饮水必多，热虽解于一时，湿每留于脾胃，迨秋，风袭皮毛，热秘脏腑，于是热欲外泄而不能，势必与湿合。然湿热相合，必相争，疼痛生。相争必相背，相背必相离，热欲下出，湿欲相留，彼此牵掣于大肠，后重现。热欲出不得出，则热必上焚，必求水以解。上中二焦枯，然湿留下焦，水得水而快意，而火则忌水，乃盘踞邀截之路，使水不能传膀胱，水火战斗，仍从大肠而出，此少腹所以胀也。宜分解湿热，俾浊者趋大肠，清者入小肠，不必用涩药止痢。用**分解湿热汤**：车前子一两，厚朴、滑石末三钱，黄连、甘草、枳壳、槟榔一钱。三剂痊愈。用车前子利水，黄连清热，厚朴分清浊，余皆止秽去滞，调和于邪正以解纷。配合攸宜，安有不效。一湿热作痢，大渴引饮，饮后不甚快，心中懊恼，小便不利，红白相间，似脓血非脓血，人谓饮食太多，谁知火热未解乎。湿热极，始成痢，但有湿轻热重，亦有热轻湿重，此乃湿热两重。单消水则热存，水难降；单清火则水在，火难除。必两泄之，湿热俱不能存。然泄热必伤阳，泄湿必伤阴，不顾阴阳虚实，其不损阴阳者几希。宜于补阴中佐泄热泄湿，则阴不亏，阳亦无害。夫泄之既能损阴阳，则补阴自宜补阳，今仅补阴，即不伤阳乎？不知阴阳互为其根，泄热药仍走大肠，虽损阳，仍损其阴也。今补阴则阴不伤，又何害乎阳？故补阴不必补阳也。用**滋阴止痢汤**[①]：当归、白芍一两，大黄、萝卜子三钱，车前子五钱，槟榔二钱。三剂顿愈。方奇在大黄、萝卜子并用，逐瘀秽、分清浊甚神，又妙用于归、芍内，补以行攻，有益无损。

---

① 汤：《辨证录》作"丹"。

一湿热极，腹痛作痢，上吐不得入，下泻不得止，至勺水难入，胸中闷乱，人谓禁口痢，谁知胃中湿热之毒乎。夫痢宜下行，下利，宜也，何上吐不能入？此乃胃火，得湿而蕴结不宣，一旦作痢，本欲下行，乃投饮食，火反上炽不降，致胃中闭塞成禁。然胃火盛由于心火旺，心火最恶湿，一得湿，火郁不通，乃停胃口。胃火见心火助，愈增熏蒸，二火合则热势固结不散，湿见火留胃口，亦迟回瞻望，停肠胃作壁上之观，胸中不啻巨鹿之战，安得不闷乱？必开郁火之门，门不易开，必引火以开门为捷。用**引胃汤**：人参一钱，黄连三钱，吴萸、菖蒲三分。为细末，滚水调于茯苓末中。大约茯苓约五钱一匙。每一匙，调稀糊咽。徐咽至不吐，即将前药服完。上下俱开门后，用**靖乱汤**：广木香五分，茯苓三钱，白芍一两，车前子五钱，黄连、甘草、枳壳、木通一钱。二剂愈。前汤以心喜燥，连虽寒性，正燥，以燥投燥，原非所恶。况吴萸性热而燥，以火入火，同性岂有扞格。妙在入人参、菖蒲中，盖胃火，邪火，心火，正火，居邪正间，非得正人君子，则邪火不能散于顷刻，非得导引，则心火不能返故宫。况胃气闭，正胃虚。人参补胃气，胃虚逢补，如饥者得食，安有粮米扣关不为延接乎。关开，将士夺门而入，邪自惊走。苟无大兵相继，敌且死斗不去，又得后汤利水逐秽平肝，是前锋斩关，后队荡寇，安得不成功。

一湿作热痢，数日后腹不疼痛，如脓血，阵阵自下，肢冷，元气欲绝，人谓痢疾火证，谁知火变为寒而阴绝。古云痢无止法，然有初起即宜止者，有日久不可止者，未可执此一言竟不用止。然不止不过久病难痊，轻止每至变生不测，是痢又不可轻止也。夫腹痛为邪，今腹不痛，何邪之有？腹不痛，何脓血自下？乃气脱欲崩。非湿热多而奔迫也。手足厥冷，乃气脱而不能运，非内心热手足反寒冷也。此必须看其舌，热极舌必燥，寒极舌必滑也。热变为寒，其舌必滑。止痢以固脱，不可泄痢以攻邪。用**止脱救痢汤**：人参、白术二两，白芍、茯苓一两，肉桂、石脂末三钱，甘草二钱。三剂痊愈。各减半，去石脂，再十剂，元气如故。此痢世不常有，但不可执此方以治他痢。

一受暑湿毒，水谷倾囊而出，昼夜七八十次，脓血稠黏，大渴引饮，百杯不止，人谓热毒攻肠胃，谁知膀胱热结，气不化乎。水湿无不从膀胱出，然膀胱必奉肺气发始能化。今胃受暑，热熏肺，肺不能受，乃移热于大肠，大肠奔迫，必郁结于膀胱。膀胱热结则气不化小水短赤，湿热尽趋大肠出，如决水转石。法须清膀胱热，以迅利小水。然不可徒清膀胱。盖水出高原，肺不热则小水自行，肺与大肠①相表里，肺热大肠始热，肺热大肠始热，故清大肠不若清膀胱，清膀胱又不若先清肺热。用**清源止痢汤**：黄芩、紫参、诃子、花粉、地榆三钱，茯苓五钱，甘草一钱。二剂止。此清化源方也。黄芩、地榆凉肺，即解大肠热。紫参清肠胃热，又消积聚，通二便。诃子固肠脱，合茯苓、甘草，则通中有塞，又有调和，所以特神。

一下痢纯血，如陈腐屋漏状，肛门大开不闭，面反红润，唇如朱涂，人谓痢疾死症。苟阴犹未绝，有可续之机。凡下痢纯血，开手即宜用补，因人执痢无补法，不知前症何常不可补。补阳则有宜有不宜，补阴药止痢，实无不宜。世人一见红白，

---

① 大肠：原作"膀胱"，义晦。钱本、《辨证录》作"大肠"，今改。

不问虚实，盖用攻邪逐秽，以致白变红，红变陈腐屋漏色。下痢纯血，原是阳旺阴虚，不补阴制阳，反助阳攻阴，则阴愈虚，阴极则有降无升，肛门大开，不能收闭，正其验也。面红润，唇如涂朱，正见阳在上，阴沈在下也。阳宜降反升，阴宜升反降[1]，宜必死，然奄奄不死者，以阴虽降未绝也。急宜救阴，以引阳气下降，并补阳以提阴气上升，亦死里求生法也。用**补阴升提汤**：山药、人参、枣皮、熟地、茯苓一两，白芍三两，升麻二钱，甘草一钱，北味三钱，诃子三钱。二剂痢止。倘仍如前痢，似阴已绝，阳不能交，不治。此助阴提气圣药，苟阴气未绝，未有不升提者。正不可一用无功，后遇此病置此方不用。如下纯血，急投此方减半，何至死亡。

一贪饮久，湿热所积变痢，虽无崩奔状，必有溏骛，经年不愈，人谓酒积在脾，谁知肾泄乎。酒性湿热，无经不达，惟肾则不能入，既不入肾，何成泄？盖酒气熏也。气熏肾中，肾即醉于酒味，正不必湿热尽入也。肾时旺尚能胜酒，湿热之病不生，至肾衰，酒且欺肾，湿热侵，肾不能敌，乃移邪于脾，脾久困，湿热不能再藏，乃积而作痢。虽积在脾，实在肾。但治脾痢不愈，必治肾。然徒治肾，病亦不愈，必须解酒毒，分消湿热，不治痢自止。用**化酒止痢汤**：人参三钱，白术一两，枣皮、茯苓、柞木枝、白芍、苡仁五钱，黄连一钱，槟榔五分。四剂痢自止，不可多服。后仍忌酒，否则仍发。盖酒气熏蒸于肾，受毒最深。此方解之，则脾胃更苏。倘仍然酤饮，则酒入脾胃，克伐较前更甚，盖已伤不可再伤也。如大兵扫贼，甫庆

---

[1] 阳宜降反升，阴宜升反降：原作"阳宜降不升，阴宜升不降"，义晦。据钱本、《辨证录》改。

粗安，复引贼再犯，民经扰后，其困益甚，攻之不可，抚之不能，竟殒天年，慎之。

一经年里急后重作痢，乍作乍止无休，此休息痢，元气已复，邪气尚存也。痢忌妄止，必因势利导，用补为通，不可用补为塞。补以通之，则通中能止；补以塞之，则塞后宜通。苟邪未涤除，补塞太早，痢经遽止，邪在腹中，时动时止。况益厚味加劳役，休息成。法宜以利为主，利小水不若利大便。盖正气已复，膀胱能气化以分水，何必再利小便？邪不尽，必留大肠，利大肠则邪尽下。然利大肠药，必从胃入脾，由脾入大肠，吾恐肠胃未受益，脾胃先得损。用**尽秽丹**：大黄、滑石、厚朴、槟榔一钱，地榆二钱。为细末，炼蜜丸，一次服尽，后用膳压之，不使留胃中，必得微利为度，一利痢顿除。此专下大肠湿热。邪原在大肠，故一用奏功。倘畏损伤脾胃，用参汤送之更妙。然宜虚人，不宜健客。

一中气不顺，口中作嗳，下痢不止，人谓湿热作痢，谁知气逆作痢乎。痢多因湿热，然湿热所以停积腹中者，多气阻也。夫大便气闭则结，逆则泄。湿热更兼气逆，徒消湿热不理气，则过于下行，气必更滞。法宜利气，佐消湿泄热为妙。然气所以逆者，以下多亡阴，阴血亏损，气乃不顺，遂因而作逆。欲气之逆者仍返顺，必须补阴以生血。然血难遽生，阴难骤长，用顺药入补阴补血中，则痢速止。用**荜茇散**：荜茇三钱，当归、白芍五钱，牛乳半斤。同煎一半，空心服，不必三剂。盖荜茇顺气，且去积滞更神，同归、芍更生长阴血。佐牛乳者，牛属阴，乳，血类，无形之阴血不遽长，用有形阴血以滑肠中迫急，则血无伤，阴不损，转佐气以去结滞，故奏功甚捷。

一肠辟下血，另作一派，喷唧而出，且有力射远，四散如筛，腹大痛，人谓阳明气冲，热毒所作，谁知气血下陷极乎。清气上升则浊物自降，惟清阳不能升，浊阴之物尤留滞于肠中不化，况又助湿热，则血不能藏，乃下注喷射。或疑血不能上藏，洞泄宜矣，何下出如筛？此湿热太盛，邪欺正虚，逞威作势也。至另作一派，唧血远射者，又有说。邪正不两立，正化食，邪化血，正衰不敢与邪战，听邪气化血，不与邪气化食，邪气遂驱肠中之血以自行，肠中食既不得出，居腹作痛，未免食与血斗，邪气怒食相侵，夺门而出，欲避食同行，出恐不远，故另作一派，远射有力也。宜升阳气，泄湿热。正气盛，邪气自衰，邪衰，血亦不下。**用升和汤**：陈皮、甘草五分，当归、前子、黄芪三钱，熟地、白芍五钱，生地二钱，丹皮、升麻、黄芩一钱。四剂痊愈。方名升阳，实多补阴药。盖下血久，其阴必亡，但升阳不补阴，则阳气愈陷，以阳升于阴气之充也。用归、芍、二地补阴，后益黄芪补气，则气自升，不必升麻，阳已勃勃欲举矣。况助升麻，又加车前子去湿，丹皮、黄芩散火，则湿热两消，何气再陷？此升阳全在于和也。

一痢久不止，日夜数十行，下如清涕，内有紫黑血丝，食渐减少，脉沉细弦促，人谓湿热毒未除，谁知瘀血未散乎。痢成于湿热，未闻成于瘀血，此言恐不经。不知血喜流行，不喜于滞，血不流行，血乃化瘀。况因内外之伤以成瘀，欲不为痢难矣。夫人饱食后加疾走，或饮酒余多叫号，或殴伤跌磕忍疼，或大怒气无可泄，或遏郁而愁无可解，或餐燔炙太多，或受诃责非分，皆能致瘀成痢。及成痢，投治痢药绝无一验，以似痢非痢也。宜消瘀不治痢。用**消瘀神丹**：乳香、没药、广木香、槟榔一钱，桃仁十四粒，滑石三钱，白芍五钱。神曲糊为丸。用米饮下百丸，连服二日，下秽物而愈。倘二日少痊不痊愈者，此瘀盛也。用大黄一钱煎汤，送前丸二百，必愈。方妙在治瘀，痢未常不兼治。凡久不愈者，可用此以下瘀血，要在人消息耳。

癥　瘕

一肝气甚郁，结气块在左胁中，左腹上动痛静宁，久渐壮大，面黄枯，吞酸、吐痰无休，此木郁成癥瘕也。夫肝木喜飞扬，不喜闭滞，肝郁必克脾胃，土受木克，则气不能畅行于脏腑，遇肝部位，必阻滞不敢行，日积月累，无形化为有形，非血积成瘕，食积为癥。宜舒肝郁，助脾胃气，则有形化为无形。倘误认为食，妄用消导，误认为血，轻施败血，则脾胃气大伤，肝郁仍不能解，势必其形愈大，每致死不悟，不可悲乎。用**平肝消瘕汤**：白术、白芍一两，当归五钱，柴胡、神曲一钱，山楂一钱，枳壳一钱，半夏一钱，鳖甲三钱。二十剂块全消。此平肝解郁，肝气舒，不克脾胃，则土气自安，又加白术健脾开胃，则脾胃气旺，不畏肝克，气自通肝，又何阻滞？况山楂、鳖甲攻坚去秽，如主将健，军士勇敢善斗，贼亦何苦死战不散乎？且原无贼党，不过自己畏怯，闭塞门路，一旦资财富饶，兴工动作，重开路径，何至郁闷不舒，再堆粪土。

一脾气虚寒，又食寒物，结小腹间久不化，成硬块，久能动，人谓征结生瘕，谁知命门火衰不能化物乎。脾湿土，非命门火不生，亦非命门火不燥。倘命门火衰，则釜底无火，何以蒸腐水谷？如阳和之地，有太阳照则万物发育，阴寒之地，则雪积冰坚，草木萎槁，安得萌芽？非土得火之验乎？淤泥湿田，非烈日炎氛未易烁干，是土又得火而燥也。人脾土亦然。无火则脾湿，湿则脾气不化，饮食停住于中，癥瘕生。湿能生物，又加癥瘕之结，宜有变动之物以成其间[①]，然乘其初动，用逐秽攻坚，未尝不可遽去。但因火衰，致土衰，由土衰生物，仍用攻逐之法，则愈损脾阴，何若仍补命门火以扶脾气，则旺土自能消化，不用攻逐癥瘕自开。用**温土消瘕汤**：茯苓、白术一两，肉桂、枳实二钱，山楂一钱，人参、巴戟五钱。十剂全消。方用巴戟、肉桂温命门火，火旺阴邪自灭。参、苓、白术健脾又利湿，湿去燥土温和，寒虫水怪何所潜形？况有楂、实原能攻逐乎。此治本又治标者也。

一胃气虚，食不能消，偶食硬物存胃中，久变有形物，腹中乱动，动则痛不可忍，得食则解，后渐大，虽饮食亦痛，人谓痞块成鳖，谁知似鳖实非乎。盖痛时手按，宛如鳖背，又四足齐动，何谓非鳖？盖鳖动物，既成鳖，岂肯久安一处，其非鳖明甚。既非鳖，何形宛如鳖？盖胃属土，土所生物，大约四足居多。土所生物喜静不喜动，故安土重迁，形如鳖而不移。但喜静，何乱动？盖觅食充饥，动静之物皆然。试思得食则减，其乱动非索食之验乎？日供饮食，身形必大，及大，饮食不足以供，自嚼伤皮肉，安得不痛？当以杀虫为主。然杀虫必伤正气，又宜补正。用**攻补两益汤**：榧子、使君子十个，白薇、雷

---

① 宜有变动之物以成其间：此十字，原作"宜有变之水以成其门"，义晦，今据钱本改。

丸、神曲三钱，槟榔二钱，白术一两，人参五钱。一剂腹必大痛，坚忍茶水半日，如渴，再服，少顷，必尽下虫秽物愈。不必二剂。方用杀虫药于参、术中，且以二味为君何也？盖冲锋破敌之师，必得圣君贤相运筹帷幄，始能决胜千里。倘徒用杀虫，未必无功，然斩杀过多，自损亦甚。

一气虚下陷，食停脾胃成块，久形渐大，悠悠忽忽，似痛不痛，似动不动，人谓痞块，谁知由于阳气不升乎？脾胃气不可下陷者，倘饥饱劳役伤其形，房帏秘戏伤其骨，又不节口腹，则脾胃气又何能升？脾胃气降则阳闭阴中，阳闭阴中，阴自离阳，内阴阳不交，饮食不易消化。饮食即能化，气结不伸，亦能成形，但其形外大内歉，按如空虚，现假象惑人也。法不必治块，惟升阳气，脾胃不下陷，气块不消自化。用**补中益气汤**：人参、当归三钱，黄芪、白术一两，甘草、陈皮、柴胡、半夏一钱，升麻四分。此汤乃提阳气圣药。病本气虚，故用黄芪为君。白术用一两者，以块结于腹，取利腰脐，通上下气。参、归助芪、术生脾胃土。土旺用升、柴提之，则气尤易升。癥瘕未必无痰涎相壅，故加半夏于陈、草中，则消痰不耗气，同群共济，发扬阳气，即有邪结，无不散。况原系气块非血块，有不消化哉。

一饮食时被惊，遂致停滞不化，久成癥瘕，医作痞块治不效，用补药亦不效，盖惊未收也。少阳胆主发生，一遇惊则气郁不伸。肝胆相表里，胆病肝亦病，同病相怜，必加怒于脾胃。土畏木旺，虽欲消化糟粕，惟恐木夺其权，逡巡畏缩，不敢转输，于是木土之气两停肠胃，遂成癥瘕。必须开少阳郁，佐之平肝，则脾胃不畏肝胆，自能分消水谷，何癥瘕不散。用**逍遥散**：白术、柴胡二钱，白芍五钱，当归、鳖甲、茯苓三钱，二陈一钱①，甘草五分。十剂痊愈。此解郁神剂，专入肝胆二经，郁开，脾胃癥瘕不攻自破。

一偶食难化物，又被惊，气结不散，食亦难消，因而痰裹成瘕，此惊气闭结也。惊则气下，食宜随下，胡因惊反阻滞耶？不知气无形，食有形。无形气随惊下降，有形物随惊上升。且惊则气下，气下肝中，非气下脾中也。气下肝中，则肝气不散，势必下克脾土。无物相间，尚留物而不化，况原受难化物于未惊前，又安能既化？此癥瘕所以长存腹中也。法必去惊气，大培脾胃，自不攻而散。用**培土化瘕汤**：白术一两，柴胡、白薇、山楂、厚朴一钱，茯苓、雄鼠矢三钱，枳壳五分，神曲、生首乌、白芥子二钱，鳖甲五钱②，白芍五钱，山药四钱。二十剂全消。此用白术培土，何又用白芍平肝？盖脾弱由肝胆制也，平肝胆正培脾胃也。木既不克脾胃，土气自升，无物不化，况益消癥破瘕，何块不除，何必用安惊挥骇乎。且柴胡已舒肝胆气，胆扬肝快，即有惊骇，消归何有，宁患癥瘕哉。

一饱食即睡卧风露间，醒觉腹中饱闷，遂成痞。人谓食未消，谁知风露邪裹痰于胃乎。风，阳邪，露，阴邪。二邪合，最难化物，每停腹中不散。宜通阴阳，使阳邪入阴中，阴邪出阳外，阴阳正气两不相损，而后入阴出阳，痰气开，邪易遁。然阳邪不过居胃中，阴邪每越出胃外，凡药皆归胃，邪在胃易

---

① 二陈一钱：钱本、《辨证录》作"陈皮一钱、半夏一钱"。

② 五钱：钱本、《辨证录》作"一钱五分"。

散，邪不在胃何能即散？然邪分阴阳，但补阴阳正气，邪不祛自散。用**两祛丹**：白术一两，人参、生首乌、鳖甲末、地栗粉、当归三钱，神曲、茯苓二钱，半夏、贝母一钱。十剂痞全消。此脾肾兼治也。脾肾俱属阴，何置阳不问？不知阳邪入阴分已全乎阴矣。全乎为阴，是忘其为阳，故治阴不必治阳。然方治阴，未尝非治阳，故能入阴中，又能出阴外，阴邪阳邪有以消之。

一食蔬菜，胸膈有碍，疑有虫，因作痞，人谓虫子作祟，谁知心疑物不化乎。脾胃主化，物凡入胃即化，既虫入胃到脾，又安有不化？虫既化，何成痞？盖疑心害之也。脾胃化物，全藉后天火气。后天火气在心包，先天火气在命门，心包生胃，命门生脾，二经火旺后能化糟粕，出精微，土得火而生也。食菜动疑则心动，心本无为，动则有为，必包代君出治者也。心包主动不主静，宜有为，心既有为，心包反不能有为。宜动不动，宜有为不为，则心包不代君出治，则火气不入胃，胃不能化物，脾遂不为胃而运行，饮食又安得而化？自停住腹中成痞。若不解疑心，健胃脾消痞，癥痞宁易哉？用**释疑汤**：人参、茯苓三钱，巴戟、白术五钱，白薇二钱，甘草、肉桂一钱，使君子三枚，砂仁三粒，广木香三分，菖蒲五分。十剂全消。此温补心包，心包气旺，则心包火自升腾，心包火动，宁安无为，不代心包宣化哉。心包火宣于胃，命门火自翕从，不啻如夫妇同心，合力攻击，虽有癥瘕，何不立化。

卷 八

疟

一疟先腰痛，头痛且重，寒从背起，先寒后热，热止汗出，不能即干，遍身骨节疼痛，小水赤短，人谓脾寒，谁知太阳膀胱疟乎。疟即风邪，风从太阳入，疟邪独不从太阳入乎？惟冬月风邪入太阳成伤寒，何夏秋风邪入太阳成疟？盖冬风至寒，夏秋风至热，风不同，病亦异。虽无食无痰不能成疟，岂夏秋多痰食，冬月独无乎？明是热风作祟，裹痰食不化，行阴作寒，行阳作热也。痰食遇寒则停住，遇热则流行，何反裹痰食不化？不知热风最销烁诸物，明欺痰食易化，包藏胸腹中，脾胃正气恶其包藏，乃相争夺，于是寒热酷烈，因衰盛分胜负。正不敌邪遂狼狈，无津液养身，骨节所以酸痛。正既不敌邪，邪更张，反截其路，小便不能遽出，邪火入，故短赤。宜健脾胃，散太阳邪，消痰化食，邪无恃自散。用**开邪汤**[①]：茯苓、白术五钱，前胡、柴胡、人参、青皮、枳壳、山楂、半夏一钱，甘草五分，猪苓二钱，白蔻三钱。三剂愈。此健脾胃则土旺，敢与邪争，

---

① 开邪汤：《辨证录》作"开邪散"。

健脾胃妙在利水化湿，引邪直走膀胱。膀胱，太阳经也，邪从太阳入，仍从太阳出，何其顺也。邪入本经，尤易分消。尤妙不专散太阳邪，兼表少阳郁。盖少阳乃太阳去路，早断之，则邪不得不趋太阳原路。况消痰化食，无不得宜，则堂堂之师，贼自惊遁。

一发疟时先热，头痛鼻干，渴欲饮水，目眴不得眠，甚则烦燥，畏火光，厌喧哗，人谓热疟，谁知阳明胃疟乎。阳明胃多气多血，邪入阳明，其势自大，胃容水谷，宜足容邪，邪入何反作祟？盖水谷正资盗贼粮也。如贼居小处，势不能张，贼不舒展也，乃突围而出，入通都大邑，足供其欲，流毒必加倍，后必贪心未厌，放抢四郊，横掠旁郡，阳明胃邪亦如之。胃中水谷本充饥渴，耽耽虎视，索水救内炎。水愈多，渴愈甚，渴甚多饮，则水停心胃，心气为水遏，不得下交肾，则心肾两开，何能寐？心不能下交于肾，则肾畏火炎，又何敢上交于心滋心液，自心无所养，烦躁生。烦躁生，火邪更炽，伤火更畏火势也。畏火者喜静，喧哗，动之极也，安得不恶。势必急泄阳明胃热邪。然火邪居胃，燥干津液，胃气必虚，使不补正，则正气消亡，邪益跳梁，故须于补中以泄火邪，则正不伤，邪亦易解。用**平阳汤**：干葛二钱，人参、贝母、石膏三钱，茯苓、白术、麦冬五钱，橘红、柴胡一钱。四剂愈。此参、术助脾胃气，干葛、石膏泄阳明火邪，贝母、橘红消阳明痰食，麦冬滋肺，柴胡舒胆，茯苓泄太阳滞，攻补兼施，彼此相制，邪自就抚。

一疟初发，往来寒热，口苦耳聋，胸胁胀闷作痛，或呕或不呕，此少阳胆疟也。风邪必不敢遽入于脏，每伏于半表裏，乘虚弱而后深入，进与阴争则寒，退与阳争则热。半表里，少阳地也。疟发必有寒热，寒热往来，适少阳所主。口苦，胆汁外泄。耳聋，胆气不舒。胸胁胀闷作痛，胆血有滞。或呕或不呕，胆挟痰食上冲也。治疟法虽多，大约不能外少阳。况病原少阳，乌可舍少阳别治。但少阳疟分偏阴偏阳，偏阴多寒，偏阳多热。有纯热无寒，纯寒无热，皆正少阳造其极，补偏救弊，总不可离少阳。用**和疟汤**：柴胡三钱，当归一两，茯苓、白术、生姜、白芍五钱，半夏、山楂、青皮一钱，甘草五分。三剂愈。此无一味不入少阳经络，又无一味不入脾胃脏腑。祛邪复补正，解表随固里，真和解仙丹，非特祛疟神剂。

一发疟，先寒作颤，后变热，面色苍白，善太息，甚者状欲死，或头疼而渴，人谓寒热相间之疟，谁知厥阴肝经之疟乎。肝疟由少阳胆入，使肝木自旺，则少阳之邪何敢深入？今肝虚，邪遂乘入。肝气本急，邪入肝中，反两胁不胀满，肝太虚也。盖肝旺必怒，不怒但太息者，肝弱极，不敢怒，又恶邪侵，力不能制，无可如何之势也。甚如欲死者，因力难制邪，情愿死殉，气逆不能发声，非真死也。气逆火升于上，不易下降，咽喉自存火气作渴。宜急补肝以祛邪，不纵邪以伐肝。用**补肝祛疟汤**：当归、白芍、生首乌一两，鳖甲三钱，茯苓五钱，青皮、柴胡、甘草一钱，半夏二钱。二剂愈。此不祛邪，全补肝气，肝旺邪气难留。得柴胡引出少阳，则邪有出路，自然易解。

一发疟，先寒后热，寒从腹中起，善呕，呕已乃衰，热过汗出乃已，人谓感邪作疟，谁知邪盛太阴脾经乎。脾，湿土，原易生痰，痰生，食本难化，又风邪合，自易成疟。各经疟，俱宜兼顾脾土，岂脾自病，反置不补乎。惟脾湿土，其性难温①，补脾兼补命门火，则土得温和之气，痰湿自化，痰湿化，风邪无党，难于作愍，欲久居于脾不可得矣。用**温脾祛疟汤**：白术一两，茯苓、山药、芡实五钱，人参三钱，肉桂、炮姜、橘皮、半夏、甘草一钱，白蔻三粒。三剂痊愈。疟多本于脾寒，此尤治脾寒圣药。凡脾胃虚寒得疟，无论一日二日，皆神效。

　　一发疟，寒热俱盛，腰痛脊强，口渴，寒从下起，先脚冷由腿而脐，由脐冷至手，颈以上则不冷，人谓寒疟，谁知少阴肾疟乎。此须补阴为主，倘开手用祛邪药，必变四日两发。盖此疟原是内伤于阴，邪乘阴虚遁入耳。初起用补阴加散邪药，随手奏效。无如人但去邪不补正，遂至阴愈虚，邪益深。然邪乘阴虚入，仍补阴，阴盛邪自退。用**退邪汤**：熟地、生首乌一两，当归、鳖甲、茯神、山药五钱，白芥子、人参三钱，柴胡五分。四剂愈。此补肾真阴，何以加人参、柴胡舒少阳气、健脾胃土？不知邪入肾经，在治法，势必提出少阳半表里，而后风邪易散。又恐柴胡入至阴提出至阳，非人参则升提无力，故用以健脾胃，土有生气，阳足以升阴也。况鳖甲、首乌入阴攻邪，邪何能久恋不去乎？及阴越出于阳，阳气不虚，岂容邪存在，阴阳并攻，邪自却走。

　　一四日两头发疟，终年不愈，但热不寒，虽有汗，不渴，每发于夜，人谓阴虚极，谁知阳衰极乎。阴平阳秘，则邪不能犯，邪入每乘阴阳之虚，疟邪亦然。然疟必先入阳，后入阴。

---

① 难温：《辨证录》作"原湿"。

入阳发近，入阴发远，入至阴其发更远，四日两发者，乃《内经》云"间二日之疟"，即邪入至阴也。邪入至阴最难祛逐，以阳气衰微，不敢与邪相战，邪安居至阴，有无可如何之势。邪正不两立，正不容邪，邪每欺正。今邪居至阴，竟安无事，是邪正两不相分，竟忘其为邪也。如强梁奸主妇，初则相争，及主负创不敢入室，反客为主，鹊巢久居，主妇必欲祛除，力难制缚，不得已偷安同梦，忘其夫之在外。倘主奋勇，邻朋相助，与强梁战，妇必内应，可连战取胜，此疟实同。必大补阳气，后益攻阴，则邪出与阳角，始成功。倘谓阴虚用滋阴药，邪且乐得相资，虽佐祛邪，彼且紧闭至阴之藏，不能入，愈坚不出之念矣。用**升阴祛邪汤**[①]：人参、生首乌、鳖甲、熟地一两，茯苓、枣皮五钱，肉桂、柴胡一钱，白芥子三钱[②]。二剂寒热交战，病反重，四剂愈。此阴阳两补，意重补阳，阳旺敢与邪斗，初服阳与邪战，故病重。兼补阴者，助其阴，邪不敢重回至阴内。用柴胡提阴气交阳，则邪亦从而出，一遇阳气，则彼此大斗。又鳖甲、首乌智勇绝伦，邪自披靡而遁。

一哀哭过伤，痢后成疟，困倦甚，人谓疟母未消，谁知阴阳两亏。阴阳正气旺，邪不能侵，正衰，邪不肯散，是疟之盛衰，全视阴阳之衰旺。下多亡血，亡阴也；悲哀伤气，伤阳也。阴阳两亏，正虚极，何能与邪争？听疟邪往来为日数间止，邪盛则盛，邪衰则衰，邪反为主，正反为客矣。宜助正以祛邪，不可攻邪以损正。倘惟事攻邪，则正愈虚，汗必大出，阴虚阳

---

① 升阴祛邪汤：《辨证录》作"提阴升阳祛邪汤"。

② 三钱：此下《辨证录》有"白术一两"。

散而死。用**救衰汤**①：人参、黄芪一两，白术二两，炙草一钱，当归五钱，半夏三钱。十剂愈。此补正气，又加半夏消痰，盖疟正藉痰而久居，惟补正消痰，则正自旺，痰自消，痰消正更旺。方妙在半夏，则补非呆补，消非峻消。

一疟，卯刻寒起，至酉方热，至寅方休，只苏一时，人谓风邪入营卫，谁知寒气入阳明乎。足阳明与冲脉合宗筋，会气街，房事后，阳明与冲脉之气皆夺所用，其中必虚，寒邪乘之，而入舍于二经，二经过胫，会足跗上，因邪相舍，二经之阳日亏，不能渗荣经络，故疟行不能止。宜补二经虚，兼散寒邪，则阳气自旺，寒邪难居，得汗可解。然足跗道远，非多加药饵不能到。用**解寒汤**：人参五钱，白术一两，附子三分，苍术三钱，川芎二钱，柴胡五分。二剂汗出愈。用参、术补气，芎、柴、苍术发汗，附子引阳明、冲脉、宗筋、气街之所，自气无秘塞，邪散无闭结。

一疟发于寅、申、巳、亥日者，人谓痰疟。亦有辩。夫昼发为阴中之阳，夜发为阳中之阴。故昼发于巳退于申，巳阳申阴也；夜发于亥退于寅，亥阴寅阳也，以此辨之。虽然阳病在气虚，阴病在血少，然无痰、无食终不成疟，消痰化食宁异？且痰食不消，结成疟母，要不离乎肝气郁结，以克脾土。疏肝健土，则脾胃气旺，痰食自化，是治肝以治疟，阴阳正不可异也。用**疏肝两消汤**：当归、白芍、茯神三钱，陈皮、半夏、厚朴、甘草、白芥子一钱，柴胡二钱，白术五钱。气虚加人参三

---

① 救衰汤：《辨证录》作"救正汤"。

钱，血虚加熟地八钱。八剂，必大汗愈。此阴阳两治法。妙在阴中引阳以出阴分，阴又不伤；阳中引阴以离阳分，阳又无损。两相引，阴阳正气日盛，自两相制，阴阳邪气自消。况气虚加参助阳，血虚加熟地滋阴，又阴阳分治，何疟不除。

虚

一多言伤气，咳嗽吐痰，久则气祛，肺中生热，短气嗜卧，不饮食，骨脊拘急，疼痛发酸，梦遗精滑，潮热出汗，脚膝无力，人谓劳怯，谁知先伤于气乎。伤气，伤肺也。肺伤则金不生水，肾无化源，又何以分余润养脏腑乎？此肺所以生热也。肺热，清肃之令不行，膀胱之不化，脾胃俱失运化之权。土亏金益弱，金弱水益虚，水难养肝，木燥，水不灌心，火炎。木燥侮金，火炎克肺，欲气再旺得乎？气衰则不能摄精，精涸不能收汗，汗出不能生力，故骨脊酸疼，饮食懈怠，欲卧不可得。必先补肺兼补脾胃。盖脾胃，肺母也。用**益肺丹**：人参、白术、当归、山药、芡实三钱，麦冬五钱，北味三分，柴胡、荆芥五分。二十剂诸症愈。或疑损肺者益气，未闻损气者益肺，今何益肺气旺乎？不知伤气，伤肺也。补肺兼补脾胃，虽益肺，实益气也。肺衰则气衰，肺旺则气旺，气衰可不补肺哉？补肺又何能舍脾胃哉。

一失血后不节劳慎色，内热烦渴，目生花见火，耳蛙聒蝉鸣，口舌糜烂，食不知味，鼻孔干燥，呼吸不利，怠惰嗜卧，又不安贴，人谓痨瘵之渐，谁知伤血乎。肝主藏血，失血，肝不藏血也。然肝何以不藏？非大怒动血，必大劳损血。动与损各不同，补养则一。无如酒、色、财、气皆动血之谋，耳、目、口、鼻皆损血之窍。养血无方，补血缺药，失血往往难痊。倘早用平肝止血药，何至濒危不救。但因失血成损，不急补血，则已损者何以来复，未损者何以不伤。然徒补血，血不骤生，已败之血损其内，情欲损其外，亦必死。盖补血须补气，养血宜益精，使阴阳两资于上下，肝脏之血，已损者能增，未损者能固。用**缓中汤**：当归、白芍、熟地、人参一两，甘草、炒荆芥一钱，山药、麦冬五钱，三七根末三钱，黑姜炭五分。三十剂愈。此气血同补。然补气少，补精血药多。以失血毕竟阴亏，多补阴，少补阳，则阳生阴不至太亢，阴制阳不至太微，自气行血中以生血，即血固于气内以藏血，尚有走失哉？况荆芥引经，三七、姜炭止血，自无不咸宜。

一入房纵欲，不知葆涩，形体瘦削，面色萎黄，足软膝细腿摇，皮聚毛落，不能任劳，难起床席，盗汗淋漓，此因损精也。阴精足者其人寿，然世无精足之人，故肾有补无泻。世无精足，何不尽患病？亦节与不节耳。贪片刻欢，损百年寿，不可悲乎。夫泄精致死，本自速其死，然未致死，医宜救其生。法不外填精。然泄精既多，不特伤肾，且伤脾，脾伤胃亦伤矣。胃为肾关，胃伤关门必闭，补精药安能直入肾宫？是补肾须补胃，脾胃又相表里，故填精药宜合三经同治。用**开胃填精汤**：人参、麦冬、枣皮、茯苓三钱，白术五钱，熟地、巴戟一两，北味一钱，肉蔻一枚。三十剂顿愈。方虽难起死，实可填精，人亦加意用之乎。

一行役劳苦不休，致筋拳不伸，缩不弛，卧床呻吟，身疼痛，肢酸麻，此非痿，实伤筋也。筋属肝，肝衰旺，筋亦如之。损筋，损肝也，补肝可缓乎？然肾生肝，水足肝旺，水虚肝衰，故筋衰补肝，肝衰仍须补肾。然补肾，肝固受益，能禁日取给乎？更补心气，肝木不必生心，肝得肾滋，叶条达，筋自润矣。用**养筋汤**：白芍、熟地、麦冬一两，炒枣仁、巴戟三钱。十剂症尽痊。此心肝肾三经同治。凡三经病通治，非独治阳明筋症，在人变通也。

一久立腿酸，立而行房，足必无力，久之面黄体瘦，口臭肢热，盗汗骨蒸，人谓瘵病，谁知起于伤骨乎。骨立全赖骨髓，无髓则骨空，何所恃以立乎。是无髓而伤骨，非伤骨即无髓。然伤骨亦能耗髓，况立行房，骨与髓两伤乎。伤髓即能伤肾，且欲立而不能，况并伤骨，又何能不痛哉。且精足而后髓足，髓涸者，肾水先涸。肾水涸则精少不能化髓，故骨空。欲补骨髓，必先充肾精。用**充髓丹**：熟地、枣皮一两，石斛、沙参五钱，骨皮、牛膝、茯苓三钱，北味一钱。此填补真阴，使水足精满，髓充骨健。倘用冷药补胃，或热药助阳，欲熬津液，必成痨瘵，非医之咎乎。

一过喜大笑不止，至唾干津燥，口舌生疮，渴欲饮水，久之形槁，心头出汗，人谓阴虚火动，谁知阳明[①]火炎乎。心属火，乃阳火，肾属水，乃阴水。阴水得阳火而烁干，阳火须阴水以灌溉。心火非肾水相交，不能止炎上之性，惟是肾水无时不交心。心中无液则心必燥，何心头偏出汗？不知喜主心，心

---

① 明：《辨证录》作"旺"。

喜极反伤心。盖喜极则心气大开，津不上于唇口，尽越于心头之皮肉，故肾津即化汗，何能上济于廉泉，明是心气截流断塞也。不必补肾水，仍补心气，廉泉穴自通。用**通泉饮**：炒枣仁、麦冬一两，天冬、人参、丹参三钱，柏子仁三钱，北味、甘草、远志一钱，当归五钱。三剂痊愈。此补心气又生津液，何必补肾以通源。

一用心思虑太过，精神恍惚，语言倦怠，忽忽若失，腰脚沉重，肢体困惫，人谓祛成，谁知心劳伤神乎？心藏神，神久安于心者，心血旺也。思虑无穷，劳其心矣。心劳则血沸，沸则血渐耗，耗则神无所养，恍惚无定。但神宜静不宜动，神动心更动，心动血益亏，血亏神愈动，虽肾水资，血不能滋，肝木养，液不能入，寡弱之君，势将出亡，将相辅佐无权，望强健不得，故腰膝肢体沉重困惫。用**定神汤**：人参、黄芪一两，茯神、白术、丹参、生枣仁五钱，当归五钱，远志、丹砂末、柏子仁、甘草一钱，巴戟、山药三钱，白芥子二钱。十剂愈。此脾、胃、肺、肝同治。盖心为孤主，非强臣戴护，神必下堂。今脾、胃、肺、肝同治，则扶助有力，心神自旺，劳伤自愈。

一劳心经营太过，心火沸腾，先夜梦不安，久惊悸健忘，心神憔悴，血不华色，人谓心气弱，谁知心血亏乎。心君宜静不宜动，静则心火不炎，肾水自来相济，若动则肾与心气两不相交。火升水降，莫不相关。盖肾水得心火温则生，肾得烈火熬则竭。过劳火动，烈火非温火，肾畏之不暇，敢升以受火威逼乎？水不升，心愈燥，且自焚，虚损成，不必外邪耗也。五脏损至心而亡，今心先损，不治。然各脏腑不损，心有取给，正有生机，补各脏气，自虚者不虚，损者不损。宜补脾、肾、肺、肝气。用**卫主生气汤**：人参三钱，白术、麦冬、北味、炒枣仁、白芍、玄参一两，白芥子二钱。二剂愈。此五脏兼补药也，然觉独补心。倘补心不补各脏，或补一二脏，不兼补五脏，反偏胜，俱非善法。

一任情房战，初则鼓勇而斗，不易泄精，久则阳物不刚，易于走泄，后频举频泄，欲忍精获欢不得，骨软筋麻，食少畏寒，此肾中水火两损也。久战不泄，命门火旺也。肾中无火水不生，无水火难养。频泄者，水去火亦去矣。过于泄精，乃肾火不能藏也。火不藏，水始泄，交感兴酣，泄精必不多，正肾火不大动也。火动极，水泄极。泄极火无水养，更易动，易动加易泄，则水火两伤，欲肾不损得乎？必大补肾水，不可遽补火。盖水涸补火，火且炎上，惟补水，水足制火，且水足火自生。用大剂**六味汤**煎服。二月后加桂附补命门火，则水火既济。八味，水中补火，补阳兼补阴。故补火无亢，补水不寒。

一动即大怒，两胁胀满，其气不平，虽欲忍气，频耐频忘，头疼面热，胸膈胀痛，人谓肝气旺，谁知肝血损乎。肝得血以藏之，则性不急。惟肝血不藏，肝无血养，肝气不舒，遂易怒。盖肝气藏，肝血必外越，肝血藏，肝气必外疏。肝气泄，肝血内生，肝血泄，肝气内郁，二者相反而相成也。易怒者，血欲藏不得藏，气欲泄不得泄。宜补肝血使藏，平肝气使泄。用**加味逍遥散**：白芍一两，白术、陈皮、当归五钱，甘草五分，茯苓二钱，柴胡、半夏一钱，炒栀子、炒荆芥三钱。十剂愈。方善疏肝气，郁解气血自和，况清火血有宁静，引经血不返还 ①，重用归、芍生新，轻用半、柴解逆，故两收其功。

　　一不食则饥，食又饱闷，吞酸溏泄，面色萎黄，吐痰不已，人谓胃气伤，谁知脾气损乎。脾代胃行传化，胃气全藉脾气运动，胃化其精微，不特脾益，各脏腑皆受益矣。今脾气伤，不能代胃行传化，不特胃气无生，脾不得胃气之化，则脾亦损，必脾胃两损，何能分津液以注脏腑？必大健胃，兼补脾。盖脾胃宜合不宜离，离则脾病胃亦病，合则胃健脾亦健。用**益脾汤**：人参、扁豆、神曲一钱，山药五钱，芡实、巴戟、白术三钱，砂仁一粒，半夏三分，茯苓二钱，肉蔻一枚。服三月胃气开，六月脾壮，有益无损。此开胃药多于补脾，以脾损由胃虚，故补胃自益其脾也。

　　一终朝咳嗽吐痰，微喘，少动，短气不足以息，人谓心火刑肺，谁知肺气自损乎。肺主气，心火刑肺，气必损，然形寒饮冷，肺亦自损，且脏腑虽各有气，然皆仰肺中清肃之气分布。今肺损，自卫不足，何能分布？然虽不能分布，脏腑之取给自若，是肺气愈耗。且肺，肾母，肾水非肺气不生，肺不分布各脏，忍见子渴死不救乎。然杯水难救肾枯，自然子病母气亦尽矣。宜大补肺，兼补肾水。用**六味汤加麦冬五味**，大剂饮之。久之，肾旺肺亦旺。盖肾旺肺不必顾子也。补肾以治肺，此善于治肺，又加麦、味，肺之受益无尽，何损不愈。

----

① 　况清火血有宁静，引经血不返还："不"字疑误。《辨证录》作"况清其火，血有宁静之气；引其经，血有返还之思"。

一贪用饮食，甚至难化物及过寒之味，胸膈饱闷，已而疼痛，后至起嗳吞酸，见美味生嗔，供、芬意憎，人谓脾气困，谁知胃气损乎。脾胃虽相表里，然能入不能出者，脾气衰；能出不能入者，胃气乏。虽胃伤必损脾，脾伤必损胃，亦必别何经伤，使损者多获其益，则胃易开，脾易健。脾虚，肾火寒；胃虚，心火冷。故补脾必补肾火，补胃必补心。今恶食，乃不能食，非不能受，明是胃虚，宜补心火，胃气自开。用**加味六君子汤**：人参、炒干姜二钱，白术、炒枣仁、茯苓三钱，陈皮、甘草五分，半夏一钱，附子一片。二十剂愈。此虽统治脾胃，然枣仁、姜、附补心居重，补脾居轻，实偏治胃。

痨瘵

一恣欲伤精，两胫酸痛，腰背拘急，足弱遗精，阴汗萎靡，精神倦怠，饮食减少，耳如听风雨声，人谓传尸痨瘵，谁知伤肾，痨瘵初起乎。夫妇，正也，何至伤肾？怎耐无端图欢，竟至终身害病，倘不知节，便成痨。成痨必失血，因而吐痰咳嗽，夜热盗汗，畏寒畏热，似疟非疟，似饥非饥，似痛非痛，欲食不能，食之不化，如醉如痴，失情失绪，思色降精，见色动意，鬼交梦遗，于是发寒发热，骨髓中生痨虫矣。宜补真阴，开胃气加杀虫。用**救瘵汤**：熟地五钱，白芍、山药、骨皮、麦冬二钱，沙参三钱，北味十粒，白薇、人参五分，白芥子、鳖甲、茯苓一钱。服一年愈。然必断色欲。此补阴居多，加人参以助胃气，则补阴无腻滞之忧，即杀虫亦非毒药，看之似平，配全精良，治初起痨，神效。

又方，伤肾致生痨虫，必先杀虫后补肾。盖虫不去，补精仅供虫用，精旺虫势愈大。与其补中杀虫，不若先杀后补。今方虽杀虫，仍不损阴，且开胃。名**祛祟丹**：鳗鱼一条（六两），山药三两，芡实一两。水煮极烂，少加青盐，连汤汁一日服完，不必吃饭，隔七日再食，如是三次，虫尽死。另服**起瘵汤**：人参、白芍、沙参一钱，茯苓、麦冬三钱，北味、生枣仁、枣皮、巴戟二钱，熟地五钱，白芥子五分。服二月精旺，三月愈。二方皆异人传。

一夜卧常惊，或多恐怖，心悬悬不安，气吸吸欲尽，淫梦时作，盗汗日出，食不知味，口内生疮，胸中烦热，无力思眠，唇如朱涂，颧如脂抹，手足心热，液燥津干，人谓肾经痨瘵，谁知肾传心，心初受病乎。心主宁静，邪不可侵，邪侵，神必外越。肾痨生虫，岂虫亦传心？邪犯心尚不救，况虫有形乎。不知虫虽有形，虫之气无形，肾气无日不交心，肾中虫气乌得不上交。肾气交心，心受益；虫气交心，心受损，何必虫入心心始病。法仍治肾，然治肾而虫在，虫气仍在肾，心仍受虫害。故救心必须滋肾，尤须杀虫。用**起瘵至神汤**：熟地、麦冬一两，枣皮、茯苓、山药、鳖甲五钱，芡实、白术三钱，杜仲一钱，百部二钱，肉桂三分。十剂虫死，服一月安，二月愈。此补肾安心，惟鳖甲、百部杀虫。鳖甲引百部入至阴内，妙在补阴不伤髓，虫死肾无异气，心自受益，又有麦冬、茯、术相扶，自安奠宫中，攸宁殿上。

一咳嗽吐痰，气逆作喘，卧更甚，鼻口干燥，不闻香臭，偶有闻，觉芬郁尽朽腐气，恶心欲吐，肌肤枯燥，时疼痛，肺管内似虫行，干皮如麸片起，人谓肺痨瘵，谁知心痨传肺乎。肺，娇脏，最恶心火克，心正火刑肺，尚有金实不鸣之症，况尸虫病气移而刑肺乎。然肺之伤者，伤于心之火气。心受虫气伤，自顾不遑，何能分虫气克肺？不知心嫌虫气侵，不自受，嫁祸于肺，况肺，肾母，肺自能交肾，肾之虫气独不交肺乎？心肾交侵，倍重于肾之传心矣。消心中虫气，不若消肾中虫气。然心肾两伤，消虫药必先经胃，虫未杀，胃气先亡，肺气大伤化源，非善也。法宜健胃，分布津液，心肾有益，胃无损，虫得而诛。用**健土杀虫汤**：白术五钱，人参、白薇、前子二钱，万年青一片，熟地、麦冬一两，枣皮、生枣仁三钱，贝母一钱。六剂渐止，三月愈。此补胃不助阳，消虫不损液，肾足制心，心不刑肺，实妙法也。

一目眈眈，面无血色，胁隐隐痛，热则吞酸，寒则发呕，痰如鼻涕，或清或黄，臭难闻，泪干眦涩，尝欲合目，睡卧不安，多惊善怖，人谓肝痨瘵，谁知肺痨传肝乎。肺本克肝，使肝旺，肺何能克？无如肾痨久，不生肝，肝弱可知。肺乘肝弱，将虫气交之，肝欲拒无力，遂顺受虫气。肝，肾子，肾见子受虫气，惟恐肝气不敌，出其气以生肝，虫气即因生同入。况虫久居肾，其啮残于肾必多，安肯久居不出乎。虫蚀肝血，肝又何养？仍须救肾生肝，兼杀虫。用**援瘵汤**：归、芍、熟地一两，枣皮、茯苓、鳖甲五钱，白薇二钱。二十剂痊，服三月痊愈。此肝肾两治。鳖甲、白薇杀虫，不寒不热，无偏胜之虞，能补能攻，又两全之道。杀虫于无形，起死于将绝，非此方欤？痰色青黄，消痰逐秽俱不入肾肝，反伤脾胃，况肝受虫侵，正欲移传于脾，幸脾胃土健，倘再伤，不引虫入中州乎？故大补肾肝，其痰自化，断不敢用消痰逐秽，再伤脾胃。

一胸前饱闷，食不消化，吐痰不已，时溏泄，肚痛腹胀，空则雷鸣，唇舌焦干，毛发干耸，面黄黑，短气难续，便如黑汁，痰似绿涕，人谓脾痨瘵，谁知肝痨传脾乎。瘵传脾本不救，然胃气一线未绝，尚可接续于须臾，胃绝，万无生理，脾绝胃未绝，尚有生机。用二**白散**：芡实、山药二斤，万年青四片。各炒，磨为细末，白糖一斤，滚水调服。遇饥即用，以愈为度。二味健脾尤补肾，故奏功。万年青杀虫于无形，入二味中，虫亦不知，何以消藏。但不可责近效。加人参二两助胃气，胃气健，脾气尤易援。

一阴虚火动，夜热如火，五更身凉，汗时有时无，骨髓内炎，饮食渐少，痰如白沫，人谓骨蒸痨瘵，谁知肾水不能制火乎。肾中水火必须两平，有补无泄，断无有余之水火。火有余，水不足也。骨蒸，正火旺水亏。不必泄肾火，但补肾水，则水足制火，肾既不热，骨髓内又何能热哉。用**凉髓丹**：骨皮、丹皮一两，麦冬五钱，金钗石斛三钱，牛膝、茯苓二钱。服一月愈。地骨、丹皮不特补肾水，且凉骨髓与消骨外血。骨中热，骨外安有不热。骨中髓热，必耗骨外血；骨外血热，必烁骨中髓。用二味，髓血两治矣。髓血既无大热，肾中宁独热哉。况石斛、牛膝补肾真阴，阴旺则阳平，水胜则火退，骨蒸痨瘵又何能成。

一气虚者，气息短促不足以息，迥殊劳役气急促者，赖于言语，饮食无味，体倦，人谓气痨，谁知阳虚下陷乎。夫阳升阴降，阳气主升，何反降。由于内伤元气也。元气藏关元中，上通肺，下通肾，元气不伤，肾中真阳自升肺，肺气始旺，得行清肃，分布脏腑。若元气一伤，不特真阳不能升，且下陷至阴中，致发热。此乃虚热，非实热。实宜泄，虚宜补，故必用甘温以退虚热。然不用升发以提下陷之阳，则阳沉于阴，气不能举，虽补气无益。然不于补中提气，则升提力弱，终难于至阴中轻举之。用**补中益气汤**：参、术、陈皮五钱，芪、归三钱，甘草五分，升麻二分，柴胡三分，贝母一钱。十剂愈。此方乃东垣一生学问全注于此。妙在用升、柴于参、当、芪、术内，一从左旋，升心、肝、肾气；一从右旋，升肺、脾胃、命门气，非仅升上、中二焦气也。阳升阴自降。或疑阳气未必尽陷，反升阴气，干犯阳位，为变非小。不知阳气不陷，未有生病者，阳陷人始病。升阳而阴降，阴亦何能犯阳哉。

一血虚，面无色泽，肌肉焦枯，大肠干燥，怔忡健忘，饮食少思，羸弱不堪，夜热无汗，人谓血痨，谁知肝燥生火乎。肝属木，木中火盛每自焚。然肝生火，由于肾水不足，木无水润，则木亦为火。非失血吐于外，即耗血燥于内，肝燥肝火生。夫木中有水，则肝生心，木中有火，肝焚心。故火在心中，可取给于肝，火在肝中，不可取给于心者，以肝自顾不暇耳。宜先补肾水。用**滋肝饮**：玄参、白芍一两，丹皮、沙参、当归、麦冬五钱，甘菊、茯苓三钱。三十剂尽愈。此补肾滋肝，肝得水滋，则肝火不发，何致自焚成痨哉。

一饮食太过，以致食不能化，胸中饱闷，久成痞满，似块瘕非块瘕，恶食，每饭不饱，面黄体瘦，人谓因食成痨，谁知脾衰不化乎。夫食而思乃胃强，已食难受乃脾弱。食太过正胃强。人恃胃强，不论精粗生冷，未免损胃。胃与脾相表里，未有胃伤脾不伤者。然肾气旺，胃虽伤，脾不能伤，肾火能生脾也。故脾气不足，每补肾火而愈。今食不消，见食而恶，是脾伤胃亦伤，单补肾火，仅生脾不生胃。盖肾火生脾，心包生胃也。宜兼补心包命门火。用**助火生土汤**：人参、茯苓三钱，芪、术、巴戟五钱，甘草、肉桂一钱，菖蒲、神曲五分，山楂十粒，志肉八分。二十剂愈。此上补心包，下补命门，中补脾胃，火生土健而食消。倘补火不知命门、心包之异，故健脾脾不健，开胃胃不开，致痨不止。

一抑郁不伸，致两胁胀闷，食减，颜色沮丧，肢瘦形凋，畏寒热，此肝气不宣，下克脾胃也。木喜飞扬，一遇寒风、忧愁，便郁不伸。上不生心，乃下克脾胃。脾胃弱，饮食自少，何能分脏腑？医见悠悠忽忽，不饮食，疑虫作祟，用消虫逐秽药，肝不开，脾胃反损，愈困顿，变痨疾而死。用**顺适汤**：白芍一两，苓、术三钱，人参、甘草五分，白芥、郁金、香附一钱，当归二钱，陈皮三分、川芎八分。二十剂愈。此入肝又入脾胃，舒木宣土，故奏功。

一僧尼、寡妇、未字女、久离妻，欲男子不可得，内火烁干阴水，致血枯经断，朝热，夜热盗汗，鬼交，饮食懈怠，体倦肌削，面黑，人谓瘀血痨，谁知干血痨乎。女子欲火起于肝，肝火，木中火也。火本从木出，然肝火宜静，以肝藏血也。肝火动则血不能藏，火动则血泄，再动再泄，火动不能遽止，故屡动屡泄，血安得不枯。似宜泄肝火，然可暂泄以止炎，不可频泄以损肝。用**清欲汤**①：当归、白芍、葳蕤、玄参、熟地一两，柴胡钱半，丹皮三钱，骨皮五钱，白芥子一钱。十余剂愈。此补肝兼补肾，水旺木荣，木平火息，尤妙补肝、补肾仍有开郁。彼徒补肝血、泄肝火，尚隔一层。

一湿热积脾胃，加食生冷不化，久变寸白虫或蛔虫，腹疼痛，面黄肌瘦，盗汗淋漓，气怯身弱，人谓虫瘵，谁知虫积不散乎。虫虽湿热所化，然湿热积，本脾胃虚。坚土不生虫，以坚无水沃也。土松则湿积，湿积必热生，虫乃育。宜健脾胃，仍佐杀虫，则拔本塞源矣。用**灭虫汤**：白术②、百部一钱，槟榔、炙草二钱，使君子二十个，人参、神曲三钱，楝树根五钱，陈皮五分，黄连三分。三剂虫灭，不必四剂。此杀脾胃湿热虫，非杀脾胃血肉虫。血肉虫每灵，湿热虫无知，小治尚效，况用治瘵虫法乎。毋怪元气回，杀虫捷。[批] 苦楝树有种结子者，有大毒，不可用。文守江。

一贪饮致成酒积，脾气损伤，五更作泄，久之淹淹忽忽，饮食少思，多呕吐，盗汗淋漓，人谓酒瘵，谁知脾肾亏乎。酒从胃入，宜伤胃，不知酒虽入胃，受之者脾。脾，湿土，最恶湿，酒性正湿，乃移于肾，肾虽水脏，藏精不藏湿，酒气熏蒸，肾受酒毒，乃传脾，脾又不能受，遂传大肠而出。大肠又恶酒湿，不肯久留而遄发。饮酒既多，下泄必甚，下多亡阴，安得不病？宜先戒酒，后解酒毒，仍健脾益肾，救火土之衰。用**消酒散**：白术、枣皮、苡仁一两，葛花二钱，肉桂三分，茯苓三

---

① 清欲汤：《辨证录》作"消愁汤"。
② 白术：《辨证录》用量为"一两"。

钱。三十剂愈。此脾肾两补，分解酒湿。但酒性大热，宜先解热，何但治湿，且用肉桂助热？不知湿不行，由命门火衰。真火衰，邪火自盛，真火盛，邪火自衰，邪火衰，邪水自流，邪水流，邪火益散。

一小儿多食水果肥甘成疳，身黄瘦，毛竖肤焦，形如猴，状如刺猬，人谓儿痨，谁知脾胃虚乎。小儿纯阳，不宜虚寒。然先天肾无亏，后天脾胃断无损。多食果物肥甘，正伤伤脾胃。脾胃一伤，脏腑之气不能行运，后仍食果物肥甘，欲不成疳，得乎？宜补脾胃，调饮食伤，随手自效。若用胆草、芦荟、黄连、胡连泄火，半夏、枳壳、槟、朴降痰，山楂、麦芽逐食，栀子、楝皮杀虫，反损真元，无异下石。用**六君子加减**：人参二钱，苓、术、黄芪三钱，甘草三分，附子一分，神曲五分。十剂必愈。此补脾胃气。病原伤脾胃，脾胃一转，后天无损，先天自可接续，故痨瘵易愈。[批]用奉屎甲三四个，焙末，同米煮粥食，愈。审是食疳后用前方调理，如虫疳，用椒梅理中汤调理。此疳中第一方也。文守江。

一感染尸虫，致成痨病，症与所感病人无异，世谓传尸痨。男自肾传心，而肺、而肝、而脾，女自心而肺、而肝、而脾、而肾，五脏后传六腑死。此方士言也。传尸痨感病人之虫而成，虫入何脏，即于是脏见病，传脾而死，不必五脏皆传也。彼五脏皆传者，乃自伤肾，由肾传心，而肺、而肝、而脾耳。以自传为传尸，误矣。故治法不同。然传尸虫虽不择脏入，必须补胃肾为主，佐以杀虫。盖胃气不败，津液生，肾气不涸，火气伏。且胃为肾关，胃土能消，肾水始足。传尸未有不肾水竭者，故二经宜兼补。用**移尸灭怪汤**：人参、枣皮一两，当归、二蚕沙末三钱，乳香末一钱，虻虫十四个，火锻水蛭十四条。各为末，蜜丸，每日百丸，服完虫灭迹。古传祛逐痨虫药多损胃肾，故不效。今用人参开胃，枣皮滋肾，妙在枣皮又杀虫，用虻虫、水蛭以虫攻虫，易取胜。尤恐有形之物不能深入尸虫内，又加当归动之，乳香开之，引直入而杀之也。复恐虫蚀补药散药味，二蚕沙乃虫粪，虫见虫粪必不食，参、归、枣皮得行其功。

一传染鬼蛀，合家皆尸虫病，此重于传尸也。盖传尸必人死后传，非若鬼蛀之重也。此冤鬼相传，然初起亦尸虫引也。其症使人梦遗鬼交，沉沉默默，不知所苦，无处不恶，经年渐困至死，乃至灭门。葛稚川传獭肝散救人，然初起可救，已深莫救。余用三清丸：苍术炒半斤，人参、白薇三两，䗪虫、阿胶、鳗鱼骨、神曲三两，白芍、骨皮、鳖甲十两，枣皮、白术、地栗粉一斤，柏子仁不去油四两，沙参五两，贝母二两，肉桂一两。为细末，蜜丸，早晚各三钱，服二月虫尽死。此补阳气以制阴，鬼不敢近，灭尸气以杀虫，则祟不敢藏，有益无损。倘见补剂怀疑，闻毒药动听，舍神圣之方，从狼虎之味，杀之不可，更施他人，使丁亡户绝，传亲害友，阳宪阴诛，何能逃罪。

一桑中有誓，或阻于势，或尽于缘，思结心中，魂驰梦内，渐渐懒食乱言，悠悠忽忽，日思眠，夜善叹，对良羞诉，父兄生嫌，色憔神丧，畏寒热，骨似疼非疼，腹如馁非馁，人谓瘵成，谁知相思恶症乎。此症惟得遇情人则郁开。然情人难得，医岂无方。大约先伤心，后伤肝，久伤脾胃，宜统心、肝、脾、胃治之，多得生。毋信相思症必不治，正恃此相思为可救。盖思之不得，必含怒生嗔，必动肝火以克脾胃土。然肝动生心，心反不遽绝，故其状奄奄似痨瘵，其实一线之延，正藉肝火以生也。用平肝解郁、补心安神，益助脾健胃，则肝舒火自发，不必生脾胃土，必气更安，相思渐衰。倘加人事挽回，何有不愈。用**遂情汤**：香附、神曲、柴胡三分，白芍一两，荆芥、人参、白芥子五分，麦冬、茯神、白术、枣仁三钱，甘草一钱。二十剂愈。此补多于散，贵调和不贵争战。倘作痨瘵治，反无生机。

梦　遗

一用心过度，心动不宁致梦遗，口渴舌干，面红颧赤，目闭即遗，夜或数次，疲倦困顿，人谓肾虚，谁知心虚乎。心喜静不喜劳，过劳则心动，火起上炎，火炎，心气不下交肾，肾之关门大开矣。劳心非劳肾，何肾虚之速如此？盖肾必得心气相通，肾气始藏，精不泄。今心动甚，是心不能摄肾，精焉得不走。然心动精泄，心未尝不恶肾之不藏，心力不暇摄肾，肾未尝不恶心之不摄，欺心不暇察，故乘假寐而外泄。用**静心汤**：人参、当归三钱，白术、茯神、麦冬五钱，炒枣仁、山药、芡实一两，甘草五分，北味十粒。十剂不发。此补心气虚，不泄心火。盖火动由于过劳，是火亦虚，火实宜泄，虚宜补。世认实火误矣。

一恣欲不厌，致梦遗不止，腰脚痿软，骨肉酸疼，夜热汗不干，人谓肾火作祟，谁知肾水涸乎。肾中水火两平，久战不泄，况安卧帷中，吾身不动乎，是梦遗实水火不得其平耳。夫火衰水旺、火盛水衰俱令遗，较之火衰遗者轻，火盛遗者重。轻者略补火即痊，重者非大补水不愈。盖火易接续，水难滋益。或疑久战不泄，乃肾火操权，梦中不战而遗，得毋火衰乎？不知火有权，因水有力，火得水能久战，失水不能久战，梦遗未有不梦御女善战者，非无水不能战之明验乎。法不必泄火，补水制火可也。用**旺水汤**：熟地、山药、芡实一两，沙参、茯苓五钱，北味一钱，骨皮三钱。此纯补精药，绝不用涩，以愈涩愈遗也。补精水足制火，火不动，精自止。今更用通利药，以梦遗精窍开，由于尿窍闭，火闭其尿窍，水走其精窍矣，通尿窍正闭精窍也。用涩药则精窍未必闭，尿窍反闭。

一怒伤肝，忽梦遗，久不止，增烦恼，泄精更多，两胁多闷，火易升头目，饮食倦怠，躁胀，人谓肝气动，谁知肝血燥乎。肝火得血则藏，火有血则火不发。盖肝火，木中火，缺水则木干，少血则肝燥，肝燥极，木中之火不自养，乃越出外，往来心肾间，游魂无定而作梦。梦多淫者，肝木虚也。肝木性慈仁，好交女子，女子柔顺委婉，两性相同，故游魂外出，遇女魂即交而梦。宜补肝血，少泄火，则火不旺，魂自归，何梦遗之有。用**润木定魂汤**：当归、白芍一两，甘菊、金樱子三钱，北味、甘草五分，茯苓、白术五钱，炒栀子一钱。六剂止，十六剂不发。此寓泄于补，寓止于通，反能归魂于肝，涩精于肾。倘不补徒泄，不泄单止，肝无血养，魂何能归？摇摇靡定，梦且不断，遗何以止。

一心气素虚，难久战，又思色，心中怦怦，遂梦遗，阳痿不振，易举易泄，先梦遗，后不梦亦遗，见妖妇心动，闻淫声色移，往往走失不止，面黄体瘦，自汗夜热，人谓心肾两虚，谁知心包火大动乎。心包，相臣。心气旺则心包奉君令不敢上夺其权，心气衰则心包奉君令反行其政。甚且正令不遵，邪令恐后，久之君弱臣强，脏腑惟其所使，心君亦以国柄任之无疑，声色自娱，不知节用。即君少悟，威势下移，无可如何。初或计出入，久且听自然，费用不支，国不匮乎。宜补心衰，泄心包火，则梦遗可止，自遗亦收。用**强心汤**：人参一两，茯神、当归、巴戟、山药、芡实、玄参五钱，麦冬三钱，北味五分，莲子心三分。服一月愈，三月不发。方补心七，泄心包三。盖心包旺，原因心气衰，但补其心，心包自衰。故少加玄参、莲子泄心包火，但必多服始效。积弱之势，由来者久，渐移默夺，何可责近效。

一素纵欲又劳心，后又交合，梦遗不止，口渴引水，多饮又不爽，卧不安枕，易惊易惧，舌生疮，脚心冷，腰疼若空，脚颤难立，骨蒸潮热，神昏魂越，人谓心肾虚，谁知心肾火齐发乎。心火必得肾水以相资，肾火必得心火以相伏。故心火宁静，肾火不能动。肾火动，正由心火衰。火在心自居，于衰，肾火尚欲摇摇自动，况衰而又动乎。心肾两动，二火合，岂能久存于中？火性炎上，自上腾。坎在离上为既济，离在坎上为未济。火升水降，必然之理，况二火齐动乎。火升极即水降极也，心肾气不开，则玉关大开，安得而止。宜仍补心肾，气足关自闭。用**两益止遗汤**：人参、山药、芡实、白术、生枣仁一两，熟地二两，黄连、肉桂五分。二剂止，服二月痊愈。此交心肾圣剂。心肾交，二火自平，况止遗必用涩药，内火煽动，愈涩愈起。

一勤书史，四鼓不寝，致梦遗，久之，玉茎着被即泄，食少倦怠，此肾火随心火奔越也。心火易动难静，心动一日，全赖夜寝，则心血归肝，肾水来滋，惟过劳其心，则心血耗损，血不归肝而火炽，心火沸，肾不敢交，况肾又本来水亏，其火更旺，火以引火，心火乘之入肾，客于下焦，以鼓其精房，精不闭藏而外泄。玉茎着物即遗，似犹有厥气客之，不知精魄失依，神无所托，遇物即有倚附之意，此正气虚绝欲脱象也。用**绝梦汤**①：人参、茯神、白术、菟丝子、丹参、当归、莲子片、炒枣仁、沙参三钱，麦冬、芡实、山药五钱，熟地、玄参一两，北味一钱，陈皮三分。三十剂愈。此安心补肾圣药，盖合心肾两救也。人疑火盛极宜止火，不知劳心乃虚火，非实火，实可泄，虚可补，故大补心肾，虚火自安。若执心火为实，大用寒凉，生机顿失。

一夜脊心觉如火热，因梦遗，人谓河车火烧，谁知肾水涸乎。河车之路，即脊骨之椎。脊骨乃肾水之路，亦肾火之路。水火既济，河车之路安，水火相胜，河车之路塞者，无水灌注也。无水相通，火上炎成热，脊心安得清凉？火上炎，水自下流。救在上之火炎，必先沛在下之水涸。水足火息，黄河始可逆流。用**挽流汤**：熟地二两，山药、白术、玄参一两，泽泻三钱，北味二钱，枣皮五钱。二十剂愈。梦遗症，愈涩愈遗，何

---

① 绝梦汤：《辨证录》作"绝梦丹"。

此方纯补水过于酸收？不知河车之路，最喜酸收，否则水不逆流。终日梦遗，成顺流之势，水顺流，火逆冲矣。酸收之味，妙用酸收于沈渥中，则逆流而上，可救中路之火焚。火降水升，何致下遗。故脊热除，梦遗断。

阴阳脱

一久战，乐极情浓，大泄不止，精脱继血，气喘而卧，人谓阳脱，谁知阴脱乎。世谓男脱精为阳脱，女脱精为阴脱，不知男女俱有阴阳脱。夫脱证俱宜治阳。盖精脱，精已尽亡，是无阴，只存阳气耳，惟急救阳，使阳生阴。苟阳气一散，不救。况阴迟阳速，徒补阴迂缓，何济于事，故必救阳为先。倘执补阴之说，脱证阴已绝根，又从何处补起？是补阳可续阴，补阴难引阳。然精尽继血，似血亦宜止。然止血不外涩药，内已无阴，何能闭塞？不若补气之剂，以助阳旺，阴自能生，阳引而阴，阴亦易援。阴得阳而生阴，血得气而生血，阴阳交济，气血交通，自精生血闭。用**续阴救绝汤**：人参二两，白术三两，附子一钱，巴戟一两。四剂可不死。此补阳气圣药。人参回接续于无何有之乡，白术利腰脐气，附子追散失之元阳，尤妙巴戟补心肾阴，仍是补阳药，则阳回阴亦回矣。徒用术、附、巴戟，亦可夺命于须臾，然无参为君主，则附子之热无以驾驭，恐阳旺阴衰，然能以补阴药接续，亦不致偏胜。

一妇尽情浪战，致虚火沸腾，阴精下脱，死而复生，头目昏晕，止存游气，人谓阴脱，谁知阳脱乎。女子主静不主动，最难泄精，以满身纯阴，只存阳气耳。男子成仙者，采女子之阳为仙母，然采者多，得者少，是女子之阳最不易泄。凡女子泄精，必自动极始漏泄，漏泄时乐有不可言者，正泄阳气也。阳气泄，将一身骨髓真阳，尽由胞胎之管喷出，亦只泄气非泄精。但火动极则肝气大开，血不藏矣，血不藏，精亦不能固，肾中真阴亦随俱泄，此时女子亦动极不能自止，故愈动愈泄，愈泄愈动，至精尽一笑而亡。然死而复生者，阳脱未绝耳，可不急救阴乎。但救阴不能回阳，必仍救阳。用**回阳救阴丹**：参、芪三两，当归一两，茯神五钱，生枣仁三钱，北味一钱。二剂后，又加熟地一两，枣皮五钱，服一月复旧。先用参以回阳于一时，再用地、枣善后。盖参能救脱回阳，不能救涸填阴。先补阳后补阴，已脱之精生，未脱之气长，庶免阳旺阴消。

一小便时忽寒噤脱去，虽无阴精泄，然气泄则精泄。人谓中风，此阴阳两脱也。膀胱气化，始能小便，气即肾中气。过于泄精则气不旺，气衰精易泄，精泄气益微，小便时脱去者，必交感时泄精太多。交感时即泄精脱者，乃乐极情浓，交感后小便时脱者，必战败阳痿。故泄精脱多可生，小便时脱，每难救。彼有阴阳之根，此逢阴阳之绝也。倘脱去昏晕，外势入者尚可救，急拽其龟头，不使缩入，后用**生人汤**：生枣仁五钱，人参二两，附子三钱，白术四两，菖蒲一分①。二剂，改用**补阴回阳汤**②：熟地二两，参、术、枣皮一两，茯神三钱，肉桂一钱，白芥子二钱。服二月愈。前方回阳于无何有之乡，后方生阴于可续之际，自阳回阴不骤绝，阴生阳不太旺，阴阳两平，安得不活。或问龟头缩，何反可救？盖龟头缩入，明是寒极，

---

① 一分：《辨证录》作"五分"。
② 补阴回阳汤：《辨证录》作"调阴回阳汤"。

寒极者死，犹有生机者，阳气未绝耳。使阳已绝，龟反不深入，深入，阴欲入阳之兆也，故阳药急救效。

一大便时忽昏晕脱者，目上视，肢冷，牙关不收，不能言，人谓中风不语，谁知阴脱乎。大便开合，肾主之也。肾水足，便无燥结；肾水衰，便自滑利。肾气有虚实，肾水即有盛衰。肾水有虚衰，大便即有燥滑。然大便滑燥，大肠受之，病亦宜在大肠，大肠病何能遽绝。盖大肠过燥，则火烁水而阴绝，过滑则水灭火阴亦绝。大肠何能阴绝？仍绝于肾耳。肾绝，大肠亦绝，故肾脱，大肠亦脱，仍救肾绝而已。用**六味地黄汤**：熟地二两，枣皮、山药一两，茯苓八钱，丹皮、泽泻六钱。服一月愈。此非救脱方。然肾水枯，肾始绝，滋肾水，如大旱得甘霖，沟洫间生意勃然，是补水正救肾绝也。肾不绝，岂大肠得水反不能救脱乎。

一但闻女人声，淫精流出不止，虽非阴阳脱证，然正其渐也。夫阳吸乎阴则阴不离，阴摄乎阳则阳不走。久战不泄，不特肾火旺，亦肾水旺。然肾水衰，肾火易动，肾火衰，肾水难静。且久战非但肾中水火旺，亦心中水火旺。心火旺，肾火不能夺权；心水旺，肾水不敢移柄。惟心少水，肾水始下竭，心少水，肾水始下移。闻女声淫精即出，心中水火虚极也。心虚极，摇摇不能自主，肾中水火随心君之动而泄。若流不止，正阴阳将脱，尤危症。急大补心肾。用**交济汤**：人参、枣皮、黄芪、当归五钱，熟地、麦冬一两，柏子仁三钱，龙骨醋煅二钱，黄连、肉桂五分。十剂止，三十剂愈。此心肾两补，少加涩药，使玉户自闭，不至经络大开。盖心肾不交，玉户之关既易开；

心肾交，玉户之关反难开。闻声流精，精原离肾宫，故闻声随出，亦关门大开耳，故用涩于补。

淋

一小便流白浊如米泔，如屋漏水，或痛如刀割，或涩如针刺，溺溲短少，大便后急，人谓白淋，谁知膀胱壅乎。此证多因入房不得畅泄，精临泄时，必由腰肾上趋，夹脊透泥丸，下喉咙，百节骨髓同趋阴器出。倘少遏抑，精即止，中途欲还故宫不可得，不得已走膀胱，随溺泄。膀胱化水不化精，且与肾相表里，尤不肯将肾精外泄，故口闭塞，精不得出。膀胱因精在外，不敢化水，水不行，水炽矣，于是熬干水液，精变为浊，遂下润于膀胱，膀胱仍不受，乃自流阴器出。宜泄膀胱火，佐之利水，则火随水流，精随火散。用**散精汤**：白术、刘寄奴一两，前子五钱，黄柏五分。一剂愈。此用白术利腰脐气，车前利水，黄柏泄膀胱火，尤妙刘寄奴分清浊，性速无留滞之虞。

一小便流赤浊，似血非血，似溺非溺，管中疼痛，人谓血淋，谁知气虚血壅乎。气旺血行，气衰血闭，今气衰，何血壅？盖气虚人，多不能忍精而战，不能忍必欲忍，则精塞水窍，气衰不能推送以出水窍，外积而内败，化脓血。精化血，无所归，仍流膀胱，膀胱不能化血，随其自流，相火又作祟，故疼痛。但精化血必不多，何以日流不止？不知精既化血，血以引精，何所底止。宜急止血。然止血必补气，盖气能化血也。用**断血汤**：黄芪一两，当归五钱，三七根末、茯苓、丹皮三钱。二剂愈。方用黄芪补气，当归补血，气血旺，不难推送败浊。况所化精血久出，所流仍旧血，非败血。今用补气药，新血生，旧血自止，况三七根又善止血。更妙在丹皮清血中火，茯苓分水中血，自清浊不混，壅血疏通。世每以湿热治，何哉。

一小便中溺砂石，其色不一，坚实如石，投热汤中不能即化，溺时疼痛欲死，用尽气力始溺出后快。此因入房，又行路涉水或沐浴而成者，人谓砂石淋，谁知肾火煎熬乎。肾火盛，由于肾水衰，入房必泄精，精泄水亏矣。水亏后火未能遽息，加之行役劳筋骨，火且大动，此肾火乃虚火，沐浴涉水，外水乘肾气虚直入遏火，火不敢外散，反闭守肾宫，自熬肾水，肾水乃至阴水，犹海水，海水得火可成盐，肾水得火必成石淋，但肾原有水火，何外水遏火反沸？盖外水淡，肾水咸，肾火喜咸畏淡，一遇淡水，肾火遂结不伸，乃行气于膀胱，煎熬咸水成石。宜通肾气，利膀胱。膀胱利，肾火亦解，肾火解，砂石自化。用**化石汤**：熟地二两，茯苓、枣皮、玄参一两，苡仁、泽泻、麦冬五钱。十剂痊愈。方妙在不治淋反补肾，苡、苓淡渗解咸味，麦冬、玄参散火气，地黄、枣皮滋肾水，又取甘能化石，咸能消石也。又虑滞而不行，留而不走，益泽泻之咸，咸以入咸，且善走攻坚，引群药入肾中，又能出肾外，迅逐于膀胱之里而破块。倘不补肾，惟治膀胱，气不得出，又乌能化水。

一感湿成淋，下身沉重，溺管不痛，流清水，非白浊，人谓气虚，谁知湿重成淋乎。五淋此证最轻，然最难愈，以湿不止在膀胱经也。湿从下受宜感足，今足不肿变淋，是湿不入皮肤入经络，且由经络入脏腑矣。然湿入脏腑，治脏腑之湿，经络之湿宜尽散，何难愈？盖湿必乘虚脏腑虚始入，泄湿必损脏腑气，气损不能行水，湿何能泄。湿难泄，淋必不愈。故治湿必利气，利气始能治淋。用**禹治散**①：茯苓、白术、苡仁一两，前子三钱。方利水不耗气，分水不生火，胜五苓散。盖猪苓、泽泻过于疏利，肉桂大热，过于熏蒸，此方不寒不热，能补能利。服十剂，凡湿证尽消，不能淋病速愈。

一春夏或风雨侵肤，暑气逼体，上热下湿交蒸，郁闷成淋，绝无惊惧忍精之过，此肾火虚感湿热也。肾寒，火不足以卫身，外邪乘肾虚直入，幸肾水并力外护，不深入，客于肾外。肾与膀胱相表里，肾外廓，膀胱也。湿热入膀胱，代肾火以行气化之令，然膀胱必得肾正气，始能化湿热邪气，故热不化水，热且助火而为淋急。宜逐膀胱湿热以清化源。然湿热虽去，肾气弱，终不能通气于膀胱愈淋症，且有变症，必于利湿热更益肾气。用**通肾祛邪散**：白术一两，茯苓、苡仁五钱，瞿麦、扁蓄一钱，肉桂三分，前子三钱。此解湿热又不损肾气，故肾气反通转，分解湿热。淋愈肾受益，有何变生。

一交感雷惊，忽人至，不得泄，变白浊，溺管疼痛如针刺，人谓精内败，谁知胆气阻塞乎。胆喜疏泄，胆气流通，则十二经皆决于胆，今胆受惊，收摄过多，十二经气不能外泄，精亦阻而不流，蓄于膀胱阴器，听胆气一决。胆气不伸，自顾不遑，何能取决？故为淋，壅塞艰于出。宜抒胆气，加导水，则胆气伸，得决其一往之气，自水通精化。用**助胆导水汤**：竹茹、前

---

① 禹治散：《辨证录》作"禹治汤"。

子、苍术、木通、苡仁三钱，枳壳、滑石一钱，白菊^①五钱，猪苓二钱。四剂愈。方虽导水居多，仍是抒胆药，故胆气开，淋愈。

一痢时小便闭塞，溺管作痛，变为淋，人谓湿热盛，谁知清浊不分乎。夫夏感湿，饮凉水，或过用茶、瓜，皆成痢，是湿热成痢又何疑。但湿热留肠胃，宜从大便出，今从小便出者，是湿热甚，奔迫甚急，大肠不及流，乃走膀胱，膀胱得湿热，则肺金清肃之令不行，欲化溺不得，遂变白浊而渗出。故清浊不分，言膀胱而非言二肠也。不然，水谷由小肠入大肠，岂小肠受水，大肠受谷乎。正水入膀胱，清浊之分，全责其变化之奇，今因湿热不能化，非膀胱病乎。膀胱气化而能出者，火也，湿热非火乎，何反变白浊？不知膀胱寒，溺频出，膀胱热，溺不能出，白淋是热仍出者，以湿杂之也。且膀胱得火化溺者，乃真火，非邪火。真火化溺易出，邪火烁溺难出。湿热，正邪火。法宜清膀胱邪火，兼逐大肠湿热，痢止淋亦止。用加减**五苓散**：茯苓、炒栀子三钱，猪苓、槟榔二钱，泽泻、白芍五钱，白术五分。八剂愈。此利水多，治痢少，何痢先愈，淋反后愈？盖痢本湿热所成，利水则湿热易解，水不走大肠，尽走膀胱，膀胱反难渗水之速，故少迟。

---

① 白菊：《辨证录》作"白芍"，菊字恐误。

卷　九

大便闭结

一大便闭结，口干舌燥，咽喉肿痛，头目昏晕，面红烦躁，人谓火盛闭结，谁知肾水涸乎。肾为肺子，大肠亦金，与肺表里，均生水。然金得清气则生水，得浊气不独不生水，反欲得水以相养。大肠得气之浊，无水则不能润。然大肠开合，固肾水润，亦肾火生也。然肾火必得肾水以相济，得肾水，大肠洞开，无肾水则大肠固结，故肾虚而大肠不通，不可徒泄大肠，愈损真阴。此证老人最多，正以阳旺阴衰，火有余，水不足耳。法但补肾水，水足济火，大肠自润。用**濡肠饮**：熟地二两，当归、苁蓉一两。空心服，数剂自通。用熟地补肾，当归生血润肠，苁蓉性动以通便，妙是补阴非亡阴，老人尤宜，少年肾虚亦利。

一大便闭结，小腹作痛，胸中嗳气，畏寒冷，喜饮热汤，人谓火衰闭结，谁知肾火微乎。夫大肠属金，金宜畏火，何无火金反闭耶？不知金中有火则金不死，然顽金须火煅，故大肠必得火始能开合。大肠者，传道之官，有火则转输无碍，无火则阴幽之气闭塞其输辁之途，如大溪巨壑，霜雪堆积，结成冰

245

冻，坚厚莫开，倘得太阳一照，立时消化，非大肠有火则通，无火则闭之明验乎。然火在大肠，大肠有火热之虞，火在肾中，大肠无大寒之惧。肾中无火，则大肠何以传化水谷。法须补肾火，不必通大肠结。用**温肠开闭汤**：巴戟、白术、熟地一两，枣皮五钱，附子二钱。水煎服。方用巴戟、熟地、枣皮补肾，妙在至阴中仍有至阳之气，又妙在白术利腰脐，附子直通其肾，迅达膀胱，则火气熏蒸，阳回黍谷，雪消冰解，何有固结。

一大便闭结，烦躁不安，口渴舌裂，目赤，突汗出不止，人谓火盛，谁知胃火沸腾乎。夫阳明胃火一发，必至烁干肾水，大便不通，正其验也。似宜急息其火，然火性炎上，杯水安能救之，必致火烈难犯，必得滂沱大雨，倾盆倒瓮，淋漓洗濯，则烛天燎原庶几尽息。用**竹叶石膏汤**：石膏、麦冬一两，知母三钱，甘草一钱，茯苓二钱，人参五钱，竹叶一百片，粘米一撮。二剂便通，改用**清肃汤**：玄参一两，麦冬五钱，白芥子、甘菊、丹皮二钱，竹叶三十片，生地三钱，陈皮五分。十剂，永无闭结。前用白虎，以火势太盛，不得已也。但石膏辛散，性猛烈，频用多用，损耗真阴，真阴一耗，则前火虽消，后火又起，况火有余，水之不足。与其泄火以损其阴，何若补水以制阳，故后汤补水以息阳火之余焰。

一大便闭结，胸中饱闷，两胁疼痛，呕酸作吐，不思饮食，人谓火作祟，抑知肝火之故乎。夫肝木易生火，火旺宜生脾胃，土又生金，何至大肠无津液而成闭结？不知肝火半是雷火，雷火最烁水，试看阴雨一闻雷震，云收雨散，正烁水之明征也。故肝火不动则已，动则引心包火沸腾，引阳明火震动，水有不涸者乎。水涸，大肠安得不闭结。故欲开大肠，必先泄肝火，肝火泄，肝气自平，木不克土，脾胃津液自输于大肠，有水则搬运有路，自无阻滞。用**散火汤**：归、芍一两，黑栀三钱，柴胡三分，大黄一钱，地榆二钱。二剂，必不再结。此方泄肝火，又舒肝郁。盖肝木不郁，肝火必不旺。解郁正所以散火，肝火散，各经火自散，岂独留大肠火固结不散乎。况地榆专解大肠火，毋怪其无不通也。

一大便闭结，口干唇裂，食不消，腹痛难忍，按益痛，小水短涩，人谓大肠火闭，谁知脾火作祟哉。夫脾乃湿土，得火则燥，宜为脾喜，何反成闭结？不知土太柔则崩，太刚则燥。崩成废土，燥成焦土。然土焦非阳明火上烧，必命门火下逼，二火合攻，脾之津液涸矣。脾之津液涸，则水谷仅足供脾之用，何能分润大肠。大肠无津液之润，必缩小，安得不闭结。法必须急救脾土之焦，又必须泄阳明、命门火，脾土得养，自易生阴，阴生津液自润，又何必通大肠哉。用**救土通肠汤**①：玄参二两，当归、生地一两，知母、厚朴一钱，升麻五分，大麻子三十粒。二剂，便必通。减麻子、知母，再四剂，脾火尽散，大便不再结。此方玄参、生地补脾阴，又泄命门、脾胃火，当归润肠，知母、厚朴下行解热，升麻提脾气，阳升，阴自降于大肠。大麻子最入大肠，引火下行，不使阴气上升，正助升麻提阳气也。津液无干涩，又何患大肠之不通哉。

一大便闭结，舌下无津，胸前出汗，肢冷，烦闷发躁，大

---

① 救土通肠汤：原无，今据《辨证录》补。

眦红赤，人谓火闭，抑知心火烧焚乎。心与小肠相表里，未闻与大肠有妨碍。然大肠实与肺为表里，心火刑肺，必刑大肠矣。盖大肠属金，心火盛，肺不能受，自分火与大肠，大肠最畏心火，火盛烁金，可立而待。肺生水，肺与大肠相表里，岂无津液以救大肠？无如肺受心刑，亲子如肾尚不能分润，又安有余波及兄弟救大肠乎？此大肠所以不通也。法宜急泄心火，但徒泄火，无甘霖之降，仅望肺金露气，恐不足以济大旱。必大雨霖霖，旱魃顿除，河渠尽通，何忧陆地之荡舟。用**扫氛汤**：黄连三钱，玄参三两，沙参、当归、麦冬、丹皮一两，瓜蒌二钱。一剂火降便通，不必再剂。方用黄连解心热，然不益玄参，连虽寒，性燥，火解，大肠燥如故，浮游火莫除，故益之而润以去燥，不啻炎夏忽雨，既去火炎，又沾沈渥。加沙参以生阴，当归生血，麦冬凉肺，丹皮凉肾，无非截断火气，不助心焰。又加瓜蒌，使火存于心中者尽下降而消灭，火灭水生，大肠之炎顿扫，故一剂奏功。

一大便闭塞，咳嗽不宁，吐白沫，咽干脚冷，人谓三焦火旺，谁知肺火旺乎。肺与大肠兄弟，兄强弟不能弱。肺火旺，非强乎？强金遇火炼之成器，何肺火旺肺不受，竟传入大肠乎？不知肺娇脏，可微火熏蒸，不可猛火锻炼，故遇火即移热于大肠。然肺为清肃之官，无自焚之理，何以火起于肺？盖肺主皮毛，气少虚，风寒袭之，肺中正气与邪战，寒变热而风变氛^①，肺因生火，自烁肺津。肺与大肠既为唇齿，肺涸大肠亦竭。似宜速解肺火，然肺不禁重治，以轻清下降，少抑其火，庶心

---

① 氛：《辨证录》作"邪"。

胃二火不来助炎，则肺火散，阴液生，大肠自通。用**抑火汤**：山豆根二钱，黄芩三钱，麦冬、当归一两，天冬五钱，升麻五分。六剂痊愈。此方抑肺火不伤肺气，肺得养，津液流通，又何至大肠闭结哉。

一大便闭结，饮食无碍，且无火症，亦无后重，有至一月不便者，人谓肾中无津，谁知气虚不能推送乎。夫大肠无津，固不能润，无气亦不能行。此气乃脾胃中阳气，阴主降，阳主升，阳通于阴则阴能降，阴通于阳则阳能升。阳气衰，则不能通阴，阴与阳隔，则水谷入肠，各消化不相统会，故留中不下。且阳速阴迟，阳气衰，阴行难速，遁入阴分，阳不相通，听阴气自行，安得不濡滞耶。法不可滋阴以降，急当助阳以升。用**升阳降浊汤**：参、芪、术、归、麦冬五钱，柴胡三分，荆芥五分，肉桂一钱，附子一分。一剂便通。此方纯补阳分，麦冬、当归少益其阴，则阳胜阴始偏旺，又得桂、附直入至阴，引柴胡、荆芥以升阳。阳升阴立降，安能阻塞哉。

一大便不通，手按痛甚欲死，心烦躁，坐卧不宁，似有火，然小水又清长，人谓有硬屎留肠中，谁知蓄血不散乎。蓄血，伤寒症多有之，今不感风寒，何以有蓄血证？不知气血宜流通一身，一有抑塞，遂遏皮肤而为痈，留肠胃而成痛，抟结成块，阻住传化，隔断糟粕，大肠因而不通。法宜通大肠，佐之逐秽。用**抵当汤**治之。水蛭三钱（剪碎如米粒大，炒黑），虻虫二钱，各为末，桃仁十四粒（研碎），大黄五钱。一剂大便通，顿失痛楚。盖大黄泄下，势最猛，得水蛭、虻虫、桃仁相佐，其破坚逐秽更神。此证不速通利，必发狂，此通血之不可缓也。何以辨为蓄血之病？全在看小水利与不利耳。盖蓄血，小水必利，以血不能入膀胱，故膀胱之气能行能化，无害其水道耳。故见小便利、大便结，用抵当汤万无差失。

小便不通

一小便点滴莫出，又急闷欲死，烦躁，口渴索饮，饮后愈急，人谓小肠热极，谁知心火亢极乎。夫心与小肠为表里，心热小肠亦热，小肠热极而癃闭，热在心而癃闭也。虽然，心火炎上，小肠在下，何能受热即移热于小肠，热宜不甚，何癃闭如此？不知小肠开合，全责心肾以通之，今心火亢热，则清气不交于小肠，惟烈火之相逼，小肠有阳无阴，何能传化。小肠不能传化，膀胱又何肯代小肠以传化。况心肾之气既不入于小肠，亦何能入于膀胱，以传化水谷哉，此膀胱所以紧闭不可泄也。法宜泄心火兼利膀胱，则心肾之气通，小便亦通。用**凉心利水汤**：麦冬一两，茯神五钱，莲子心一钱，前子三钱。二剂，水如注，四剂痊愈。此补心即凉心也，心无太亢，小肠又宁有大干。况有渗味通水，则心气自交肾，肾交膀胱，气化易于出水，尚有不通之苦哉。

一小水不通，睛突出，面红耳热，口渴引饮，烦躁不宁，人谓上焦火盛，谁知膀胱火旺乎。膀胱与肾为表里，膀胱必得肾气通后能化水，是膀胱火即命门火。膀胱无火不能化水，何火盛而反闭结？不知膀胱得正火则水易消，得邪火水难通利，是膀胱火不尽生于命门中矣。盖膀胱太阳经，太阳最易入邪，一入邪，寒郁为热，热结膀胱，邪将散也。邪既将散，火随溺泄，何反成闭结？因邪将出境，恐截去路，故作威示强，住于膀胱耳。法不必泄肾火，但利膀胱，则邪去如扫。用**导水散**：王不留行五钱，泽泻、白术三钱。一剂通，不必二剂。此逐水至神。

一小便点滴不通，小腹作胀，然不痛，上焦无烦躁，胸中无闷乱，口不渴，舌不干，人谓膀胱水闭，谁知命门火寒乎。膀胱，决渎之官，气化而能出。气化者，肾气也，即命门火也。命门火旺，膀胱水通；命门火衰，膀胱水闭。或曰小水频数，由于命门火衰，火衰宜小水大利，何反闭塞？不知命门火必得肾水以相养，肾水衰，火乃旺，火旺者，水无力以制也。无水之火，火虽旺而实衰；无火之水，水欲通而反塞。命门火衰，小水勤，衰之极者，勤之极，勤之极者，闭之极也。人见其闭，疑膀胱火，反用寒剂，愈损命门火，膀胱之气愈微，又何能化水乎。改投利水药，转利转虚，无异向乞人而求食。法必须助命门火。又恐阳旺阴消，必于水中补火。用**八味汤**：熟地一两，枣皮、山药、茯苓五钱，丹皮、泽泻三钱，肉桂二钱，附子一钱。一剂如注。八味汤水中补火，火无太炎；火中通水，水无竭泽。即久闭至于胞转，此方无不奏功，况闭结哉。

一小便不通，睛突出，腹胀如鼓，膝以上坚硬，皮欲裂，饮食且不下，独口不渴，服甘淡渗泄药不效，人谓阳盛极，谁知阴亏极乎。夫阴阳互为其根，甘淡渗泄皆阳药，病在无阴，用阳药宜乎？阴得阳生，然无阴者，无阴中之至阴也，必得阳中至阳而后化。小便闭，膀胱病也。膀胱为津液之府，必气化乃能出。是气即阳中至阳也，原藏至阴中，至阳无至阴之气，则孤阳无阴，何以化水。补至阴，阳自化也。用**纯阴化阳汤**：
熟地一两，玄参三两，肉桂二分，前子三钱。一剂，小便如泉，
再剂如失。此方胜滋肾丸，以知、柏苦寒，不若此方用微寒以
化水。论者谓病危急，不宜用补以通肾，且熟地湿滞，增其闭
涩。谁知肾有补无泄，用知、柏泄肾，不虚虚乎。何若用熟地
纯阴，又得玄参，既能生阴，又降火，攻补兼施，至阳得之，
不啻如鱼得水，化亢炎为清凉，安得不崩决而出哉。或谓既用
玄参、熟地滋阴，则至阳可化，何又用肉桂、车前？然药是纯
阴，必得至阳之品引入至阳，又有引水之味，同群共济，所以
既入阳中，又能出于阳外。况肉桂止用气以入阳，不用味以助
阳，实有妙用。

一小便闭，中满作胀，口甚渴，投利水剂不应，人谓膀胱
火旺，谁知肺气干燥乎。夫膀胱，州都之官，津液藏焉，气化
则能出。上焦气化，由于肺气不热，肺热则金燥不生水，利水
药盗耗肺气，故愈行水愈不得水。法宜益肺助秋令，水自生。
用**生肺散**：人参一两，麦冬二两，北味、黄芩一钱。二剂水通。
此方补肺生金即生水，何又加黄芩，不虑其伐金伤肺乎。不知
天令至秋，白露降，是天得寒以生水，肺热不用清寒，何能益
肺而生水。此黄芩必宜加也。

一饮食失节，伤胃气，遂至小水不通，人谓肺虚，谁知胃
气下陷乎。夫膀胱必得气化而始出，气升者，即气化之验也。
气盛则清升浊降，气衰则不升降。胃者，多气之府，群气皆统，
所以胃气一虚，众气皆不能举。故脾胃虚，九窍皆不通，岂独
小水闭哉。法宜提至阳之衰气，而提气必从胃始。用**补中益气**

汤：人参、甘草、柴胡一钱，黄芪、白术三钱，当归二钱，陈皮三分，升麻五分。一剂水通，二剂痊愈。方用参、芪补胃，升、柴从化原之下提之，则清升浊降，何至闭结。

内　伤

一多食肥甘，积胸中，久不化，少遇风邪便觉气塞不通，人谓伤风外感，谁知伤食因而外感乎。凡胃强则土生金，肺气必旺，外邪不能从皮毛而深入，惟胃虚则肺亦虚，邪始乘虚而袭。然则胃可不强乎？胃必假饮食之助，惟是胃气开，食易消，胃气闭，食难化。食消胃强，难化则胃弱。人多食本欲助胃，谁知反损胃乎。胃气一虚，必肺虚，皮毛不能卫外，无怪风寒易袭也。法乌可独治外感？用**护内汤**：白术、茯苓三钱，麦芽、甘草、柴胡、半夏一钱，山楂五粒，枳壳三分，神曲八分，肉桂二分。二剂愈。此消食神剂，又逐外邪，不伤胃气，真治内伤感邪之良法。

一饥饱劳役损津液，口渴舌干，又感风邪，头痛发热，人谓外感，谁知内伤于阴乎。夫人血足，津液自润，是津液乃血所化，伤血，津液自少，血少，皮肤无养，毛窍空虚，风易入。然风入皮肤，不能骤进经络，以阴虚阳未衰也。阳与邪战而发热，故头痛。法不必补阳，但补阴血，少佐祛风，则阴阳和，既无偏胜，邪何能久留？用**养阴辟邪丹**：当归、白芍五钱，柴胡、甘草、花粉一钱，荆子五分，茯苓、川芎三钱。一剂邪解，二剂愈。原因津亏而邪入，此方补血养阴，津自生，邪自出。况川芎、蔓荆能祛头风，柴胡、炙草更擅解纷，花粉、茯苓消痰利湿，引邪从膀胱出。阴虚感邪，莫良此方。倘用攻于补阳之中，则阳旺阴消，邪转炽矣。

一饥饱劳役又感寒，致腹痛，畏寒身热，人谓外感，谁知阳气内伤乎。凡人阳壮，犯寒无伤，惟饥饱损脾胃，劳役困形骸，则脏腑经络无非虚冷，此邪所以易入。虽有外邪，俱作正虚治。况腹痛畏寒，尤虚冷之验，外热内寒，又何疑乎。用加味**六君子汤**：人参、肉桂、甘草、柴胡一钱，半夏、陈皮五分，茯苓三钱，白术五钱。一剂痛止热解。方用六君助阳，加柴胡祛邪，肉桂荡寒。倘疑身热为外邪盛，纯用祛风利湿，损伤阳气，不啻下石矣。

一怀抱素郁，忽感风寒，身热咳嗽，吐痰不已，人谓外感，谁知肝气不舒乎。肝木喜条达，忧郁则肝气涩，正喜外风吹散，内郁可舒。无如内郁生火，风火相合，热乃炽。故感风寒，所以作热以肆风火之威，肝反凌肺，肺不甘，两相战斗，肺惧火刑，呼救肾子，咳嗽生矣。肺为火刑，胃来援，津液上升，又为肝中风火所耗，变为痰涎。法宜急散肝风，然风散火存，火犹引风，非救本之道也。宜舒肝郁，则火息，风尤易散。用**逍遥散**加味治。柴胡、半夏、甘草、白术、炒栀子一钱，当归、白芍三钱，陈皮五分，茯苓二钱。三剂愈。此方解郁祛风，郁解风自难留。加半夏消痰，栀子退火，更能相助为理，故奏功如响。

一忍饥腹空虚，遇天气时寒时热，至胸膈闷塞，如结胸，人谓邪侵，谁知内伤胃气乎。胃为水谷之海，多气多血，然必受水谷，气血始旺。故水谷多受胃强，少受胃弱。今忍饥则胃无水谷，胃火沸腾，乃遏抑不舒，则胃气消，天时不正，自易相感，乘虚入胃。胃气盛，邪自难入，既入亦难留。今邪欺胃虚，反宾作主，盘踞胃中，因现闷塞。法须助胃，则邪自退。用**加味四君子汤**：白术五钱，茯苓、人参三钱，甘草、柴胡一钱，枳壳五分。二剂愈。论理，感寒热自宜用热药祛寒，用寒药祛热，然皆无益于胃，胃虚寒热相战，必以胃为战场，胃何以堪。故惟健胃为主，佐之和解。

一酒客忽感寒，不可以风，人谓伤风，谁知内伤于酒乎。酒醉常不畏风，风何以入？不知酒能散气，气散则阳虚，阳虚则腠理营卫无不空虚，邪所以易入。故酒客皆气虚，气虚邪入，助其气，邪自出。用**补中益气汤**：人参二钱，芪、归三钱，白术五钱，甘草、升麻三分，陈皮五分，柴胡一钱。一剂气旺不畏风，二剂痊愈。提阳于至阴中，正补阳气也。阳非提则不能旺，此方治内伤兼外感，实有神功。以治伤酒后感风寒尤宜。使专用祛风逐邪，散尽真阴，风邪转不能出，可不慎哉。

人色徒，感冒外邪，伤风咳嗽，睡卧不宁，人谓感风，谁知内伤肾乎。肾，肺子，泄肾过多，必取给于母，肾虚肺亦必虚，肺气不能充于毛孔，邪即入。倘用散风之剂，则肺气益虚，肾又取资，内外盗，肺气安得不困。肺不旺，前邪不出，后邪复入，辗转感冒，肺气大伤，不特不生肾，且反耗肾，遂至变痨瘵。宜补肺，更宜补肾，使肾不盗母气，肺自得子援，子母两旺，外邪自遁。用**金水两滋汤**：麦冬、熟地一两，天冬、茯苓、白术三钱，桔梗、甘草、紫菀一钱，山药五钱，肉桂三分，白芥子二钱。十剂痊愈。肾虚感邪最难愈，以散邪药不能直入肾经。讵知肾虚感邪，邪不遽入肾，仍在肺。散肺邪仍补肾水，肾得益，肺又无损，正善于散邪。

一日恐惧，遂至感冒风邪，畏寒作颤，人谓感风，谁知内伤心胆乎。夫过恐则胆气寒，过惧则心气丧，胆寒则精移，心丧则精耗，精移精耗，心胆愈虚，邪乃易中。凡邪必至少阳，正胆怯之状也。倘再用祛风，则耗损胆气。胆耗心气更耗，二经气耗，邪肯轻出于表里外乎。法宜急救胆气，胆不寒，心亦不丧，协力同心，祛除外邪自易易耳。用**加减小柴胡汤**：柴胡、甘草一钱，白芍一两，茯神五钱，麦冬三钱，陈皮五分。三剂邪尽散。方用柴胡和胆中之邪，佐白芍、麦冬、茯神补胆弱，即补心虚也。二经得补，恐惧不畏，又何惧于外邪乎。

一尽情喜笑，遂至感寒，畏风，口干舌苦，人谓外感，谁知内伤心包乎。心包，膻中也，臣使之官，喜乐出焉。宜喜宜乐，何至相伤？大笑不止，则津干液燥在所不免。心包护心，心包干燥，必盗心气以自肥，则心气虚无，邪易入矣。法宜急补心，心旺，心包亦旺。盖国富家自不贫，自协力御外，何至四郊多垒。用**卫心汤**①：人参二钱，白术五钱，茯苓三钱，甘草、菖蒲、苏叶、半夏、桔梗、丹参一钱。三剂愈。此心与膻中均补，不可分治。况原因乐而得忧，因喜而得愁者乎，故邪易散。

一终日思虑，复加忧愁，面黄体瘦，感冒风邪，人谓外感，

---

① 卫心汤：《辨证录》作"卫君汤"。

谁知内伤脾肾乎。夫后天脾胃、先天肾，最不宜病，然最易病者。天下无不思不愁之人，过于思虑则胃气不升，脾气不降，食积不化，何能生津液以灌五脏。甚矣！思虑伤人，忧愁更甚。思伤脾，忧伤肾，肾伤则水不滋肝，肝无水养，仍克脾胃。忧思相合，脾肾两伤，外邪尤易深入，欺先后天虚也。二天皆虚，元气弱，为何如？法可散邪不扶正哉？用**脾肾两**[①]**益丹**：人参、白术、巴戟一两[②]，茯苓五钱，柴胡、甘草一钱，肉桂五分，枣皮三钱。二剂风散，十剂痊愈。方补土有补水，补水有散邪，有益无伤，实神方也。

一动多气恼，遂至感触风邪，身热胸胁胀，人谓外感，谁知肝经内伤。肝性急，气恼则肝叶开张，气愈急。急则气不能顺而逆作，逆则气不舒而胀生，气既不舒，血亦不畅，气既不顺，血亦不能藏。木郁欲泄，木乃生火，火郁欲宣，火乃生风，内外风动，内外火焚，风邪易入。外风外火不可徒祛于外也。用**风火两消**[③]**汤**：白芍一两，炒栀子三钱，柴胡、花粉、前子二钱，甘草一钱，丹皮五钱。二剂愈。此方治肝经之内火、内风。然外火、外风亦可兼治。倘不用白芍为君，单用柴、栀，虽风火亦能两平，肝中气血虚未能骤补，风火散后，肝木仍燥，怒气终不能解，何如多加白芍，既能补肝，又能泄风泄火之两得。

一勤于功名，劳瘁饥饿不辞，遂至感风邪，咳嗽身热，人谓外感，谁知内伤于肺乎。夫肺主气，诵读伤气则肺虚，肺虚

---

① 两：《辨证录》作"双"。

② 巴戟一两：此下《辨证录》有"山药一两"。

③ 消：原作"济"，字之误，今据《辨证录》改。

则腠理亦虚，邪即随入。肺虚不能敌邪，呼肾子以相救，肾因肺虚，无力上灌，肺气往来于肺肾之间，故咳嗽。法急补肺气。然肺为邪侮，补肺则邪更旺，必兼补胃以生肺，则邪不能夺。然补胃不散邪，肺畏邪侵，不敢受胃益，惟于胃中散邪，则邪畏土旺，听肺气自生，肺气生，邪乃遁矣。用**助功汤**：人参二钱，茯苓三钱，麦冬五钱，甘草、桔梗、半夏一钱，黄芩五分。三剂痊愈。此肺胃同治，助胃即助肺，泄肺火即泄胃火，祛肺邪即祛胃邪。邪入肺必入阳明，肺邪散，宁遁入阳明乎。

一终日高谈，口干舌渴，精神困倦，因冒风寒，头痛鼻塞，气喘，人谓外感，谁知气血内伤乎。多言伤气，未言伤血。不知血生于气，气伤血亦伤。多言津液尽耗，津液亦阴血之余。气属肺，血属肝，气血伤，即肺肝两伤。多言损气血，竟至肺肝两伤，邪入最易，为可慨也。邪既乘肺肝虚深入二经，使气逆于下而上不通，又何以治乎？仍治肺肝之虚，佐以散邪。用**两治汤**：白芍、当归、麦冬五钱，麦冬五钱，人参、甘草、花粉一钱，桔梗二钱，苏叶八分。此方入肝肺，补气血，消痰火，各各分治，二剂奏功。

一终日贪卧，致风邪袭之，身痛背疼，发热恶寒，人谓外感，谁知脾气内伤乎。夫脾主四肢，四肢倦怠欲睡，脾不能运动也。略睡亦足养脾气，然过于睡卧，则脾气不醒，转足伤气，因气虚而思睡，复因睡而伤气，则虚虚，安得不招外风乎。然治风必损脾，脾虚招风，又用祛风药损脾，邪且欺脾虚不出。不用补脾，变证蜂起。用**补中益气汤**加味治。人参三钱，黄芪、白术五钱，当归二钱，陈皮五分，甘草、柴胡、半夏、神曲一钱，升麻三分。三剂愈。此方益脾圣药。况睡卧既久，脾气下陷，正宜提之。久睡脾气不醒，半夏、神曲最醒脾，故加之。

一日夜呼卢斗贝，筋酸背痛，足重腹饥，致冒风邪，遍身痛，发寒热，人谓外感，谁知气血内伤乎。凡人气血易损，况呼卢则液干，斗贝则神瘁，损伤气血尤甚。颜枯貌瘦，非明征乎。无如世人日日同场共角，耗散气血，败坏脏腑，倘昧内伤，惟治外感，正益虚，邪益旺，非痿瘵必怯弱。必须大补气血，少加和解，则正足邪自遁。用**大补汤**加减治之。人参、当归、茯苓、白术、白芍、熟地三钱，黄芪五钱，川芎、甘草、柴胡一钱，陈皮五分。数剂痊愈。此方气血兼补，但原方有肉桂，呼卢斗贝未免有余水不足，故易以柴胡，补中和之，邪尤易散。

一勇徒，或赤身不顾，流血不知，致风入皮肤，发寒热，头疼胁痛，人谓外感，谁知筋骨内伤乎。筋属肝，骨属肾，肝足筋舒，肾满骨健，是筋骨必得髓血之充。世人知耗髓血无过泄精，至斗殴耗髓血未必尽知。盖斗殴必怒，怒时肝叶开发，血多不藏而血耗，肝血耗，必取给于肾，肾水供肝，木火内焚，又易干燥。肾资肝不足，又何能分润于骨髓？血髓两无，筋安能舒？骨安能健？人至筋骨两虚，风邪易入，可不急治其虚乎。用**四物汤**加味治之。熟地一两，当归、白芍五钱，川芎、柴胡、白芥子一钱，牛膝三钱，丹皮、金钗石斛二钱。四物补血亦补髓。邪因虚入，补髓血邪自出，故少加柴胡，风邪随散。彼不补髓血者，尚昧于治内伤也。

终日捕鱼，时发热畏寒，人谓风湿外感，谁知肺气闭塞乎。肺主气，气旺则周流一身，皮毛外卫，邪不能伤。倘肺虚，气尚停住，身入水中，遏抑皮毛，虚气难舒，湿且中之。夫湿外受，今从皮毛入，使气闭塞不通，故畏寒。然不发热，畏寒恶冷亦不骤见。惟肺虚皮毛不能外卫，水冷金寒，肺与湿相战，则身热生矣。此热乃肺虚不能敌邪，非风邪入之而发热也。法补肺兼利水，正旺邪自易散。用**利肺汤**：紫苏、甘草、桔梗、半夏一钱，人参二钱，白术三钱，茯苓五钱，神曲五分，附子一分。三剂痊愈。此补肺不见利水，水自从膀胱出。因内伤致邪，故不必治外感。

一忧思不已，加饮食失节，脾胃有伤，面黑，环唇尤甚，如饥，然见食则恶，气短促，人谓内伤，谁知阴阳相逆乎。夫心肺居上焦，行营卫，而光泽于外；肾肝居下焦，养筋而强壮于内；脾胃居中焦，运化精微以灌注四脏，是四脏所仰望者，脾胃也。脾胃伤，四脏无所取资，脾胃病，四脏俱病矣。今忧思不已，则脾胃气结。饮食不节则脾胃气损，势必宜显者反隐不彰，宜隐者反形不晦，阴气上溢于阳中，黑色授著于面矣。口者，脾胃出入之路，唇为口之门户，脾气通于口而华于唇，今水侮土，故黑色著于唇，非阴阳相反而成逆乎？不惟阳明胃脉衰而面焦已也，是脾胃阴阳之气虚，乌可不急救中州土。用**和顺汤**：升麻、炮姜五分，防风、白芷、甘草三分，黄芪、白芍、茯神三钱，白术五钱，人参二钱。午前服，连十剂，黑色尽除，再十剂痊愈。此补中益气之变也。凡阳气下陷用此方提之，倘阴气上浮阳中，则此方以升散阴气，皆奏功甚速。

一怔忡善忘，口淡舌燥，多汗，四肢疲软，发热，小便白浊，脉虚大而数，人谓内伤，谁知思虑过度乎。君火，心火也；相火，膻中火也。膻中，手厥阴经，性属阴，主热，古以"厥阳"名，以其火不可遏也。越人云忧愁思虑则伤心。心气伤，心血自耗，每欲寄权于心包，心包欺心弱，即夺权自恣。法宜以水济火。然火势炽，用寒凉心气益虚，激动焦焚之害。不如补心气，大滋肾水，则心火宁，心包火自安。用**坎离两补汤**：人参、生地、麦冬、山药五钱，熟地一两，菟丝子、炒枣仁、茯苓、白术三钱，丹皮二钱，北味一钱，桑叶十四片。十剂愈。此心肾双补，水上济，心火无亢炎，自有滋润。譬君王明圣，权臣何敢窃柄，势必奉职恐后，共助太平矣。

一劳倦中暑，服香薷饮反虚火炎上，面赤身热，六脉疾数无力，人谓暑未消，谁知内伤中气乎。人正气足，暑邪不能犯，今暑气侵，皆气虚招之也。然内虚发热，不治虚安能祛暑。况夏月伏阴在内，重寒相合，反激虚火上炎，此阴盛隔阳。法宜补阳以退阴，然阴盛阳微，骤用阳药入至阴，必扞格不入，必热因寒用。用**顺阴汤**：人参、茯苓、白扁豆三钱，白术五钱，附子、青蒿二钱，干姜一钱。冷服，必出微汗而愈。方用姜、附未免太热，与阴气不相合，乃益青蒿之寒散，投其所喜，又冷服，使上热得寒，不至相激，及至中焦寒除，热性发，反相宜。

一素虚，忽感风，遍身淫淫循行如虫，或从左脚腿起，渐上至头，下行右脚，自觉身痒有声，人谓奇病，谁知内伤气不足乎。气行则血行，气止则血止，气血周流，何至生病。惟其不行，皮毛间淫痒生矣。盖气血本不可止，不可止而止，非气血虚,乃气血之衰也。气血大衰,皮毛焦,气血少衰,皮毛脱。气血衰又少有微邪,则皮毛如虫行。因气血虚,身欲自汗,邪又留而不去,两相争斗,拂抑其经络,皮肤作痒,不啻如虫之行,非真有虫也。伤寒汗多亡阳,亦有如虫行病。伤寒本外感,至亡阳变为内伤矣。今非伤寒,亦见虫行症,非内伤而何?宜大补气血,气血行自愈。用**补中益气汤**:参、芪一两,归、术五钱,陈皮、升麻五分,甘草、柴胡一钱,玄参三钱,桑叶二十片。十剂痊愈。此方原大补气血,多用参、芪更补气,气旺血亦自旺,自能流行。身痒多属火,加玄参退浮游之火,汗多发痒,桑叶止汗,痒自止。

一色白神怯,秋间发热,热炽头痛,吐泄食少,两目喜闭不开,喉哑,昏昧不省,粥食有碍,手常按住阴囊,人谓伤风重病,谁知劳倦伤脾乎。夫气本阳和,身劳则阳和之气变为邪热,不必风袭而身始热。诸阳皆会于头,阳虚则清气不升,邪热乘之作头痛,不必外风犯之而作头痛。清浊拂乱,安得不吐泄。人身之脉皆属于目,眼眶,脾之所主,脾伤何以养目?目无所养,欲不闭得乎?脾络连舌本,散布舌下,脾伤则舌络失养,此言语所以难也。咽喉虽通于肺,然脾虚肺气先绝,肺虚咽喉难司出入,心之神明亦昏瞀不知人。阴囊属肝,脾虚肝欲侵,频按其囊者,惟恐肝旺土亏极,反现风木之象也。大健其脾,风木自消。用**补中益气汤**:参、归、茯苓三钱,芪、术五钱,陈皮、甘草五分,柴胡一钱,升麻、熟附三分。十剂痊愈。病本内伤,此方自中病情。然参、芪、归、术非附子其功不大,只用三分,无太热之虞。

一日日向火，致汗出不止，久则元气大虚，口渴引饮，一旦发热，人谓感风，谁知肺受火伤乎。肺本属金，最畏火，外火虽不比内火，然肺气暗损，何禁二火之逼。自然虚者益虚，肺不得养矣。金生水，肺病何以生肾？肾水不生，肾日索母乳，母病不应，子亦病矣。子母两病，势必皮肤不充，风邪易入，不必从膀胱而进。不必治风，但补肺滋肾，则肺得养，内不藏邪，风仍从皮毛而出。用**安肺汤**①：麦冬、玄参五钱，桔梗、紫苏、款冬二钱，生地、白芍、天冬三钱，黄芩、熟地、茯苓、枣皮三钱，紫菀一钱，贝母五分。二剂愈。此肺肾同治，何名安肺？盖子母一气，安子胜于安母，子母安自同力御邪，故安肾正所以安肺也。倘不顾肺但祛邪，因伤益伤，有不变劳怯哉。

疝 气

一感寒湿，睾丸作痛，遇冷即发，痛难忍，人谓湿气入睾丸，谁知湿入肾经乎。湿侵肾宜病腰，何以痛睾丸？不知睾丸属肾，肾气不至睾丸，则外势不振。所以不至睾丸者，以肾得湿则寒，寒在肾，即寒在睾丸。肾热则气通于睾丸，外肾寒则气结于腰肾中，如是肾气不通，宜睾丸不应，何肾寒而睾丸作痛？不知疝气虽成于肾寒，亦成于睾丸湿乎。当泄精后久坐寒湿，内外两感，睾丸独受。法宜温肾寒，消睾丸之湿，病如扫。用**救丸汤**：肉桂二钱，白术二两，茯苓、苡仁一两，橘核一钱。三剂痛除，十剂不发。此少阴②肾病，肾中寒极，肾气不通，肾中湿重，肾气更滞，去其寒湿，肾气自行于睾丸内。况肉桂、

---

① 安肺汤：《辨证录》作"安肺散"。
② 阴：原作"阳"，字误，《辨证录》作"阴"，今改。

橘核尤入睾丸，自手到功成。

一感湿热，亦睾丸作痛，遇热而发，然痛不甚，人谓热气入睾丸，谁知热气入肾乎。肾最恶热，肾中虚火自旺，有强阳不倒之虞。况邪火侵，安得恬然无恙。故热以济热，睾丸作痛，乌能免哉。但火最急，痛宜不久，何经年不愈，即暂愈，遇热即发？盖因热又得湿耳。热性急，湿性迟，湿热交攻，热欲散而湿留，湿欲润热燥—睾丸之内，阴阳乖异，求不痛得乎？法去湿热，疝气自除。用**利丸汤**：茯苓、苡仁一两，沙参二两。十剂断根。方以苓、苡消湿，沙参化肾热，且沙参又善治疝，故成功。

一睾丸痛，气上冲肝，两胁胀满，按之益疼，人谓阴寒在腹，谁知厥阴气受寒乎。盖睾丸不独通肾，且通肝。阴器，宗筋之聚也。筋属肝，睾丸非筋，何亦通肝？不知睾丸可升可降，膜联阴器，故肝病筋亦病，筋病睾丸亦病。或谓睾丸通肝，肝病亦与睾丸相关，今睾丸痛，上冲于肝，又以睾丸克肝，恐睾丸非肝所属。不知睾丸痛上冲肝，正显同气也。气同病亦同，非睾丸冲肝，实肝气冲睾丸。用**引丸汤**①：白芍二两，小茴三钱，橘核、柴胡一钱，沙参五钱。四剂痊愈。此方平肝，肝气不冲睾丸，又小茴、橘核、沙参散邪，则两丸安奠。

一膀胱癃闭，小水不利，睾丸连小肠疼，人谓小肠气，谁知膀胱热结乎。膀胱化水，膀胱寒热，水俱不化。热结于膀胱，

---

① 引丸汤：《辨证录》作"睾丸汤"。

必散经络，水入睾丸，有囊大如斗者，是必消水。然消水不解热，则膀胱之火直趋睾丸，症更甚。用**散丸汤**：茯苓、杜若根枝、沙参一两。连二剂，水如注，囊小。方奇在杜若，性寒，善发汗，且直入睾丸散邪，用助茯苓、沙参利湿又泄热，故特神。但服后即用当归补血汤数剂，自无太虚之患。

一睾丸初痛后不疼痛，名木肾，乃寒极气不通也。初起必感寒湿，因入房又感寒湿，则湿入睾丸中，寒结睾丸外，遂不疼痛。此非附、桂不能直入睾丸以通气。然不散邪，用附、桂只兴阳，且散邪药多，散睾丸之邪则少，故多不效。然得法正易易耳。用**化木汤**：白术二两，附、桂、柴胡一钱，杜若根枝一两。服后即拥被卧，少顷必发汗，必两肾外汗出如水而后止，一剂即愈。盖白术利腰脐气，杜若发睾丸邪，附、桂通达内外，柴胡解肝湿，故一剂奏功。

杜若根乃田间兰菊花是也。

一狐疝，日间缩小而痛，夜伸出而安，且强阳善战，真狐疝症。若不能久战，假狐疝也。假狐乃寒湿，用前救丸汤即愈。真狐乃神道、星月下行房祟凭也。疝不同，治亦异。大约狐疝淫气未散，结睾丸内，狐最淫善战，夜间媚人。盖狐属阴，狐疝日缩入不可战，战则疼痛欲死，此祟禁也。凡祟属阴，夜亦阴，人之阳气入阴中，阴与祟阴同气相得，祟不禁，反善战。至精泄阳气奔出，纯阴无阳又复痛矣。然祟必乘虚入，不补虚，何以逐祟。用**逐狐汤**：人参一两，白术、茯苓五钱，肉桂三分，橘核、白薇、甘草一钱，荆芥三钱，半夏二钱。连四剂痊愈。此方纯助阳，阳旺阴自消。或谓夜伸善战正阳旺，今助阳必增妖氛，何以助阳祟灭？不知祟遏抑阳气不能出，至夜善战，正阳郁甚，借交合而聚于阴门，乃假象，非阳真旺也。吾助阳则阳气勃勃，阴祟何敢遏抑乎。又益舒郁逐邪、消痰解祟，祟自去。

奔 豚

一感寒，如一裹气从心下直奔阴囊，名奔豚，言如豕奔突，势骤莫遏，痛难忍，人谓外寒，谁知心包、命门火衰乎。夫二火，一在心，一在肾，上下相通，寒邪莫犯。二经火衰，寒邪得中。然寒气入内，宜先犯心，何反下趋肾囊？盖肾虚寒，脾又湿，寒湿同气相亲，故急趋而下甚便。此症如风雨来，每不及防，似疝非疝耳。不可作疝治，补心肾，温命门、心包火，去脾湿自愈。用**安豚丹**：参、术、巴戟五钱，肉桂、志肉、甘草一钱，山药一两，蛇床子、茯苓三钱，附子五分。三剂愈。方先补心肾，后用附、桂热药，始足驾驭其猛烈，转易祛除。然邪急药猛，急以治急，未免太刚，加甘草，缓急相济。

一小水甚勤，睾丸缩入，遇寒更痛，人谓命门寒，谁知膀胱寒结乎。夫膀胱化水，命门火化之也。似必命门寒，膀胱始寒，膀胱寒结，独非命门寒结乎？孰知膀胱亦能自寒。成于坐寒湿地，寒湿袭入，膀胱不能散，虽有命门火不能化。盖命门火止能化内湿，不能化外湿。外湿留于膀胱，必与命门真火相战，邪盛正衰，安得不痛。法宜用温热，直入膀胱祛寒湿，则睾丸展舒，痛自止。用**辟寒丹**：肉桂、橘核三钱，苓、术五钱，甘草一钱，荔枝核三个捣碎。二剂安，四剂痊愈。妙在肉桂为君，既温命火，复袪膀胱寒，苓、术又利水，橘核、荔核更定睾丸痛，非桂相引，亦不能直入而散寒结。

阴 痿

一交感忽阴痿，百计不振，人谓命门火衰，谁知心气不足乎。凡房战能久，乃命门火充。阴痿自是命门火衰，何谓心气不足？不知心火动，肾火随之。苟心火衰，命门火何能振？故能久战否，必心中摇摇，只兴一时，不能久战。故治阴痿，必上补心，下补肾，心肾两旺后，补命门火。用**起阴汤**：人参、黄芪五钱，白术、巴戟、熟地一两，北味一钱，肉桂[①]、志肉、柏子仁一钱，枣皮三钱。八剂阳旺，苟服三月，如另换一人。方妙大补心肾，不甚温命门火，火气自旺，世不识补心以生火，则心衰，虚火焚心，不补肾以生火，则水亏火旺损肾，反烧干阴血，必致阳旺阴虚不可救。吾道原有救阳之方，惟恐持为愉愉，故先圣不言，无如绅士求方士金石之方，反致杀人，故偶论阴痿，并传此方。与其修合金石以致丧亡，不若此方为得。

一精薄冷，虽交接，或半途而废，或临门即泄，人谓命门火衰，谁知脾胃阳气不旺乎。夫脾胃土，土生于火，脾胃不旺，似必命门火衰。不知命门，先天火也；脾胃，后天土也。后天土本生于先天火，然先天火不旺，则后天土无生。补先天火，正所以行后天土。脾胃虽为后天，其中未尝无先天之气，命门火寒，脾胃何能生哉？命门不生脾胃，则后天气衰。欲气旺而

---

① 肉桂：此二字原无，今据《辨证录》补。

固，精厚不薄得乎。法须补先天火，更补后天土，则土旺火不衰，庶气温而精厚。用**火土两济汤**①：人参、白术、巴戟一两，枣皮一两，菟丝一两，山药五钱，肉桂一钱。十剂精厚，再十剂精温，服三月不再弱。此方健脾胃，仍补命门。在火无亢炎，在土无寒湿，湿去精纯，寒去精暖，何至怯弱。

　　一年少事未遂，郁闷至阳痿，人谓命门火衰，谁知心火闭塞乎。夫肾，作强之官，伎巧出焉，藏精与志。志意不遂，则阳气不舒。阳气即肾中真火，肾火必受命于心，心火动，肾火应之，心火郁，肾火虽旺，不能动，似弱实非弱。法不可助命门火，以命门火旺于下，则郁勃之气不宣，变痈疽而不救，宜宣心郁，使志意舒泄，阳气开，阴痿立起。用**宣志汤**：茯苓、生枣仁、山药五钱，甘草、菖蒲一钱，志肉、柴胡、人参一钱，白术三钱，当归、巴戟三钱。四剂愈，不多剂。此症原因火闭而闷其气，非因火寒而绝烬，故一升火而腾，不必大补火。世多误治，可慨也。

　　一天禀最薄，易寒冷，遇严冬，虽重裘不温，交感数合，望门而流，人谓偏阴，谁知命门火太微乎。夫命门火衰，世谓天限，谁知人力可胜。盖命门虽是先天火，凡火引之，可以焚天，况先天火乎。然一阳生于二阴，与补他火实各别。用**扶命生火丹**：人参、肉桂、杜仲六两，巴戟、枣皮、白术一斤，熟地、黄芪二斤，附子、鹿茸二个，龙骨醋焠一两，生枣仁三两，北味四两，苁蓉半斤。各为末，蜜丸，早晚各五钱，服三月。此方填精补火，何又加气分药？不知气旺精始生，使但补火不

---

① 火土两济汤：《辨证录》作"火土既济丹"。

补气，则无根之火只光一时。惟气旺则精自旺，火有根，生生不已。况气乃无形，以补无形之火，更为相宜。

一中年阳不举，即或振兴，已而衰败，绝无情欲，人谓操持有定，谁知心包火衰乎。夫心火动，心包火即充力以济，心包火衰，有使之动而不动者。且心包与命门火正相通，命门寒心包热者有之，未有心包寒命门独热者。所以心包火微，有扶不起者，此故耳。法宜温心包，不必温命门。用**救心包汤**[①]：人参、巴戟一两，肉桂、当归三钱，炒枣仁、黄芪五钱，远志、柏子仁、菟丝子二钱，茯神、良姜、附子一钱。十剂兴生，二十剂阳不倒。方专治心包虚寒，不止振举其阳。然实统治心者何故？盖补心则心包强，自能久战。

痰　证

一肠胃间沥沥有声，饮水更甚，吐痰如涌，人谓痰饮之病[②]，谁知胃气虚乎。夫胃，水谷之海，游溢精气，上输脾肺，下输膀胱，水精四布，倘胃虚，仅消谷不能消水，水入胃，下流于肠，故沥沥有声。初犹不觉，久而水之精华变为浑浊，遂成痰饮而上涌矣。然痰由于胃虚，痰之成由于水盛。治痰不必先消水，消水必先健胃。但胃衰由于心包弱，胃非心包火不生，补胃须补心包火。用**散痰汤**：白术三钱，茯苓、苡仁、山药五钱，肉桂、陈皮五分，半夏、人参一钱。即二陈之变也。二陈助胃消痰，未若此方助心包以健胃。又妙在肉桂不特助心包火，

---

① 救心包汤：《辨证录》作"救相汤"。

② 人谓痰饮之病：此六字原无，今据《辨证录》补。

且引苓、术直入膀胱，分消水湿，苡仁、山药又燥脾，以泄下流之水，有不愈哉。

一水流胁下，咳唾引痛，吐痰甚多，不敢用力，人谓悬饮，谁知胃祛乎。夫饮宜入肠，今入胁，胃之逆何如乎。不知胃气不怯则胃不逆，胃旺水怯，胃怯水旺，水旺极，胃怯极也，胃逆极，水逆极也。欲水顺，必使胃旺。然胃怯易旺，水逆难顺。但水无有不下，导水势，提胃气，自然祛者不祛，逆者不逆。用**弱痰汤**：人参、荆芥一钱，茯苓五钱，苡仁一两，陈皮五钱，花粉三钱，枳壳三分，白芥子二钱。此方上消痰于膜膈，下逐水于肠胃，助气则气旺，水降不敢悬瀑泉于半天。倘徒消痰不补胃，则气降水升，泛滥莫止。

一痰流四肢，汗不出，身重，吐痰不已，人谓溢饮，谁知胃气壅乎。夫天一生水，充周流灌，一有瘀蓄，不走通衢大道，反横流支河，旁溢平地。凡水必入胃，胃通水又何积。惟胃滞，水不走膀胱，乃由胃越四肢，四肢无泄水之路，必化汗而出。然水能化汗，由于胃气行，今胃阴，何能化汗。身重者，水湿之征也。四肢水不能出，自上涌吐痰矣。法须引其势而导之，由高山平川而入江海，庶水害可除。胃即人身之高山也，开胃壅，膀胱、小肠自通。然胃由于肝克，宣肝郁，补胃虚，胃壅可开。用**启闭汤**：柴胡五分，术、芍三钱，茯苓五钱，猪苓、厚朴、泽泻、半夏一钱。四剂痰消，八剂身轻。此即四苓之变方。加柴胡舒肝，厚朴行气，半夏消痰，自气行水行，气化痰化，何致胃壅痰涎流溢四肢。

一咳逆倚息，短气，其形如肿，吐痰不已，胸膈饱闷，人谓支饮，谁知胃逆乎。胃为水谷之海，顺则水化为精，逆则水化为痰。然逆浅痰入胸，逆深痰入膈。夫胃逆，致痰入胸膈，逆亦甚矣。盖胃为肾关，肾虚气冲于胃，则胃失其启阖之权，关门不闭，反随肾气上冲，肾挟胃中痰挟之入肺，肺得水侵，故现水肿状，咳逆倚息生。症似气有余，实气不足，故短气不可接续也。法转胃气逆而痰可降，补肾虚而胃可顺。用**转胃汤**：山药、苡仁、人参、麦冬一两，白术五钱，牛膝、苏子、白芥子三钱，附子一分，陈皮三分。四剂愈。方名转胃，实转肾逆。肾逆而后胃逆，肾转正转胃也。此非大剂，则胃气必不通于肾中，肾气必不归肾内。倘但治痰，耗损胃气，肾气益逆。

一终日吐痰，少用茶水则心下坚筑，短气恶水，人谓水在心，谁知火郁于心乎。夫心最恶水，以水寒克心火耳。然心气不虚，水之入胃，正足养心，水亦不敢直犯，惟心虚则火先畏水，水即乘其畏以相攻，火又恐水之入心，欲出其火以相煅，水乃益坚，火欲出而不得，火自郁于内而气不宣，故筑动。短气，非气之真短也。火与水战，火正水之仇也，伤水恶水，又何疑乎。不可徒利水，必先消痰，消痰必损胃，胃气损，心愈虚，水与痰终难去。必补心以生胃，散郁以利水，则火旺水不能侵，自不停于心下而变痰湿。用**胜水汤**：茯苓、白术、半夏一两，车前子、人参三钱，远志、菖蒲、柴胡一钱，甘草三分，陈皮五分。四剂愈。即六君之变也。补心散郁，心气旺，火自通，火气通，胃气自旺，土旺自制水，何畏水攻心哉。

一口吐涎沫，渴欲饮水，然饮又不多，仍化为痰而吐出，人谓水在肺,谁知肺气热乎。夫肺主气,行营卫,布津液,周流一身,惟水入之,塞其气道,气凝不通,液聚不达,变涎沫。清肃之令失,金乃生火以自焚,故引外水以救火,然内火终非外水可息,外水亦非内火可消,故不化精液,仍变痰涎而上吐。法须清肺热,不取给外水则水不入肺,涎沫解。然金失清肃之令,实因心火克肺。肺因火侵,原思水相救,水乘而入,故欲解肺热,必须清心炎。用**解炎汤**:黄连、神曲五分,花粉二钱,黄芩、桔梗一钱,麦冬一两,茯苓五钱,甘草、陈皮三分。二剂愈,不必三剂。方清心肺热,则上焦火不留滞。然痰气过升,亦非所宜。加茯苓下行膀胱,则火随水走,其势自顺,既消痰,又降火,何至肺气壅塞乎。且不损肺气,所以痰易消,火易降也。

一少气身重,日吐清水清痰,人谓水在脾,谁知脾气寒乎。脾为湿土,最恶水喜火。火衰则水旺,水衰则火旺。而脾无火则为寒土,土寒则水不能化于土中,土且冻于水内,即有微火,仅化水不能化津,但变痰不能变液。且火衰止可化上焦水,不能解下焦冻,此清痰、清水所以上吐不下行也。水不行则湿流,四体乃重。必须利水消痰以燥脾土。然徒利徒消,究亦无益。盖脾衰由于肾火弱,不补肾火,则釜底无火,无以长生,是必补脾又必补肾火,而土自燥,土燥湿自除。用**燥土汤**:茯苓、白术一两,肉桂、半夏二钱,人参三钱,故纸、益智仁一钱,山药、芡实五钱,砂仁三粒。此方燥脾七,燥肾三,似重补脾,轻补肾。不知脾喜燥,肾恶燥,使燥肾太多,则肾先损,何以益脾,惟此则肾无过燥之虞,脾转受燥之乐,此用药之妙也。

一痰气流行,胁下支满,发嚏,轻声吐痰,不敢重咯,人谓水气在肝，谁知郁气在肝乎。夫肝藏血不藏水，宜水之所不到。然肝不郁则已，郁则血不藏，血不藏而予水以隙，水即乘隙以入肝，肝终不藏水，乃紧闭肝藏，水乃留伏肝外不散。肝因郁拮水，又因水愈郁，肝气之逆何如乎？胁下正肝部，肝气郁，即无水侵，且有胀急之症，况水停胁下，安得不支满。发嚏而痛者，以火郁未宣，得嚏则火欲出而不得，故吊动而痛。法须疏肝郁，佐消痰利水，随手奏功。用**开痰饮**：柴胡、半夏、甘草、炒栀仁、陈皮、薄荷一钱，枳壳三钱，苍术二钱，茯苓五钱。不必五剂。方专解肝郁，郁舒火散，木不克土，肝无郁火，自不上引痰涎之闭，宁有水停胁下，增人痛满哉。

一水泛为痰，涎如清水，入水即化，人谓肾中痰，谁知肾寒精变为痰乎。心肝脾肺痰，可于补中用攻，独治肾痰须纯补，不可少间攻痰。盖肾痰乃纯阴之水，阴火非阳火不能摄。阳火，水中火也。阴水泛而火微，阳水旺而火伏，大补肾火，痰自降矣。用**八味地黄汤**：熟地、茯苓一两，山药、枣皮五钱，泽泻、丹皮三钱，肉桂二钱，附子一钱。一剂痰消。治肾痰未有胜于此方者。倘执方以概治痰证，又断不可。盖痰非肾泛，则痰为外邪，惟肾水上泛，实效如响。然必茯苓与熟地分两同重，则肾水归源，三焦之湿气尽化，万勿执仲景原方，谓茯苓不可多用，故表之。

一吐痰纯是白沫，咳嗽不已，日轻夜重，人谓肺火痰，谁知肾热火沸为痰乎。此阴虚火动，大约成于痨瘵居多，古谓吐白血也。其痰如蟹涎，不已，必变如绿涕，即痨瘵成，不可救也。然痨瘵吐白沫，是肾绝候也。亦有未成痨瘵，阴火初动，开手成此痰，与痨瘵已成若天壤，何可不救。然一味治痰，不治肾中之阴，不至成痨瘵不止。夫火沸为痰，成于肾火太旺，火旺水乃沸，不知火旺极由于水衰极。肾有补无泄，补水镇阳，不可用泻阳以救阴。倘轻用知、柏，毋论火不息，痰不消，且击动其火，以变痨瘵。法补水逐痰，痰消于乌有。用**定沸汤**：熟地二两，枣皮、麦冬、茯苓、山药、玄参一两，北味二钱，白芥子三钱。二剂，火沸之痰不知去矣，连服十剂，不可见二剂效止服。盖火沸之痰，实本阴虚，非多服补阴之药，则阴不能大长，火不能急散。幸人勿轻弃。

一偶感风，鼻塞咳嗽，吐痰黄稠，人谓痰塞胸膈，法宜吐，谁知风邪闭于肺乎。古有谓用吐而效者，以肺气闭塞，得吐则发越而气可开，谓吐有发越之义也。然必大满大实始可用，如瓜蒂散涌出其痰。若鼻塞咳嗽，吐痰黄浊，非大满大实可比，何必轻用吐法。不宜吐而吐，必损胃气。胃伤肺亦伤，肺胃两伤，旧疾去，新痰复生，吐必一而再，再而三，至三吐，必不可救矣。毋论虚不可吐，即实亦不可轻吐，以吐必须守戒，五脏反复而气未复，一犯戒，变症蜂起。况肺邪闭塞之痰，亦易表散。盖肺闭塞于风邪，非闭塞于痰。散邪肺气通，肺通痰自化，王道平平，吐乃霸道，不可常用，慎勿谓吐神于表散而尽用吐也。用**散痰汤**：桔梗、茯苓三钱，紫苏、半夏二钱，麦冬五钱，黄芩、甘草、陈皮一钱。四剂痊愈。方名散痰，实散肺邪。痰因邪结，邪散痰将安结？痰涎化，肺气无伤，不胜于吐法损脾胃乎。是表散之功足尚也。

一寒气入胃，结成寒痰，日呕吐，人谓寒痰在胃，谁知胃气之虚寒结为痰乎。凡人胃气旺，水谷化为精，原无痰之在胃，惟胃虚，仅消谷不能消水，水积为痰。然胃所以虚者，火衰也。火无火生不能制水，故水不变精而变痰。然胃自寒，水且变痰，况外邪又侵乎。内外寒合，自然痰涎日多，下不化，必上涌而吐，祛寒可缓乎？惟祛胃寒，必补心火，火旺土坚，何痰不化。用**六君子汤**加味治。人参、茯苓三钱，白术五钱，二陈一钱，甘草三分，肉桂二钱。六君补脾胃之圣药。胃病治脾，脾胃相表里，脾健胃更健。肉桂上补心火，下尤补肾火。心火旺而胃温，肾火旺而脾热，脾胃两热，寒痰立消。

　　一热气入胃，火郁成痰，痰色黄秽，败浊不堪，人谓热痰作祟，谁知胃火未消乎。胃火盛由胃土衰，胃土衰，外热犯之必相宜，何反化为痰？盖胃衰，水不化精以润土，土气大干，必索外水以相救，水多火胜，不能相化，胃郁不伸，胃火亦抟结不发，痰何能消？必变为黄秽败浊矣。然法不必治痰，补胃虚，少加散火抒郁，则胃复强，消痰更易，用**疏土汤**：白术、茯苓五钱，干葛、柴胡、陈皮五分，人参一钱，甘草三分，花粉三钱，竹叶三十片，甘菊二钱。四剂痊愈。此补胃重，泻火轻，以火郁之痰，原未尝大旺。故补胃而火可散，散火郁自解，况加柴胡、干葛，郁开痰豁，必至之势。

　　一感雨露或地湿，致变痰，或为痰饮，肢节酸痛，背心疼，脐下有悸，人谓湿痰成病，谁知脾气之湿，以助湿乎。夫脾最恶湿，必得肾火燥之，则污泥始成膏壤，而后水入脾中，散精无留伏，惟肾火衰，不能生脾，而脾愈湿，土湿自成痰，又加天地水气两相感召，则湿以添湿，痰更添痰，遂成滔天之势。

法补肾火生土，而补火仍于补脾药中用之，则火无亢炎，土自健顺。用**五苓散**治之。白术、茯苓一两，猪苓、半夏三钱，泽泻、肉桂二钱。四剂痊愈。五苓利水神药。肉桂即温命门火，更能引湿痰化水，尽趋膀胱。尚恐旧痰去新痰又生，故加半夏消之，助苓、术醒脾，尤易奏功。土生火中，火旺土内，一方两得，脾肾兼补，五苓是也，岂仅利水哉。

一阴虚枯槁，肺困乏，嗌塞喉干，咯痰动嗽，人谓肺虚，谁知肺燥乎。夫夏伤热，秋必病燥，是燥必成于热。肺金最畏火炎，夏火盛，即宜发燥，何待火退金旺反燥乎？不知金畏火刑，出肺中之液，仅敌火气之炎，迨火令既过，金无所畏，不足之气形，转难济肺气之乏，必求外水止渴，然外水入胃不入肺，且肺气燥，肺难自顾，何能下生肾水，肾日降取给，肺且益燥，咳嗽吐痰生。法宜补土生金。然健脾助胃药多燥烈，肺津未生，反增其火。必须润肺中大补肾水，水足金养，子富母自不贫。且肺气每夜藏于肾，前因肾涸，难迎不速之客，肺见主贫，半途必返，肾见肺金之燥，出其涸竭之水以济。夫水不足，火自旺。肺不敢受，于是不变津而变痰。此痰本不欲上升，无如上焦火旺，津液干，又取给于痰，暂救嗌燥，故咯而上升。迨痰升，二火斗，而嗽又生矣。用**润燥饮**：麦冬、熟地一两，苏子、甘草、天冬、人参一钱，白芥子二钱，桔梗三钱，枣皮五钱，北味五分。十剂痊愈。用二冬润肺，熟地、枣皮补肾，人参、五味益气，气旺尤易生津。又恐过于补肾而不走肺，又加升提，使益肺多于益肾。然参以助燥，更入苏子、甘草调和上焦，同白芥子以消膜膈痰，又不动火以增燥，何有咳痰之患。

一小儿痰气壅阻，窍隧不开，手足冷逆如风症，人谓慢脾风，谁知脾[1]虚痰盛乎。小儿以脾健为主，脾不旺，水谷尽变为痰。痰盛，经络痰结，窍隧闭塞，气即不能展舒。手足者，脾所属也，脾既不能舒，何能运乎手足，故逆冷，非外风中也。风性动且急，使真有风，暴急莫当，安有微缓舒徐？无奈世人巧名慢脾风，制牛黄、犀角、蛇、蝎等药，至杀儿如草，惜哉！使用健脾，少佐祛痰，则无儿不活。用**健脾开涎散**：人参、花粉五分，茯苓、白术、苡仁二钱，陈皮、干姜二分，砂仁一粒。三剂痊愈。此方健脾消痰与六君同。然六君用半夏，未免耗气，此方专利脾湿，又通气温中，更胜六君。倘用之治小儿痰，何致小儿夜泣于九泉。

一老痰结成黏块，凝滞喉间，咽不下，吐不出，人谓肺气不清，谁知肝气甚郁乎。此必成黄秽色，盖留于膜膈之上也。老人虚人最多，非舒发肝气断难消，然徒舒肝气，不大补肝血，则胁间之燥不能除，膜膈之痰不能化。然肝血，肾所滋也，补肝必须补肾，但补肾不兼消痰，则所输之水适足以资盗粮。用**润燥破痰汤**：白芍一两，香附一钱，青黛五分，花粉、白芥子二钱，玄参五钱，茯苓、山药三钱。四剂老痰尽消。此肝肾两补，既无助燥，又鲜增湿，肝气宣，肝血养，则肝火不聚于胸中，自老痰不凝于胁内。但老痰最难速效，须多服，不可责近功。

一痰在膈上，大满大实，气塞不伸，药祛不下，人谓邪在上，谁知邪在下乎。夫上病宜疗下，何古人用上治吐法而能愈

---

① 脾：原作"肝"，今据《辨证录》改。

乎？此一时权宜也。世遵张子和，一见满实便用吐，谁知尽可不吐哉。凡满实下之自愈，但下不同耳。下乃祛入胃中，非祛入肠中。痰涎上壅，原胃火盛，泻胃火，自见胃气之不足，胃无满实，膈中无满实，又何能重满重实哉？必痰气尽消，尽落胃中矣。何必涌痰上吐，损伤胃气，使五脏反覆哉。用**降痰舒膈汤**：石膏、花粉三钱，厚朴、枳壳、半夏一钱，茯苓五钱，益智仁五分。二剂愈。此泻胃降痰，实有神功。方虽性烈，然胜吐实多，世欲用吐者，姑先用此汤，不效再用吐药，其益无穷，勿哂医学平庸，用药胆怯耳。

一遍身大小块，累累不一，人谓痰块，谁知气不行，痰因结之不散乎。怪病多生于痰，身中长块，亦怪病之一也。然痰之生，本于湿，块之结，成于火，故无湿不能生痰，无痰不能生块。然苟气旺，湿又何留？湿苟不留，火又何起？是消块不必去火，惟在消痰。亦不必消痰，又在亟补气治本源也。用二**陈汤**加味治之。人参、茯苓、半夏、白芥子三钱，陈皮二钱，白术五钱，姜炒黄连五分。三十剂全消。此消痰圣药，亦消块神方。

一性喜食酸，多食青梅得痰饮，日间胸膈如刀刺，至晚痛止，膝胟大痛，人谓胃寒，谁知痰饮随气升降作痛乎。痰在上宜吐，在中宜消，在下宜降。胸膈痰，在上焦也，必当用吐。但吐痰必伤气，无论大吐，脏腑反覆，胃气之亡必多。况多食酸则肝必旺，木旺不畏金，金又不旺，则木定肆横逆，以伤中州土。虽久痰顿失，新痰必生。法宜于吐中仍行胃平肝之法，使痰去正不亏。用：参芦、白芍、白芥子一两，瓜蒂七枚，竹沥二合。一剂大吐，痰去痛如失。后用二陈调理，不再剂^①。前方名**倒痰汤**^②，用参芦扶胃，白芍平肝，白芥子、竹沥共入于瓜蒂中吐痰，即用消痰之药，使余痰尽化，旧痰去，新痰不生，得治痰之益，又绝伤气之忧。

一偶食难化物，忽动惊，因而食减，形体憔悴，面黄瘦，畏寒作热，数载不愈，人谓痨瘵，谁知痰裹其食不化乎。夫伤食，必手按而痛，况痰裹食，其痛尤甚，宜易知，何经年而人未知？且食至岁月之久，何以久留于腹？不知食因惊而留于腹，存两胁旁，外有肋骨护之，手按痛外不能及也。食因痰裹，痰不消，食亦不化，故留中数载仍为旧物。两胁乃肝部，痰食积于中，自生如疟之状，发寒热，状如痨瘵，其惊气未除也。惊气未解，痰食又如故，病又何能愈哉。法宜开惊，降痰食，数载之病，一朝去矣。用**释惊汤**：白芍一两，当归五钱，青木香、大黄、白芥子、茯苓三钱，麦芽、枳实、枳壳一钱，甘草五分，山楂十粒。一剂痰食尽下，不必再剂。此方消痰降食，专走两胁，开惊气，故神。

---

① 剂：《辨证录》作"痛"。

② 倒痰汤：原无，今据《辨证录》补。

卷　十

鹤　膝

一足胫渐细，足膝渐大，酸疼在骨中，体亦渐瘦弱，人谓鹤膝风，谁知水湿入骨乎。夫湿必由皮入，何径入骨？况骨最坚，湿难深入，何竟入于膝？盖成于立而行房。凡房事必劳筋骨，至精泄，髓必空虚，髓空则骨亦空，邪即乘空而入。若膝则筋骨联接之处，骨静膝动，动宜散，静宜聚，何骨之静处反瘦削不堪，膝之动处反壅肿若盛？不知动能变，静不能变。不变形消，变者形大，法当急治肾。然所犯者湿，乃阴邪，阴邪必须阳气祛之。肾精，阴水也。补精则精旺，阴与阴合，两阴无争斗之机，不战邪何能去？故不补精当补气。用**蒸膝汤**：生芪八两，金钗石斛、苡仁二两，肉桂三钱。水煎二碗，先服一碗，即拥被卧，觉身中有汗，再服第二碗，必两足如火热，切不可坐起，任其出汗，汗出至涌泉下，始缓去被，否则万不可去。二剂痊愈。此方补气大峻，然气不旺则不能周遍一身，虽用利湿健膝药，终难直透邪所犯处而祛之。但不加肉桂，寒湿裹住膝中，亦不能斩关直入骨髓，大发其汗。盖此病无风，若作风治，愈耗其气，安能取效。

鹤膝有二,一本水湿,一本风湿。前言水湿,而风湿入骨又若何?大约水湿,骨重难移,风湿,骨轻可走,酸痛则一。然水湿之痛一定不迁,风湿之痛去来无定。然不可徒治风湿。用**散膝汤**:黄芪五钱①,防风、肉桂三钱②,茯苓一两。服后亦拥被,听其出汗,汗愈多,去病愈速。黄芪得防风而功愈大,多用黄芪,恐人难受,加入防风,能于补中行气。得肉桂辛散,引入阳气,直达至阴中。又茯苓共入膀胱利水湿,内既利水,外又出汗,风湿能不解乎。但大汗,人恐亡阳,谁知用散药以出汗者可虑,今黄芪补气出汗,乃发邪,汗非损正,汗反益阳,故二剂收功。

疠 风

一头面身体见红斑,后渐皮破流水成疮,须眉落,遍身腐烂,人谓大麻风,谁知火毒结成乎。此病南粤多,以地长蛇虫,热毒之气裹住于皮肤,湿蒸之气又遏于肌骨,故内外蕴结不宣,反致由斑而破,由破而腐也,最恶之症,患者亦不幸矣。然他处未尝不有,似非仅感蛇虫。盖毒气何地蔑有?湿乃天地之气,正不可分南北也。曾在燕市见一患者,平生实未南行,可见大麻风随地皆有。法必先解毒。然元气虚者近多,徒泻毒,必损真,但补正又恐引邪入内,要于补中散邪为妙。用**扫疠汤**③:苍术、苍耳子三钱,熟地、玄参一两,车前二钱,银花二两,苡仁五钱。二十剂痊愈。此方补肾健脾,又散风、去湿、化毒,攻补

---

① 五钱:《辨证录》作"五两"。
② 三钱:《辨证录》作"五钱"。
③ 扫疠汤:《辨证录》作"散疠汤"。

兼施，倘纯用寒凉或风药，鲜有奏功。

一大麻风，有居南粤外亦患者，人亦谓火毒，谁知感酒湿而成乎。盖酒气熏蒸最害人，或卧酒糟上，坐酒缸边，皆能成病，大约多得于房事后。盖行房泄精，毛窍尽开，酒气易中，症与大麻风无异。但感酒毒成大麻风，家人不染。法在兼化酒毒为妙。用**解疠神丹**：茯苓二钱，白术、苡仁五钱，黄连一钱，玄参一两，银花三两，柞木枝三钱。二十剂，未烂者可愈。四十剂，已烂者亦愈。方健脾兼去湿，化毒兼解酒，正无伤，邪易退。倘认火毒，祛毒泻火，置酒毒于不问，非善治之法也。然必闻酒香而生憎，饮美醑而添疼，此感酒毒也。倘闻酒香而流涎，饮美醑作痒，非酒毒，乃火毒也，最宜辩。

遗　尿

一遗尿，畏寒喜热，面黄体怯，大便溏，小水必勤，人谓小肠虚，谁知肾虚乎。肾与膀胱相表里，膀胱之开阖，肾实主之。肾气不行于膀胱，则水不能出，是膀胱必得肾气而后出。肾衰，宜膀胱闭也，何肾寒膀胱反不闭乎？不知膀胱奉令于肾，寒则肾失其令耳。肾无令以行于膀胱，膀胱自不约矣。法约膀胱水，不如约肾水，尤不若温肾水而肾水缩。用**温泉饮**：白术、巴戟一两，智仁三钱，肉桂一钱。一剂即止，四剂不再遗。方中肉桂、巴戟温命门火，智仁断膀胱漏，自病与药宜，独白术利腰脐，人未必知。盖遗尿虽肾寒，亦由腰脐之气不通，则水不走小肠，竞走膀胱。通腰脐气，则水迂迴自走小肠。小肠与心为表里，心气能摄，不遗也。且白术又上补心，心虚则水泻，心气旺，水又难泻矣。故同群共济，心气交而泉温，亦心气交而泉缩。

一年老，日夜不必卧而遗尿，较前症更重，此命门寒极不能制水。老人孤阳，宜水衰不宜火微，何至寒极而自遗？盖人有偏阴偏阳之分，阳旺则阴虚火动，阳衰则阴冷水沉。年少过泄其精，水去火又何存。夫火无水制，则火上炎，水无火制，则水下泄。老人寒极而遗，正水中无火耳。但必须于水中补火，以老人火衰水不甚旺。用**八味地黄汤**：熟地、枣皮一两，山药五钱，茯苓二钱，泽泻、丹皮、附、桂一钱。二剂溺止，十剂痊愈。自后每日服一两，不再发。此汤水中补火圣药。水中火旺，肾中阳气自通小肠，下达膀胱，膀胱得肾气开合，一奉令于肾，何敢自私，听水之自出乎？气化自能出能闭。惟苓、泻最利水，于老人似非甚宜，丹皮清骨中热，遗尿症宜助热不可助寒，故略减分量，以制附、桂。斟酌得宜，愈见此方之妙。但加减奏功，去留寡效。

一憎热喜寒，面红耳热，大便燥结，小便艰涩作痛，卧反遗尿，人谓膀胱热，谁知心火亢乎。心与小肠为表里，心热小肠亦热，然小肠主下行，心火大盛，小肠之水不敢到肾，只到膀胱，膀胱与肾相表里，到膀胱即到肾矣。然膀胱见小肠水，原欲趋肾，意不相合，且火又盛，自化气而外越，听其自行，全无约束，故遗尿。法将泻膀胱，膀胱无邪，补膀胱，膀胱无损。惟泻心火，遗尿自止。用**清心莲子饮加减**：茯苓、二冬、莲子心、玄参三钱，黄连、丹皮二钱，白芍五钱，陈皮五分，紫菀一钱，竹叶三十片。三剂痊愈。此专清心，不止小肠水。此证愈止愈遗。

脱　肛

一大便直肠脱下不收，久则涩痛，人谓肠虚下陷，谁知阳气衰不能升乎。夫脱肛半成于脾泄，泄多则亡阴，阴亡必下坠，坠甚气亦下陷，肠中湿热之污秽，反不能速去以取快，用力虚努，直肠随努而下。迨湿污尽，脱肛症成，欲再收上，竟不可得。法必须升阳，佐之去湿热，然提气不用补，气不易升，补气不润肠，则脱难收。用**提肠汤**：人参、当归、茯苓三钱，黄芪、苡仁五钱，白芍、升麻、槐米一钱。四剂肛入，再四剂，不再脱。方补气升提，则气举上焦，一身滞气自散。润肠则湿热自行，何致邪留肛门使后重。

一不必大便亦脱肛，疼痛非常，人谓气虚下陷，谁知大肠火奔迫而出乎。大肠属金，最畏火，火炎上，何下逼使直肠脱？盖肛乃魄门，属肺，肺与大肠为表里，唇齿相关。大肠不胜火，乞救于肺，肺居膈上，远不可救，乃下走肛门，聊为避火。肛门既属肺，肛门亦金象，大肠畏火，肛门独不畏火乎。夫大肠宽广，不能容火，况肛门直肠能延接客兵以拒火攻乎。然魄门与大肠既有同气，祸难相投，宁忍坐弃，故以己地让之，已甘越境以避，此肛门所以脱也。疼痛者，火焚被创，无水以养。此症用升提反增苦楚。盖升提多是阳药，阳旺阴愈虚，阴虚火益盛。宜泻肠中火，火息金自安。然胃火盛，大肠火亦盛，肾水平，大肠水亦干，不泄胃火，不益肾水，则大肠水不生，火不息，何以使大肠气返于腹中，肛门直归于肛内。用**归肠汤**：玄参、熟地一两，石膏、丹皮、当归、地榆、炒荆芥三钱，槐米二钱。三剂愈。此胃肾同治，兼清大肠火，水源不断，火气自消，故国可归，有不急返乎。客去主安，自然之理也。

阳强不倒

一阳强不倒，与女合立泄，泄后随又兴起，人谓命门火，谁知阴衰之极乎。夫阴阳原相平，无阳则阴脱而泄，无阴则阳孤势举，二者皆杀人。较之阴脱骤死，阳孤缓死。似骤死难治，缓死易医。孰知阴脱，其阳不绝，补阳可以摄阴；阳孤，其阴已涸，补阴难以制阳。盖阳生阴甚速，阴接阳甚迟，故脱阴留阳可援，孤阳无阴不救。然阴根于阳，补阳阴可生，安在阳根于阴，补阴即不生阳乎。使有一线之阴，阴必可续，阴续，阴必可生，阴生，则阴日旺，阳日平。用**平阳汤**：玄参三两，枣皮、骨皮、丹皮一两，沙参二两。十二剂愈。方纯补阴，更凉骨中髓。又恐纯阴与阳不入，加枣皮，阴中有阳，引阴入阳，制其太刚，真善于制阳也。倘用知、柏寒凉折之，反激动龙雷之火，恐阴不入阳中，阳反离阴外，有不死哉。

一操心勤读，平时刻苦搜索，及入房，鼓勇久战，至阳举不倒，烦躁口渴，目红肿，然饮水不解，人谓阳旺极，谁知心肾二火齐动乎。心肾无一刻不交，心交于肾，肾火无飞腾；肾交于心，心火无亢烈。今日劳心，心不交肾，夜劳肾，肾不交心矣。则水火不济，觉一身无非火气，于是心君失权，肾水无力，命门、心包之火反合而不离，骨中髓动，髓海煎熬，肝中龙雷之火起而相应，并三焦火附和上炎，火尽上升，阳无所寄，势不得不归于下，下又无可藏，走于宗筋阴器，而阳强不倒。

此至危症，非迅解二火，阳何能遽倒。盖二火乃虚火，不可寒凉直折，惟**引火归原**，少用微寒以退浮游之火。用**引火汤**①：玄参、沙参一两，麦冬二两，丹皮五钱，黄连、肉桂一钱。二剂阳倒，四剂火定。减连、桂，各只用三分，再数剂，火不再动。此妙在补阴退阳，补阴无腻重，连、桂同用，以交心肾，心肾合水气生，水气生，火气自解，况玄参、麦冬、沙参退火仍补水，故火退而解亢阳之祸也。

发　斑

一身不发热，胸胁间发红斑，不痏如绛云一片，人谓心火极热，谁知胃火郁极乎。胃火本炎上，何郁滞不宣？盖风寒外束也。然火蕴结胃中，终不能藏，不得出而必欲出，于是外现皮肤发斑。投凉药则拂热性变狂，投热药则助火势增横，似风药和解为得，然火旺者水必衰，不补水竟散火，胃中燥热不得风而愈扬乎。诚于水中散火，则火得水而有制，水佐风而息炎，断不致必汗亡阳成不救。用**消红汤**：干葛、升麻、花粉二钱，玄参、当归、生地、麦冬一两，芍药五钱，甘草一钱。方妙在补阴制火，凉血化斑，但散不寒，但和不战，自郁宣热减，水旺燥除。

一满身发斑，细小密排，时痒痛，人谓肺火盛，谁知肺火郁乎。肺主皮毛，肺气行，皮毛开，肺气郁，皮毛闭。夫所以郁者，以心火刑金，外遇阳风寒，火不能达于皮毛，斑乃现矣。治仍宜泻火。然火郁皮毛，不解表，骤泻火，反遏火气，不达

---

① 引火汤：《辨证录》作"引火两安汤"。

外，转内攻，表必变里症，尤可虑。故必散表佐消火，斑自散。用**散斑汤**[①]：玄参、麦冬五钱，升麻、荆芥二钱，白芷、甘草、黄连一钱，生地一两，花粉三钱。二剂全消。此散多于清，以清火则火愈不宣，散风则风解火息。

火 丹

一身热后其身不凉，遍身俱现红紫，名火丹。人谓热在胸膈，谁知热在皮肤。夫火丹、发斑，热虽同，证各异。盖发斑红白间，火丹一身尽红。发斑，热郁内发外，火丹，热郁外趋内。发久有散机，趋内必深入。故发斑轻，火丹重。法祛水散火，使火外出不内攻。用消丹饮：玄参三两，升麻、桔梗二钱，麦冬一两，甘草一钱。不必二剂。玄参散浮游火，麦冬滋肺，升、桔散表于毛窍，甘草调和脏腑、经络，引火外出，故神效。

一赤白游风，往来不定，小儿最多，似发斑，但发斑有一定之根，赤白游风无一定之色，人谓三焦实火，谁知胃火郁热乎。夫胃火不郁，必发汗亡阳，惟火不宣，则热在内不在外。然必由内达外，又不可遽达，于是或发此移彼，或现白改红，竟无定象。治法自宜清热，清热必须凉血。然血寒则凝滞不行，虽血能止火，终难散火，又必须行血以舒热。用**清火消丹汤**：生地一两，丹皮、玄参、赤芍三钱，甘草、花粉一钱，牛膝、荆芥二钱。四剂愈。此方凉血并行血，清火并散火，无大寒，无甚热，郁易开，火易达。

---

① 汤：《辨证录》作"饮"。

一满身发斑，色黄白，斑上有水流，时痛，久之皮烂，人谓心肝火，谁知脾肺湿热乎。火丹有赤、白二证。赤丹皮干，白丹皮湿。赤丹属心肝火，白丹属脾肺湿。然热郁皮毛，则赤白、干湿一也。夫湿从下受，病宜在下身，何上身亦成黄白丹？盖脾，肺母，脾病子愿代母，将湿气分散，皮毛火热亦随外越，然脾病，肺尚不切肤，邪畏肺气健，不敢径从皮毛而泄，反留恋于皮毛外，现黄白耳。法利水湿，解火热，仍从膀胱下走，正不必外逐也。盖湿热原在脾不在肺，母逐其仇，子有不共逐乎。故祛脾之湿热，肺中湿热自散。用**除湿逐丹汤**：防风①，二术、栀子三钱，赤茯苓五钱，陈皮五分，厚朴、猪苓一钱，甘草、薄桂三分。数剂丹退愈。此利水多，散火少，以湿重难消，水消火亦消。

离 魂

一心肾两伤，忽觉己身分为两，人未见，己独见，人谓离魂，谁知心肾不交乎。心不交于肾，梦不安；肾不交于心，神发躁。然此犹心病肾不病，肾病心不病也，故梦虽不安，魂犹恋心中，神虽发躁，魂尚依肾内，魂欲离而不能。惟心肾两亏，则肾精不能交心，心液不能交肾，魂乃离。然藏魂于肝，不藏心肾，心肾亏，肝气未伤，则肝能藏魂，何至离？不知肾，肝母，亏则无不养肝；心，肝子，亏则无液耗肝，肝又伤，肝伤则血燥，血燥则魂不藏，往来心肾，母不生，子不养，魂安得不离。似宜大补肝血，引魂以入，然心肾不补，仍耗肝气，魂

---

① 防风：《辨证录》用量作"三分"。

必复离。用**摄魂汤**：生枣仁、当归、枣皮、茯神、巴戟五钱，麦冬、熟地、白芍、人参一两，远志、柏子仁、白芥子二钱。数剂不再离。此三经并治，肾水润，肝不燥，肝血旺，心不枯，自然魂定神安，目不歧视。

一思想情人不见，以至魂梦交接，醒又远隔，昼思夜梦，忽忽如失，遂觉身分为两，知外事，人谓离魂，谁知心肝气郁乎。肝藏魂，气郁肝气不宣，宜魂不出，何反出？夫肝郁必克脾，思又伤脾，脾伤不能输精于心肝，心气必燥，肝因郁血干，无津以润心，心更燥，心燥则肝气不安，欲出气顾心，情人不见愈郁，郁极火炎，魂不愿藏于肝，随火外出。魂既外出，躯壳未坏，故能回顾己身，视身为二。必须疏肝郁，滋心燥，兼培脾土，使土气得养，生津即能归魂。用**舒魂丹**：人参、白芍一两，当归、白术、茯神、麦冬五钱，丹砂末、菖蒲、柴胡、郁金、花粉、甘草一钱。二剂愈。此心、脾、肝同治，疏肝为甚。病成于郁，解郁神魂自定。

一狂初起，身在床能知外人，口骂詈，嫌人不出户迎，人亦为离魂，谁知胃火犯心乎。心本生胃，谊关子母，何敢犯心，使心神出外？不知胃乃心娇子，胃弱则心火养胃，胃强心反避胃矣。盖心火宁静，胃火沸，胃且自顾不暇，甚至犯上作乱，心君姑息，宁下堂而避胃火，故心神外出成离魂。夫魂离宜随亡，何尚苟延？因心神虽出，心气犹未绝耳。舍**人参石膏汤**[①]无二法。然必须大剂，恣其酣饮。最宜多者石膏，其次人参。

---

① 人参石膏汤：《辨证录》作"人参竹叶石膏汤"。

大约石膏宜二两，人参须一两，倘畏首畏尾，少用人参、石膏，均无济。或谓多用石膏，少用人参，何不可？嗟乎！定狂虽藉石膏，返魂非人参不可，盖魂出回宫，摇摇靡定，非多用人参，将何以镇国。

痿 夏

一夏令便身体昏倦，四肢无力，思睡，脚酸腿软，人谓痿夏之病，谁知肾水乏乎。夏令火炎，流金烁石，全藉肾水，则五脏不至干燥。然四时皆相生，独夏火克金，人至夏常困倦，但不至痿夏之甚。痿夏者非夏天精泄之故，乃冬不藏也。精不藏于冬，火难盛于夏，困乏之形见。然夏令火盛，多伤脾胃，困乏自是胃气弱，脾气衰，与肾水似无干。讵知肾无水，不能分润脾胃，脾胃水干，何能制外火之旺乎。火无水制，土受火刑，则脾胃无津，势难转输手足，四肢无力，精神倦怠。必以健脾开胃为主。脾健胃开，饮食自化，精以生。肾水又得补肾药蒸动脾胃气，水土不相克而相生，何虑痿夏之病哉？方用**胜夏汤**[①]：白术、茯苓、枣皮二钱，陈皮二分[②]，人参五分，北味、神曲三分，熟地五钱，白芥子一钱，山药、芡实三钱，炒枣仁三钱[③]。十剂精神焕发，二十剂身健。轻重多寡，配合入妙，既无阳胜，又无阴衰，醒脾胃气，生心肾津，可久饵效，亦可近图功。

---

① 胜夏汤：《辨证录》作"胜夏丹"。

② 二分：《辨证录》作"三分"。

③ 三钱：《辨证录》作"一钱"。

一炎伏懒，饮馔气力全无，腹中闷胀，少遇风凉，大便泄，人谓疰夏，谁知脾气困乏乎。夫肾先天，脾后天。脾气健，饮食自化精以供先天肾水之不足。春冬先伤脾土，则土衰难以化物，饮食必停胃中。水无脾土资生，则肾气更涸，何能分布筋骨？此精神气力所以乏也。然欲脾气生，须补肾中水火。用**八味丸**：熟地八两，枣皮、山药四两，丹皮、泽泻、茯苓三两，附子①一枚，桂二两。六味补水，附、桂补火，补火水多于补火，则火得水益而不燥，土得火利而不湿。此补先天以益后天法也。

脚 气

一两脚忽红肿发热，两胫俱浮，作痒痛，人谓伤寒，谁知脚气乎。伤寒原有脚气门。脚气感染湿热，先下受，伤寒感风寒，先上受，故伤寒属阳证，脚气属阴证。阳病变阴似难治，阴病变阳似易医，殊不知湿热从下感，宜从下治。若用风药，邪上行反致上犯，以风药多升阳，阳升阴邪一至，犯心即死，非阴变阳之谓也。所以脚气忌用伤寒法。宜下消湿热，身热自解。**方用消踹散**：茯苓、苡仁一两，茵陈、防己、栀子炒、木瓜一钱，泽泻三钱。数剂痊愈。方利小水，使湿热气尽从膀胱下泄，不必又散邪。或疑身发热未必无邪，何但利小便邪即散？夫膀胱，太阳经也。风邪初入，多在膀胱，膀胱大利，邪又何居？况脚气原无风邪，不过膀胱气壅下不行上发热。今治下而下通，上又何不通。上下气通，热自解。一用风药，引阴湿入阳分，

---

① 附子：此下《辨证录》有"甘草水制之"五字。

反成不治。盖散邪断断不可。冬月且然，况三季乎。

中　邪

一忽见邪，大骂，自责，口吐顽涎，目上视，此中肝气邪也。夫邪不同，不离五行者，近是。此中木气之邪。木邪亲木，又何疑？然肝气不虚，邪何从入？是邪乃肝气自召也。治邪必须治正，正旺邪难留。然邪旺，一味补正，邪拒不入，亦必败之道也。又须仍佐祛邪，则邪自退。用**逐客汤**：柴胡、白矾二钱，茯苓五钱，半夏、炒栀子、神曲、白术三钱，白芍一两，菖蒲、甘草、枳壳一钱。四剂痊愈。方平肝气泻火，补肝血而化痰。痰火既清，邪又何藏？况半是攻邪之药，木邪既旺，其敢争乎。

一猝遇邪，忽卧倒，口吐痰涎，不能出声，发狂乱动，面目大红，发或上指，此中心气之邪也。心属火，邪中心，即火邪犯心。心君宁静，邪犯立死，断不使邪附于身，发狂乱动，时日多延。不知此火邪犯膻中府，非犯心也。惟膻中非心比，何即不能出声？盖相臣盗执，君胆颤，紧闭皇宫，何能颁文讨贼，号召勤王？相恐贻害君主，怒气忠勇上现于面，目皆尽裂而又身无寸铁，情激鸣咽，发上指，此邪激外祟形也。然相必庸碌，邪乃敢犯，不治膻中虚，惟泄火邪，则正益虚，邪益旺，非治之善也。用**助相祛除汤**[①]：人参五钱，茯苓、生枣仁、半夏、白芥子三钱，远志、黄连、白薇二钱，甘草、枳壳一钱。此助膻中气，兼泄火消痰，邪不敌正而自遁，如朝堂变乱，羽林云

---

① 助相祛除汤：《辨证录》作"助腑祛除汤"。

集，圣主凭城指挥，相长恃无恐，大呼斩杀，贼犹敢拘执相臣乎。

一忽中邪，目见鬼神，口胡言，或说刀斧弓矢伤身疼痛，呼号不已。此中肺气邪。肺属金，邪乘肺气虚入，自是金气邪。其神必金甲将军，其鬼必狰狞，或断头折足，带血淋漓，似非内召。然肺藏魄，肺虚魄外游。魄阴，鬼神亦阴，同类尤易召入。且肺主皮毛，肺虚毛窍尽开，邪乘空窍入腑，由腑入脏。必须治肺气虚。但肺娇脏，治肺药不能直入肺，则攻邪药又何能直入肺？然肺畏火喜土，补脾胃，肺气自旺；泄心火，肺邪气自衰；少佐消痰逐邪药，何邪不散。用**助金祛邪丹**：麦冬一两，茯苓五钱，黄连五分，苏叶、甘草、人参、陈皮一钱，桔梗、花粉①、神曲二钱，白术三钱。三剂愈。此方心肺脾胃同治也。攻邪不伤正，故正回邪即散。

一猝中邪，眼目昏花，或见妇人小儿，目注恋，彼此调笑，遂心魂牵缠，谵语淫乱，低声自语，忽忽如失。此肾气水邪也。邪乘人邪念而入，古云：心正不怕邪。然邪念生，正不衰，邪乌能并。惟正虚又起邪念，是予可入之机也。但肾有补无泄，似人肾气无不虚者。不知此言肾中真阴，非言肾中正气。正气虚，邪火旺；邪火旺，邪气生。所以正气未漓，虽真阴少亏，邪不能入。惟真阴大亏，正气又丧，邪始得凭。法须补肾正气，邪不必治。盖攻肾邪，必损正气。邪不攻，邪又何散？讵知攻肾邪不在攻肾在攻胃，以胃为肾关也。邪在肾关，肾正气不能上

---

① 花粉：《辨证录》用量作"三钱"。

通心，故作郑声。捣关门之邪，正救肾也。用**捣关救肾汤**：人参、芡实、玄参五钱，白术、山药、苡仁一两，白芥子、泽泻、半夏三钱，知母、厚朴一钱。三剂痊愈。方妙在治胃邪仍是治肾药。或谓治肾不宜治胃？以胃上肾下，肾邪宜直入矣。何治胃能愈？不知入肾药必先入胃后入于肾，邪虽因肾虚入，但入肾不肯仍安于肾，故泄胃邪即泄肾邪也。今兼治，则二经俱无藏邪之地，故奏功。

一忽感邪狂叫，见人则骂，大渴索饮，身出汗似亡阳，然亡阳必躁动非常，此虽高声狂叫，卧在床，绝不登逾垣，听木声大笑，聆人言开颜，畏天光日色。人谓阳明热病，谁知中土气之邪乎？脾胃，土，脾阴胃阳。土邪多不正之气，故病兼阴阳。攻阳，阴邪未去，有逗留；捣阴，阳邪仍在，多狂越。必阴阳两治，邪始不停留。用**兼攻汤**：石膏五钱，人参、南星、半夏三钱，白术、麦冬一两，陈皮一钱，厚朴二钱。三剂痊愈。方泄阳火、平胃、祛阴痰、养脾。脾胃气旺，正足攻邪，邪自散。人以脾胃为主，土正气衰以致土之邪入。邪入，正土即崩，可不急补正气乎？故诸邪袭人^①，皆急补正，土邪尤甚。固脾使不崩摧，生胃使不消败。倘徒攻邪，必死，戒之。

一魅凭经年不愈，裸体瞪目，大声骂打，见药即倾地。人谓邪入心，谁知火热在胃乎。胃火一发多不救，何魅凭反不发狂？或谓裸体、瞪目、诟骂、打人，非狂乎？然狂乃自己发狂，魅凭己不欲狂，代为之狂。此仍是祟，非病。然病成于祟似狂，

---

① 袭人：此二字原无，今据《辨证录》补。

毕竟有因，不治狂岂能愈？惟无祟可治狂，有祟治狂，药不能入口。然狂病必胃热，热病见水，必心快朵颐。吾用水解热，即用水定狂。用**轸水散**：用蚯蚓数十条，捣烂，投水中搅匀。少顷，去泥。取净水一大盆，放病者前，切不可劝饮，病者见之色发，必自饮。安卧醒，狂定祟去。夫祟喜洁恶秽，水入蚯蚓则秽，宜魅恶。然水投病者所喜，祟不得禁其饮。蚯蚓解胃热，又清心，故入即爽。然清心热解，祟安可凭。

中　妖

一偶遇妖狐，缠绵不去，骨瘦形枯，濒死。妖狐本盗人精，精为人根本，然房劳过泄，必劳筋骨，因此成痨，自不救。狐媚盗精人人昏迷后取，其筋骨安闲，虽泄精多，苟药得宜，尚可接续，以梦中窃盗，肾根未漓也。然徒大补精，终为妖取，必内外兼治，狐媚可祛。内用**断媚汤**：巴戟、人参、熟地一两，枣皮、茯苓五钱，日一剂，须服三月。外用**却媚丹**①：花椒一两②，生附子、细辛三分，麝香一分，砂仁三粒，瓜蒂三枚，三奈一钱。为末，蜜调。男搽玉茎上下，女搽玉户内外，狐见必大骂去，不再来。如此七日，断迹。内治不过补心肾，外治实有妙理。妖迷人，先以唾入人口咽其精即昏迷，妖乘迷，乃用舌战，人如梦非梦，任其口吮，乐甚而泄精。外治药非妖所喜，吾即因其恶而制之。

一妖绸缪缱绻数月，身干皮裂，宛如蛇皮斑，此蛇祟也。

---

①　却媚丹：《辨证录》作"祛媚丹"。

②　一两：《辨证录》作"一钱"。

蛇系至阴，能盗至阳之气。肺主气，肺气尽为蛇妖所吸，则肺气不能生津，津枯肺无所养。肺主皮毛，内既不能养肺，又何以养皮毛？此燥裂如斑之形见。法宜补肺气。然补气，邪正所喜，不若用解毒药于健脾利水中，则邪易散，正可回。用**逐蛇汤**：白芷、苍术、车前子一两，白术二两。小便中必有黑气喷出，随溲而泄。四剂斑少软。另用雄黄、白芷二两，为细末，滚水煮数沸，乘热熏洗。如是三日，斑尽消。仍服前汤，四剂愈。再用**四君子汤**加味治。人参、茯苓三钱，生草二钱，白术①、麦冬、百合一两，天冬、沙参五钱。一月复原。否则，毒虽解，弱极成痨瘵。盖蛇最怕白芷，药在房煎，彼闻气即遁。但煎药、修药时，俱不可令人知，以人不知，妖断不觉。

一身体伶仃，有皮无肉，胸胁间长成鳞甲，然健饭，人谓与龙交致此。然与龙交，身变鳞甲必有肉，盖为龙所爱，岂有丧命之理？且与龙交，龙必输精气，人且变龙，遇风雨而化去，安有仅存皮骨者乎。此非龙交，乃龙盗人气而肉尽消耳。真气为龙所盗，盖龙属阳恶阴，人精属阴，故吸气不吸精，犹存人世，长成鳞甲。盖胸胁生鳞甲，吸气时不能一口吞咽龙气，呼吸之间，龙涎偶沾濡胸胁，遂生鳞甲。此必入水沐浴，龙怒其秽浊而得也。必化龙毒，大补真气。用**解鳞丹**：人参三两，白术二两，茯苓、当归一两，生草、麦冬五钱，肉桂二钱，白矾二钱，丹砂（末入药煎，不可生用调服。取熟用，有毒以攻毒），白芥子三钱。一剂甲消，再剂气旺。减药半，二十剂痊愈。方补气，少佐白矾、丹砂。白矾最软坚化痰，丹砂最化鱼龙毒，

---

① 白术：原无，今据《辨证录》补。

二味入补气中，全无干碍，故成功。或问：龙吸人气，阳气尽散，宜胃气消，何健饭如故？讵识胃为肾之关，肾精未散，胃火犹存，肾火上蒸，胃火接续，胃气升，故可救全在此。

　　一山林遇少妇，野合大战，泄精如注，倦极困卧，醒失妇，玉茎先微痛，后大痛，三日肿如黄瓜。人谓浪战伤，谁知妖毒乎。花妖，花木精也。花木毒不宜至此，不知物历年久皆有毒，花木经千年，孔隙间无蛇虫居乎？得冒灵气，虽已成精，毒留未化。然木气慈仁，花妖每不杀人，不过盗人精气以图化身，不意毒尚在，致玉茎肿痛。一度不再来者，彼亦赧颜耳。花木精不皆情物，有化老人，化道士，化秀士者，不只化女以迷男子也。化女多使玉茎肿痛，化男反无恙耳。故老树成精，每得妇人精气，便能立变为人，或投胎夺舍而去。惟化女，未免贻害于男。天故恶其过，使人斩伐，花妖每不成人也。树妖、花妖均盗人精气，树妖得成正果，以求道心切，又不坏人，天所恕而成也。倘树妖纯盗人精气，不死不休，为天所怒，非遭斧斤，即遇雷霆。玉茎肿再不至者，畏天耳。用**安阴汤**：生草、茯苓五钱，蚯蚓二条，葱二枝、黄柏三钱。一剂愈，以渣再煎[①]汤洗。生草解毒，茯苓利水，蚯蚓最善消肿，黄柏祛火，葱发散，同群共济，引毒从膀胱出，毒出肿自消。

　　一遇山魈，不觉目挑心许。投佩带，勾言语，遂引入家，相合肆淫，体消瘦。久之，时隐现，常去来。彼必自称"仙子"，号"真人"，且能体人所欲，饮馔金物，心思立有。惟山魈来，必欲人尽衣裸体而战，不似他妖喜掩饰也。此甚于花妖，轻于狐狸，盖狐狸盗精，不尽不止；山魈只吸人气，适可而止。然狐狸易祛，山魈难遣，以其具神通，未便以草木药治也。然得法正无难。山魈，阳妖，必自喜阴，故逢女则易合。然性最喜洁恶秽。裸体战者，恐女子之秽也。用**善秽汤**：犬肉二斤[①]，先煮汤二碗。入：人参一两，红铅纸一片[②]，苁蓉、二蚕砂三钱，鸡卵二枚，山羊血、龙骨末、秋石一钱。山魈知之，必在房大骂，须令锣鼓喧天，大闹房中，彼必大笑。后以此汤灌病人，得饮一口，山魈知之，大笑而去。乘山魈去，即以犬羊血涂病人面与下身不便处。彼必再来，见此形状，必绝交。此乘好洁而乱之也。此方皆秽物，又助气药，在妖恶，于人宜。

一洲渚或遇矮人，或长老，须发颁白，道貌可观，引至家，谈心论道，莫拟踪迹。间有化秀士，斗风流，变妖姬，逞姣好，挑以美言，赠以珍物，惑人野合。久之，采战吸精，尽情恣欲，逐之不避，骂之生嗔，飞砂走石，坏屋倒庐。此鱼鳖元龟水妖也。水怪宜不能离水，不知物至千年，皆能变为人。既能变，何忧陆地之游乎？盖人气最灵，物得之可以入道，原只欲窃人精气，不想害人，故天置不问。迨与人接，欲尽取后快。遂动杀念，作祟兴妖。法不祛他妖，以他妖生于陆，水怪生于水也。用硫黄数两，研末煎汤，遍洒家内外，房中时烧之，使气味充间，彼畏不敢入。另用苍术一两，白术二两，煎汤与病人服。将渣杂硫黄煮，熏病者衣被，永绝其迹。二术纯阳之气，妖闻之最恶，况硫黄相克，安得不避。

---

① 二斤：《辨证录》作"二两"。

② 一片：原作"一斤"，今据《辨证录》改。

中 毒

一服砒霜，疼痛欲死，不急救，必腐肠烂胃，呕紫血死。砒霜乃石，不过经火煅炼，毒何至此？盖生于南岳山，钟南方火毒，又经火气，气大热，又大毒，极酷烈，安得不杀人。性又善走，下喉升降肠胃，往来上下，脱薄皮穿人死。疼痛欲死，正毒攻突也。法必吐出毒。然吐难尽去，必用解毒药。世有用羊血以吐，亦有生者。但初服可救，时久入胃不治。今有[①]**救死丹**，久暂并治。生草三两[②]，瓜蒂七个，玄参二两，地榆五钱。下喉即吐。再煎渣服，又吐。砒善上升又下行，甘草最解毒，得瓜蒂动吐，毒从上出；又得玄参、地榆解大肠火，上下共解。况二味润中解毒，故神效。惟服之不吐者，此肠胃已坏，不治。急救之可耳。倘不及煎药，急将饭锅煎药灌之，免因循失救。

一服断肠草，初胸前隐疼，久之气不通，至腹痛，二便俱闭人死。此即钩吻草，至阴之物，状似黄精，但叶有毛钩二个，最闭气，尤使血不行动，气血闭塞，人死，非肠固能断也。闽广多生，妇女小忿，每偷食，觅死如饴，取不大疼痛也。世有灌羊血得吐则生，亦有不肯吐者不救。不知此草杀人甚缓，不似砒霜酷烈。用**通肠解毒汤**：生草、大黄、金银花一两。一剂泻愈。方用生草、二宝解毒，大黄迅逐通气，毒解气通，何能作祟。

一食漏脯致胸膈饱满，吐泻，大肠如刀割，泄不止，人死。

---

① 有：原无，今据《辨证录》补。
② 三两：《辨证录》作"二两"。

漏脯者，即隔宿肉食，屋漏水滴入，故名。何致毒杀？盖屋久必有蛇蝎行走，尘灰倒挂，系蛛虫毒物结成。天雨随水而下，入肉食，结而不化。食之，安得无事？纵未经蛇蝎行走，食之虽未必死，病断不免。倘误食，疼痛吐泻，急用**化漏汤**：山楂、大黄、厚朴三钱，生草五钱，白芷、麦芽二钱。不必三剂。此先消肉食，所以大黄推荡，白芷、甘草从中解毒。

人有饮吞鸩酒，白眼朝天，身发寒颤，忽忽不知，如大醉之状，心中明白，但不能语言，至眼闭即死。夫鸩毒乃鸩之类，非鸩鸟之羽毛，亦非鸩顶之红冠也。鸩鸟羽毛与鹤顶红冠皆不能杀人，不过生病，惟鸩粪则毒。此鸟出于异国，异国之人，恐言鸟粪，则人必轻贱，故但名为鸩，以贵重之也。此鸟非蛇蝎不食，故毒胜于孔雀之粪。孔雀之粪，冲酒饮之，有死有不死，鸩酒饮之，则无不死矣。盖鸩毒性热而功缓，善能闭人之气，所以饮之人即不能语言。发寒颤者，心中热也。心脉通于眼中之大眦，心热则目必上视。眼闭而死者，心气绝目乃闭也。幸其功缓，可施救疗之法，无如世人未知。铎逢异人之传，何敢自隐。饮鸩酒者，倘眼未闭，虽三日内，用药尚可活。方用**消鸩汤**：金银花八两，煎汤取汁二碗，用：白矾三钱，寒水石三钱，菖蒲二钱，天花粉三钱，麦冬五钱。再煎一碗灌之。一时辰后，眼不上视，口能出言。再用前一半，如前法煎饮，二剂愈，断不死也。嗟乎！鸩毒之杀人，医经并未有言及有救疗者，世人服鸩毒亦绝少，似可不必传方。然而人事何常，万一有误饮鸩酒者，以此方救之，实再生之丹也。[①]

───────────

① 人有饮吞鸩酒……实再生之丹也：此段文字原无，今据《辨证录》补。

一食鳖腹大痛，每有手足发青死者。鳖无大毒，因有蛇化者，有龟鱼化者。龟鱼所化，俱益人，蛇化最毒。腹下隐有蛇皮状，且色大红，食必杀人。腹大痛，毒攻肠也。手足属脾，毒中脾，现于手足，故发青。仍当解蛇毒。白芷、雄黄末三钱，山楂、丹砂末、枳实一钱，茯苓五钱。二剂愈。白芷、雄黄制蛇药，山楂、丹砂化鱼肉，合用则毒消。加枳实最去积，茯苓尤利水，更易解散。

一误服蒙汗药以致头重脚轻，口吐涎沫，眼瞪不语。村店多此药，盖乘人心迷取财物，醒来恍恍惚惚，辨别不真。其药大约天仙子为君，加狐心等物，但不杀人，世以凉水解亦能少苏。但凉水停心下，虚人必变他证。用**止迷汤**：茯苓五钱，生草三钱，瓜蒂七枚，陈皮五分。大吐醒，断不忘前事。盖茯苓通心，生草解毒，陈皮清痰宽中，又得瓜蒂上涌，使药不停心，一吐气清神朗，又不致五脏反覆。或问蒙汗药必痰迷心窍，何不用生姜开之？不知天仙子得姜愈迷其心，断不可用。

一两粤有下蛊毒于饮食，吃之，面目渐黄，饮食倦怠①，二三年无药解，必暴亡。世传土人将各毒虫与蛇蝎等投缸中，使彼此相食，食完，取一不死者为蛊母，此讹也。彼地别有蛊药，乃天生之毒。土人秘治蛊方，法不传。大约用矾石。盖矾石清痰，善化坚。蛊积腹中，内必坚硬，外痰包，故一物两用，奏功颇神。然柔弱者多，刚健者少。又蛊毒结胸腹，正气必虚，徒用矾石不虚虚乎？必须补气血中，加消痰化蛊药，则有益无损。用**破蛊全生汤**：人参、当归一两，茯苓五钱，生草、白矾、

_____

① 怠：原作"急"，今据《辨证录》改。

半夏三钱。三剂愈。此补气血，化痰块。正旺邪自消，又攻坚消蛊，何蛊不散。

一食蕈吞菌，胸胀心疼，腹痛肠泄而死。蕈、菌亦芝草，生莎叶朽木间，所谓腐臭出神奇也。然竹根枏柯生蕈生菌者，以土之湿热也。必从聚蛇蝎恶虫。土中有虫气必上腾，蕈菌得气湿而不寒，易于发生，较他产更肥，又多毒。用**解菌汤**：生草二两，白芷三钱。服后，用鹅翎扫咽喉，必尽吐愈。或已过胃，引之不吐，必腹疼下泄，可全生。盖生草解毒，白芷制蛇相助 ①，成功至易。

一食牛犬肉心痛，欲吐不能，欲泄不可。此毒结心胃，不升不降也。牛犬肉本补精血，此必牛犬有病，将死时又加束缚，激动怒气，毒结皮肤心肝，人食成病，甚至暴亡。法宜消肉食，佐以解毒，则胀闷宽，不死。用**消肉化毒丹**：山楂、神曲、雷丸、大黄三钱，枳壳、厚朴一钱。一剂大下，肉尽出。此下逐神方。倘可上涌用吐法，不用下法。倘吐不效，急服此方。

一短见服盐卤毒，必口咸作渴，腹疼痛，身蜷脚缩，死。盐补肾，何杀人？不知盐卤味苦，先入心，心遇盐卤，气抑不通；盐卤见心不受，乃犯肾；肾见味苦又不受，遂往来于心肾间，心肾气不交，盐卤流入肠，不救。盖二肠最恶盐卤，入之肠必缩小成结。肠结气又不通，安得不蜷死？必用甘以解之。生草三两，煎汤救之。初服卤，加淡豉一两，必吐。如服久，

---

① 助：原作"败"，字之误，今据《辨证录》改。

加当归二两，俱同煎饮。肠润未必皆死，要在活变。

一恣饮烧酒醉死，身必腐烂臭秽。酒性热，烧酒纯阳无阴，尤至热。多饮醉倒，热性发作，腐肠烂胃，往往不免。用井水频扑心胸，解发浸头于冷水中，待温，又易冷水，后用**解炎化酒汤**：人参一两，苟无，以黄芪二两代，柞木枝二两，黄连、寒水石三钱，茯苓五钱，菖蒲一钱。水煎一碗，以冰水探冷灌之，得入口即不死。以柞木枝解酒毒，菖蒲引入心，茯苓分消酒湿，人参固真气，使不随酒散。烧酒，气酒也。热极气易散越，固真气，火毒可解。不然火消毒解而气脱矣，此参所必用也。

一爱食河豚，致血毒中人，舌麻心闷，重者腹胀气难舒，口开声不出，久不治，害人。河豚，鱼也，何毒至此？且食之有中、不中者？盖因肠胃有宜、不宜也。大约肝血燥，胃气弱，多中毒。盖河豚善怒，性不宽广，食之自动气。人肝血燥，肝气自急，以急投急，不增其急暴乎？气急腹难舒，故心闷。气急声难出，故舌麻。必吐出其肉，则气舒腹宽，声出口闭。用**瓜蒂散**治：瓜蒂七枚，白茅根、芦根一两。大吐后，前症尽解。古有"拚死食河豚"之语，其实不杀人，但与性怒者不宜。

肠 鸣

一肠自鸣，终日不已，嗳气吞酸不休。人谓脾气虚，谁知肝气之旺乎。肝不郁则脾舒自化，水谷之精下传二肠，肠亦安然输辖，顺流而下，何有不平之鸣？惟肝木克脾，则土气不伸，肠乃鸣。肠鸣乃土气动，非金水动也。坤道主静，坤中有风，震动之声出，如雷霆之轰，天崩轴，非明验乎？故不必治肠，但治脾土。亦不专治脾，但治肝木，肝木风静，土气自静。用**安土汤**：白芍、甘草一两①，柴胡、炮姜一钱，茯苓三钱，苍术、神曲二钱。二剂全止。此肝脾同治法。肝正脾得养，脾安肠自通。不止鸣，鸣自止。妙在多行肝郁，故特神。

一饥后肠鸣，按之少止，人谓大肠虚，谁知胃气虚乎。肠鸣自宜肠虚，何属胃虚？盖胃气，肠气也。足阳明，胃；手阳明，大肠。故胃燥，大肠亦燥；胃虚，大肠亦虚。大肠糟粕必由胃入大肠，气虚必得胃气来援。今胃虚，仅可自顾，安能分布大肠？此大肠匮乏，求济于同经之胃而频鸣。法须助胃气，胃强肠实，何致空虚作鸣。用**实肠汤**：黄芪、白术一两，茯苓、山药五钱，甘草、神曲②、北味一钱，肉果一枚。一剂止，四剂不发。此大补胃气，绝不实大肠。然大肠自实，鸣自止，名实肠汤何不可？

一肠中作水声，如囊裹浆状，此水蓄大肠也。大肠之开合，肾操其权。肾权者，肾火也。大肠寒热，全视肾火。大肠寒，水注于中不化，故作声。然大肠能容糟粕，不能容水，水入大肠，宜随糟粕出，何反作水声？盖大肠下为直肠，直肠下为魄门，乃肺操政，非肾操政。肺居上游，有无可如何之势。然肺不能禁邪水之入，实能断邪水之出，盖大肠与肺为表里，肺气不下行，大肠之气因而不泄。魄门，正肺门。肺门谨闭，水从何出？所以作裹浆之声。补命门火，兼利水，水从膀胱而化。

---

① 甘草一两：《辨证录》作"甘草一钱"，此下有"白术一两"。

② 神曲：《辨证录》用量为"二钱"。

用五苓散：白术、茯苓五钱，猪苓、泽泻一钱，肉桂三钱。一剂膀胱若决江河，二剂声息。五苓利水圣药，多加肉桂，使肾气温和，直走膀胱，水有出路，岂尚流入大肠哉。

自笑门

一大笑不止，或背人处自笑异常，人谓心有邪热，谁知心包火盛乎。心包，膻中之官，喜乐出焉。宜笑而笑，何病之有？所怪者，无故大笑，似祟凭而非也。祟凭必有奇异之徵，不只自笑。膻中为心主相，过热失其喜乐之令，权门威赫，妄自尊大，纵欲穷奢，随地快心，逢人适意，及后不必喜亦喜，无可乐亦乐，岂相臣素志。亦权大威倾，势趋习移然也。膻中火盛自笑，正类此。法泄膻中火，笑自止。用**止笑丹**：生枣仁[①]、黄连、丹参、花粉二钱，犀角屑[②]五分，丹砂末、生草一钱，丹皮、麦冬、茯神三钱。三剂愈。此泄心包火，仍是安心君。盖心君清明，相自不敢背主，故安心正安心包。

一忽哭忽笑，人谓祟，谁知积痰类祟乎。此病半成于心气虚，心虚不能自主，或哭或笑生。盖心气一虚，不能生胃，胃气亦虚。胃虚何能化物？水谷入胃，不化精而化痰。痰既化，痰将安往？势必仍留胃中。胃苦痰湿，必取心气以相资。心虚不能生土，痰即乘势入心，心恶痰犯，坚闭不纳，又恐胃土沉沦，故心痹而作痛。痛至则哭，痛失则笑，亦其常也。用：茯苓、白术五钱，甘草、陈皮、半夏三钱，竹沥二合。水五碗，煎三碗，顿服。以鹅

① 生枣仁：《辨证录》用量为"三钱"。
② 现禁用，以水牛角代。

翎扫喉，必吐痰升许愈。盖痰在上焦，非吐不出。非用二陈为吐药，则旧痰出，新痰又积，笑哭不止。惟此一治，永愈。

一无故自悲，涕泣不止，人谓祟凭，谁知脏燥乎。脏燥，肺燥也。《内经》曰：悲属肺，肺之志为悲，又曰：精^①气并于肺为悲。是悲泣，肺主之也。肺经虚，肺气干燥，无以润肺，而哀伤欲哭，则自悲涕泣是肺气匮乏，补肺何疑。然肺娇脏，补肺，肺不受益。必补其母，土旺金自旺。用**转输汤**：人参、茯苓三钱，甘草二钱，小麦、白术五钱，大枣十枚。十剂愈。此用参、术、茯、甘补脾，脾旺，金不再弱。但肺燥而悲，不润肺解燥，反助土生火，不益燥乎？不知乃肺气燥也。助土生火，正助金生气，气旺燥自解。大麦成于麦秋，有秋金之气，入于参、术、苓、草，无夏火之气，故成功。

一少拂意，即怒气填胸，不能自遣，人谓肝气抑，谁知肝血少乎。肝性急，宜顺不宜逆。拂抑，逆也，必动怒，怒极伤肝，轻则飧泄，重则呕血，然此乃猝然肝因怒而成。若肝血少，不必有可怒即大怒，不必遇当恼即甚恼。盖血少则肝燥，燥则气逆也。故前症实，后症虚。然实者火实，非血实；虚乃血虚，非火虚。症异治亦殊。用**解怒补肝汤**：白芍一两，当归五钱，泽泻、柴胡、荆芥、甘草一钱，枳壳三分，丹皮三钱，天花粉二钱。五剂，自不易怒。此平肝，非泄肝。肝得补而血生，郁得血而易散。即天性多乖，平生多恼多服此药亦免病。

---

① 精：此上原有"积"字，今据《辨证录》删。

一晨夕遇无故心烦意躁，不能遣，夜则口干舌燥，只一更睡熟，余常醒，人谓肝血少，谁知肾水涸乎。肝，肾子。子弱由母虚。盖肝必得水灌溉，枝叶敷荣。今肾水日耗，自顾不遑，肝木黄殒，势所不免。肝燥无液养心，此所以不卧。必大补肾水，甘霖大降，田畴沈渥，将见萌芽条达，随风快畅。自然心火取给肾宫，肾水足济心主，肝气往来相通，何顺适乎。用**运肝汤**^①：熟地一两，枣皮四钱，归、芍五钱，北味、炒栀子一钱，玄参、丹皮三钱。十剂卧安，三十剂遇怒不怒。此补肾六，补肝四。绝不治心，心气自交肾者，因水足，心不畏肝火，可交通心肾之路也。

暗　哑

一渴极饮凉水，忽暗哑不出声，人谓心火亢，谁知肺气困乎。肺主气，气通音亮，气塞音哑。盖肺属金，金实则不鸣耳。但肺最恶心火，火刑金，宜金所畏，金不出声，理也。何得水反闭？不知水来克火，则火必为水所克。金幸水克火，犹恐火刑金。肺气随水下降，金沉水底，何能自鸣？此症乃水抑肺不升，非肺之自败。宣扬肺气，分消水湿，不治暗哑，自鸣。用**发声汤**：枇杷叶五片，贝母二钱，茯苓、玄参五钱，百部、苏叶、甘草一钱，麦冬、双皮三钱。三剂愈。此方宣肺气，则肺气自扬，分消水湿，火势自降。火降水消，金无所畏，肺亦何故而不鸣。

---

① 运肝汤：《辨证录》作"润肝汤"。

一劳损怯弱，喘嗽不宁，渐喑哑，气息低沉，人谓肺气绝，谁知肾水涸乎。肺，肾母，母病何能乳子？肾水不足，日取给于肺，如是子母两贫，自饥饿不出门，气息奄奄，所谓金破不鸣也。世谓金破宜补土。土，脾胃也。脾胃生金，但补脾胃多阳药，用阳药补土，则阳旺阴愈消，非徒无益，而又害矣。必大补肾水，子富母自不贫。况肺气夜归肾宫，向子贫不探，今子富母必荣幸入室。肺气入肾宫，则将息安宁，何等逸乐。肾且有液以供肺母，则肺金顿生，必气息从容，重施其清肃。用**助音汤**：熟地、麦冬一两，北味、甘草、苏子一钱，天冬、地骨皮二钱，贝母三分，款冬五分，沙参五钱。四剂喘嗽止，二十剂声出。再服二月，断不喑哑。后加人参五分，山药一两，茯苓二钱，服半年如旧。此肺肾两补，故克奏将坏之绩。

一渴甚，舌上无津，两唇破裂，喉中干燥，遂失音，人谓肺火旺，谁知心火太旺乎。肺属金，最畏心火克。然顽金不炼，何以成器发声？惟金衰，心火过旺，未免刑金，求其声音疏越得乎？法须泄心滋肺，则火息肺安。然又不可徒泄心。盖心火有余，实因肾水不足。水不能制火，火得炎上矣。倘不补水徒泄火，火无水制，徒服寒凉，反增火焰，所谓因激成横也。用**鸣金汤**：黄连、桔梗三钱，麦冬、玄参、生地五钱，甘草、花粉二钱。二剂愈。妙在泄火且补肾在中。尤妙全不补肾，仍救肺。盖肺肾子母，救肺正生肾，肾水生，心火降矣。

瘟　疫

一瘟疫传染，头痛眩晕，胸膈膨胀，口吐黄痰，鼻流浊水，或发红斑，或发如焦黑，或呕涎如红血，或腹大如围箕，或舌烂头大，或脚痛心疼。人谓天灾流行，谁知人召。奇奇怪怪，不可执一，然皆火热毒郁而不宣。火木炎上，拂性则蕴藏腹中，所以火闭作热，热闭成毒，由来久矣。法宜大泄火毒，以泄郁闷之气。第泄火，未免大寒。不先发散，遽用寒凉，火转闭而不达。须于散中用泻，则疫如扫。用**散瘟汤**：荆芥、花粉、麦芽①、神曲三钱，石膏、茯苓五钱，玄参一两，生草、陈皮一钱，黄芩二钱。三剂愈。此泄肝②胃火，以瘟疫之热多由二经也。妙在荆芥助石膏、黄芩，泄火又散火。火散，热发于外矣；火泄，毒化于内矣。火解毒消，瘟神疫鬼鬼自遁。又方：大黄、荆芥、生草、柴胡、川芎、苍术各一钱，白芷五分。水二碗，煎八分。一剂回春。此较散瘟汤少异，然皆主散火。瘟疫治法，不可拘执，录此以备采择。

又云：偶传瘟疫，眼角忽大肿，身子骤发寒热，喉咙大胀作痛，数日之后，即鼻中出血，口出狂言，见人骂詈，发渴。若饮之水，则又泻痢不止，不过半月，其人即亡。一见眼角发肿，即用七星汤治之，二剂即愈。若至泻痢，此方不可救矣。方另用加味术苓汤救之，痢止则生，否则不救。宁传方以防疫，不可有疫而无方，故罄述之，不敢隐也。二方载后。**七星汤**治传染瘟疫，眼角忽然大肿，身骤发寒热，喉咙大胀作痛，骂詈发渴。玄参、麦冬各一两，天花粉三钱，甘草一钱，荆芥二钱，神曲一钱，桔梗二钱。水煎服。若鼻中出血，加犀角一钱，切不可用升麻代之，宁用黄芩一二钱。**加味术苓汤**，治前证瘟疫，

---

① 麦芽：《辨证录》用量为"二钱"。

② 肝：《辨证录》作"肺"。

鼻中出血后饮水泻痢。白术五钱，茯苓一两，贯仲一两，甘草二钱，车前子五钱。水煎服。痢止则生，否则不救①。

种　子

一交感，女兴浓，男先痿，精射不远，人谓命门之火衰，谁知阳气大虚乎。气旺阳旺，气衰阳衰，此五脏真气，不只命门真气。命门真气乃先天火气，然非五脏后天之气不生。世人戕贼五脏，因而命门火气随五脏真气而消磨，安能助命门火？久战不泄，取女子之欢心以种子，似宜急补五脏阳气。然但补脾胃气，心肝肺气自旺，五脏气旺，命门火欲不旺，得乎。用**助气仙丹**：人参、杜仲五钱，芪、术一两，当归、故纸、山药三钱，茯苓二钱。八剂气大旺，自久战射远，男施女爱。妙在补气不补阴，以病成阳衰，则阴气必旺。又妙不助火，盖气盛火自生。若兼补火，则阳过胜而火炎，复亢烈，反不种子。

一泄精只一二点，人谓肾水之亏，谁知天分薄乎。精少人身必壮，何谓天分薄？不知精少者，则精不能尽射子宫，得天限也。得天之厚者，果如此乎？天予人以薄，医能逆天行道乎？然人苟有迁善之心，医即有种子之法。恃强斗力，过思劳心，多食伤胃，皆耗精。苟安闲息力，淡漠居心，节食养胃，药添精髓。用**生髓育麟丹**：人参、麦冬、苁蓉六两，枣皮、山药十两，熟地、桑椹干子一斤，鹿茸、人胞一对、龟胶、枸杞半斤，龟鳔四两，当归五两，北味三两，柏子仁二两。细末，蜜捣成

---

① 又云偶传瘟疫……否则不救：此条原无，今据《辨证录》补。

丸。早晚滚水下五钱。服二月多，阳事亦坚。方填精益髓，又无金石，久服不特种子，兼延年。切勿轻视此方。

一甚健，久战精泄，如热汤浇入子宫，妇人吃惊，反不生育。人谓久战女兴阑，子宫紧闭，精不能入。孰知胎胞居心肾间，喜温不喜寒，精热宜所喜。然过寒则阴凝，过热则阳亢，胎胞俱不纳。交际胎口未有不启者，口即启，安有茹而吐之乎？惟过热，则口欲开①而不能，中欲受而不得，必弃于外，享清凉矣。有坐娠数十日而经来者，正受胎复堕，非外因，乃精过热难存养也。似宜泄火，然泄火必伤脾胃，反无生气，何以种玉。但补肾水，水旺火自平。用**平火散**：熟地一两，玄参五钱，麦冬、山药、沙参三钱，生地、丹皮、石斛二钱。十剂，精不过热，交感受胎，且永安。此补阴无大寒，泄火又生阴，无事解氛，自获退炎之益，何必加知、柏苦寒哉。

一泄精，寒气逼人，自难得子，人谓命门火衰，谁知心包火不助乎。盖命门火生于下，必得心包火相合。温和之气充溢骨髓，始于泄精时，无非生气。倘命门有火兴阳，心包无火济水，则命门气散，安能鼓其余火，发扬于精管哉。用**温精毓子丹**：人参、远志、柏子仁②、茯神二两，肉桂、北味、肉果一两，菟丝、当归、巴戟③、炒枣仁、枣皮、苁蓉、故纸三两，鹿茸一对，黄芪八两，砂仁五钱，白术五两。为末，蜜为丸，日酒送一两。完一料，精温。方温中有补，虽助心包，仍益命门。

---

① 开：《辨证录》作"闭"。

② 柏子仁：《辨证录》用量为"一两"。

③ 巴戟：《辨证录》无。

二火同温，阳春遍体，不能生子，吾不信也。

一精滑极，至玉户便泄，欲强战不得，人谓天分弱，谁知心肾两虚乎。久战，命门火旺也。然作用虽出于命门火，操权实在心宫火，盖命门火听令于心。心衰，权反移心包。故心火一动，心包火即操柄，心即谨守其精，心包暗送门外。至于望门泄精者，不特心衰，心包亦未盛也。法补心火，不可泄心包火。盖泄心包火，心火益衰耳。用**济火延嗣丹**：人参、北味、当归三两，黄芪、巴戟八两，黄连八钱，肉桂、柏子仁、远志、金樱子二两，白术五两，龙骨、牡蛎煅一两，枣皮、芡实、山药四两，鹿茸一具。为末，蜜丸，滚水下一两，不拘时服。三月可久战，一年如换一人。此心肾两补，不专尚大热，故可久服延年，非惟健阳生子。然忌房事三月，始保长久。否则，不过期月之壮，种子目前。

一身肥，必多痰涎，多不生子，此精中带湿，流入子宫仍出也。精贵纯，湿气杂之，胎多不育。饮食原化精不化痰，何有湿气入之？不知无痰者，饮食皆化精。多痰者，食虽化精，湿多难化，遂乘精气入肾时，亦同入矣。正以遍身痰气，肾欲避湿而不能。湿入肾，精非纯粹，安得育麟。须先化痰。然痰生本于肾气寒，多痰由于胃气弱。胃为肾关，《内经》年久，讹"肾为胃关门"。胃气弱，不能为肾闭其关门。肾少真火，力难烁干湿气，水泛为痰，且上浮不降。必当治肾胃二经，健胃，痰可化，补肾，痰可消。用**宜男化育丹**：人参、白术、山药、芡实、熟地、苡仁五钱，半夏、白芥子三钱，茯苓一两，肉桂二钱，诃黎勒五分，益智一钱，肉蔻一枚。服一月，痰湿尽除，交感亦健，生子永寿。此补肾三，健胃七，胃健肾更健，胃强能分水湿，何湿入肾乎？又肾温足以运用，即有水湿入肾，自能分泄尾间，则精咸纯粹。

一面生萎黄，不能生子，乃血少也。或生子，亦干瘦，久成儿痨。人谓小儿不慎饮食，或咎乳母汁薄。人动云父精母血，不知男子气血全足，精亦全足。苟气有余，血不足，精自偏枯。精偏枯虽幸成形，乌能无偏盛之病。先天无形之血，能生后天有形之血；若后天有形之血，不能生先天无形之血。故食母乳，吞肥甘，终不能生儿血以全活。然父少血，可不急补哉。但血不能速生，必补气，气旺而血旺。或疑血少补气，恐阳旺阴衰。孰知血少由于气衰，补气生血，又何疑乎？用**当归补血汤**：黄芪、熟地五钱，当归一两。四物补血不补气，故不用。若补血汤，名补血，其实补气。原方用黄芪一两、当归五钱，重补气也。今用当归为君，黄芪为臣，又佐熟地滋阴，是重补血，气自生血，非血以助气，气血两旺，根深本固矣。

一怀抱素郁不生子，人谓命门火不宣，谁知心肝气郁乎。火性炎上，忧愁则火不扬，欢愉则火大发。木喜条达，摧阻则木抑不伸，悠扬则木直不屈。境遇伦变，心欲怡悦不能，肝欲坦适不得，势必兴致萧索，久则阳痿不振，何以生子？法舒心气，则火遂炎上；顺肝气，木遂条达，自木火相通，心肾相合，可久战消愁，尽欢取乐。用**忘**[①]**忧散**：白术五钱，茯神、志肉、巴戟、白芥子二钱，柴胡、陈皮、神曲五分，郁金一钱，白芍

---

① 忘：原作"妄"，今据《辨证录》改。

一两，当归、麦冬、丹皮三钱。十剂郁解。方解郁有兴阳种玉之味，倘为丸久服，未有不得子者。

一阳物细小，不得子，人谓天定，谁知人工亦可造作乎。世为贵者多小，贱者多大，造物歉此必丰彼。然贱者未常无小，贵者未常无大，是贵贱不可定大小。盖阳修伟，因肝气有余；阳细小，肝气不足。以阴器筋余，又属宗筋之会，肝气旺而宗筋伸，肝气虚则宗筋缩；肝气寒则阴器缩，肝气热则阴器伸，故阳物大小全在肝经盛衰寒热。欲小者大，非补肝不可。然肾，肝母；心，肝子。不补肾，则肝气无所生；不补心，则肝气有所耗，皆不能助肝以伸筋，助筋以壮势，故必三经同治。然徒展阳不知用药，虽旺阳不能大。用**夺天丹**：龙骨二两，酒浸三日，又醋浸三日，火烧七次，用前酒、醋淬。驴肾内外各一具，酒煮三炷香，将龙骨研末，入驴肾中，再煮三炷香。后入人参、当归、杜仲、熟地、枣皮三两，补骨脂、菟丝、茯苓二两，山药、北味（炒）、附子、柏子仁一两，芪、术五两，砂仁五钱，地龙十条，鹿茸一具，酒浸透，切片，又切小块。各细末，将驴肾汁同捣，汁干，少加蜜，同捣为丸。早晚热酒送下各五钱，一月效。但必忍房事两月，具大能久战，取女欢心，射精尤远，含精甚易。但宜敬畏为心，倘恣欲耗精，非惟无子，且成痨瘵，戒之。

卷十一

带　门

一下流白物如涕唾不止，自然而下者，甚则臭秽，白带也。夫带病俱是湿病，以带名者，因妇人有带脉不能约束故也。带脉通于任督，任督病带脉亦病。带脉只妇人有之，所以束胞胎之系，妇人无带脉，则难以系胎，故带脉弱胎易堕，损伤带脉，胎必不牢。然带脉损伤，非独跌闪挫气已也。行房过纵送，饮酒出颠狂，虽无疼痛，其中暗耗，则白物自下。故带病师尼、寡妇、嫁女多，处子少。况脾气虚，肝气郁，湿气侵，火气逼，安得不成带下？白带者，湿盛火衰，肝郁脾虚，则脾土受伤，湿土之气下陷，是以脾精不守，不能化为荣血，变白滑物，由阴门直下，欲禁止不得。宜大补脾胃气，少佐舒郁，使风木[①]不闭塞地中，地气自升于天上，脾气健，湿气自消。方用**完带汤**：白术、山药一两，甘草、半夏一钱，前子、苍术三钱，陈皮、荆芥五分，人参二钱，白芍五钱，柴胡六分。六剂痊愈。此脾、胃、肝三经同治，寓补于升，寄消于散。开提肝气，则

---

① 木：《辨证录》作"水"。

肝血不燥，何致下克脾土？补益脾土，则脾经不湿，何难分消水气。至补脾兼补胃者，脾胃表里，脾非胃气强，则脾弱不能旺，然补胃正补脾耳。

　　一带下色红，似血非血，赤带也。赤带亦湿病，湿亦现黄白色，不现黄白现赤者，火热也。火色赤，故带下亦赤。但带脉系腰脐间，近至阴地，不宜有火。岂路通命门，肾火出乎？不知带脉不通肾而通肝，忧思伤脾，又郁怒伤肝，肝火内炽，下克脾土。脾土不能运化，湿热蕴结于带脉，肝火焚烧，肝血不藏，亦渗于带脉内，带脉又因脾气伤，约束无力，湿热随气下陷，同血而俱下。观其形象，似血而非血，其实血与湿俱不能两分。世以赤带属心火，误耳。宜清肝火，扶脾气，赤淋庶可愈。**方用清肝止淋汤**：归、芍、黑豆一两，阿胶、丹皮三钱，生地五钱，牛膝二钱，黄柏、香附一钱，红枣十枚。十剂不发。此补肝血，不利脾湿者，以赤带火重湿轻也。火旺由于血衰，补血足以制火矣。但水与血合成赤带，竟不能辨其是湿非湿，则湿尽化为血矣，故治血可也，何必利湿。方妙在纯治血，少加清火，故独奇。倘利湿，反引火下行，转难遽效。或问：前言助脾土，今何补肝，绝不补脾？不知芍药平肝，肝舒自不克脾，是补肝正所以扶脾，又何必加参、术哉。

　　一带下色黑，甚如墨汁，其气最腥，人谓下寒极，谁知火热极乎。火色红，何成黑色？不知火极似水，假象也。其症必然腹痛，小便时必如刀触，阴门必发肿，面必红。久则黄瘦，饮食兼入，口必大渴，饮凉水少觉宽快。此命门、膀胱、三焦火合，胃火又旺，四火同煎，安得不成炭色？不发狂者，以肾水与肺金之气涓涓不绝，是以润心济胃耳。故饮水下胃，但成带下。火结于下不炎上，惟以泄火为主，火退湿热自舒。用**利火汤**：白术、石膏五钱，大黄、茯苓、前子、王不留行、刘寄奴、黄连、炒栀子三钱，知母二钱。六剂痊愈。此方迅利，殊不知救焚少缓，火势延烧，不尽不止。今用黄连、石膏、知母、栀子寒凉泄火，入大黄中，迅速扫除，又得王不留行、刘寄奴，利湿甚急，俱无停住之机。佐术、苓、车前，速成功也。

一带下色黄，宛如黄茶浓汁，其气带腥，人谓脾经湿热，谁知任脉湿热乎。夫任脉本不容水，何湿气入化黄带？不知带脉横生，通于任，任脉直上达唇齿，唇齿间原有不断之泉，下灌于任脉，使任脉无热，则口中津液尽化为精入肾。惟热存下焦，则不化精化而化湿。水白火红，今湿与热合，欲变红不能，化白不得，煎熬成汁，因变为黄。黄，土色。真水火合成丹，邪水火合成带。世以黄带为脾湿热，单治脾，此故难痊也。方用**退黄汤**：山药、芡实一两，黄柏二钱，车前子一钱，白果十枚①。四剂痊愈。此方白带俱治，但黄带尤效。盖山药、芡实专补任虚，又利水，加白果引入任脉，使捷效。至用黄柏清肾火，肾与任脉相通，同群共济，解肾火即解任脉热。此症亦可用**解带利湿汤**治之。白果、茯苓各一两，泽泻、车前子、炒栀子各二钱，水煎服。

一带下色青，甚如绿豆汁，稠黏不断，其气亦腥，人谓小肠湿热，谁知肝经湿热乎。肝属木，色青。带下流绿豆汁，明

---

① 十枚：《辨证录》作"一枚"。

是肝病。但肝最喜水，湿亦水，似非肝所恶，何竟成青带？不知肝喜水恶热，以所恶合所喜，必违其性矣。肝性既违，肝气必逆。气上升，湿欲下降，两相牵制，必停住中焦，走带脉，从阴门出。色青绿者，正其乘肝气也。逆轻者，热必轻，色青；逆重者，热必重，色绿。似治青易，治绿难。然解肝火，利膀胱水，带病自愈。方用**逍遥散**加减：茯苓、白术、白芍五钱，甘草五分，陈皮、柴胡一钱，茵陈、炒栀子三钱。四剂愈。逍遥散解郁，何取治青带如神？盖肝经湿热留者，因肝气逆。逍遥散最解肝逆，逆平，湿热难留，况茵陈利湿，栀子清热，肝气清凉，青绿又何来乎？此方之奇也。倘仅治青带，惟利湿清热，置肝气于不问，安有止带之日哉。

血枯门

一妇年未七七先断，人谓血枯，谁知心、肝、脾郁乎。凡血枯必死，此血闭也。且经水乃天一之水，出肾经，至阴精有至阳之气，故色红，似血非血。以经水为血，千古之误。何不名血水？古圣呼经水者，以水出肾经名之也。是经早断，必肾水衰涸，何谓心、肝、脾气郁？盖肾水生，虽不由三经，而肾非肝气相通，肾气不能开。非心气相交，肾[1]气不能上。非脾气相养，肾气不能成。一经郁，则气不入肾，肾气即闭塞不通，况三经同郁乎？肾水足，尚格格难出，况肾气原虚，何以媾精盈满，化经外泄。此经闭似血枯耳。必散三经郁，大补肾，仍补三经气，则精溢经自通。用**溢**[2]**经汤**：熟地、白术一两，山

---

① 肾：原作"肝"，今据《辨证录》改。

② 溢：原作"温"，今据《辨证录》改。

药、当归五钱，生枣仁、白芍、沙参三钱，丹皮二钱，人参二钱，柴胡、杜仲一钱。八剂经通。一月人健受孕。此心、肝、脾、肾同治，妙在补水以通之，散郁以开之。倘徒补，则郁不开生火；徒散，则气益衰耗精。或用攻坚并辛热之品，无益反害。

一室女月经不来，腹大如娠，面乍赤乍白，脉乍大乍小，人谓血枯经闭，谁知鬼凭乎？心邪则鬼来，或梦里求亲，目中相狎；或托戚属贪欢；或言仙子取乐。久之，精神仅供腹中邪，邪旺正衰，必经闭血枯。欲导经，邪据腹经难通，欲生血，邪饮精血难长，因而痨瘵，至死不悟，悲乎。宜先去邪后补正。用**荡邪丹**：雷丸、大黄三钱，桃仁三十粒，当归、丹皮五钱，生草二钱。一剂下秽物半桶，再用**调正汤**：二术、苡仁五钱，茯苓三钱，陈皮、甘草、贝母一钱。四剂经渐行。或疑鬼胎必伤血，故血枯而后经闭。今堕其胎，何不补血，反补胃气？盖鬼气中人，正虚可知，且血不骤生，补气自易生血。二术补阳气，阳旺阴自难犯。倘服补血药，则阴以招阴，恐胎虽下，鬼气必再种。不若补阳气，使鬼难侵，生血亦速。

血　崩

一血崩双目黑暗，昏晕于地，人谓火盛动血，然此乃虚火。世治血崩，每用止涩。然虚火不补，易于冲击，必随止随发，终不能愈。必须补中行止。用**固本**[①]**止崩汤**：熟地、白术一两，参、芪三钱，当归五钱，黑姜末二钱。十剂不发。倘畏药重减半，

---

① 本：原作"木"，字之误，今据《辨证录》改。

必不能止。方妙补血更补气。不但补气且补火，何也？血崩至黑暗昏晕，则血必尽去，仅存气一线耳。若不急补气，则有形血不能速生，无形气必且尽散，故补血先补气。然补气不补血，血不易生。补血不补火，血且凝滞，不能随气速生。况干姜引血归经，补中有收，故并用。

一老妇血崩，目暗昏地，人以为老妇虚极，因不慎房劳之故也，谁知是多言伤气，且不节饮食之故乎。夫老妇原宜节损饮食，复加闭口，始气不伤而神旺。无奈老妇闻喜事而心开称誉，不肯闭舌，未免有不宜言而言者。况原有宿疾，安肯无言，故一发而不可救。夫老妇血衰，因气虚之极而不能生也。况加之多言耗气，又安能助气以生血乎。气益衰而血难长矣。故冲任大开，欲不崩而不可得者，治法必止其血也。谁知血愈止而愈多，以气衰不能摄血耳。方用**助气敛血汤**：白术二两（土炒），黄芪四两（醋炒），三七末三钱。水煎服。一剂血少止，二剂血止，四剂痊愈。此方补气不补血，以气能止血也。加之醋炒芪、术，专以酸能救血也。加之三七者，以其能断血也。然必多服始能愈者，以老妇血亏气衰，不大补何以止其耗散之元阳，使气旺以生血乎。然此方可以暂止老妇之血，不能久旺老妇之气也。另用前方去三七而多加当归，用补血汤朝夕吞服，并行为之得到[①]。

一老妇血崩，症如前，此不慎房帏也。七七天癸绝，宜闭关不战，即战宜草草了事，未必肾火大动。倘如少年浪战，必

———————————
① 一老妇血崩……并行为之得到：此段文字原无，今据《辨证录》补。

血室大开，崩决而下。用**当归补血汤**加味：芪、归一两，三七末三钱，桑叶十四片。四剂不发。设再犯色，必重病。补血汤气血双补，三七根止血，桑叶滋阴又收敛。但年老阴精既亏，此方虽神，恐难永远，以补精药尚少。服此后，加白术五钱，熟地一两，山药四钱，麦冬三钱，北五味一钱，服三月断后。

一受娠三月，血崩胎堕，人谓挫闪受伤，谁知房事太过乎。少妇行房者常，何血崩？气衰耳。气衰不耐久战，久战必泄精多，则气又衰，不能摄血。况久战虚火内动，精门不关，血室亦不闭，胎必不固。内外齐动，血又何能固。自当补气，少佐止血。用**固气汤**：参、术、熟地五钱，当归、杜仲三钱，茯苓、甘草①、枣皮二钱，远志一钱，北味十粒。十剂愈。此固气兼补血，已去血速生，将脱血尽摄。凡因虚血崩皆效。

一交感虽不如血崩，然涓涓不止，未免气血两伤，久必血枯经闭。此因前月水来，贪欢交战，精冲血管也。血管不可精伤，受孕乃血管已净。初来血正旺，彼欲出，精射之，则血退缩，既不受孕以成胎，势必聚精而化血。交感淫气触动旧日之积，两气相感，精欲出，血随出。须通胞胎气，引精外出，益以填精补气，血管之伤可再补。用**引精止血汤**：人参、枣皮五钱，白术、熟地一两，茯苓二钱②、前子、炒黑荆芥三钱，黄柏五分，黑姜一钱。十剂不发。用参、术补气，地、枣补精，精气旺，血管自流动。加苓、前利水，水利血窍自利。加黄柏，直入血管，引出凤精。加荆芥引出败血，又益黑姜止血管之口。

---

① 甘草：《辨证录》用量为"一钱"。
② 茯苓二钱：钱本及《辨证录》均作"茯神三钱"。

此方实有调理曲折之妙，故除旧疾。然慎房事三月，则破者不重损，补者不再伤。慎之。

一甚郁作渴，呕吐吞酸，血崩，以火治或时效时不效，盖肝气结也。肝藏血，气结宜血结，何反崩？此肝性急，气结则更急，急则血不藏。法宜开郁。然开郁不平肝，则肝气大开，肝火更炽，血何能止。用**平肝止血汤**：白芍二两，归、术一两，柴胡一钱，三七根末、丹皮、生地三钱，甘草、荆芥二钱。四剂愈。妙在白芍平肝，得柴胡而郁尽解；白术利腰脐，血不积住；荆芥通经络，血有归还；丹皮凉骨髓热；生地清脏腑炎；当归补中止血，自郁散血止。

一跌仆升坠，恶血下冲如血崩。错认血崩，用止血适害之也。手按必疼痛，久之痿黄枯槁。治须行血去瘀，活血止疼，血自止。苟即用补涩，瘀必内攻，痛且不止，新血不生，旧血作祟。用**逐瘀止崩汤**：大黄、龟板三钱，生地一两，当归[①]五钱，白芍二钱，丹皮一钱，枳壳五分，桃仁十粒。不必四剂。方活血佐下泄，故逐瘀止血。或疑跌仆升坠，由外伤内，虽不比内伤重，然既血崩，内伤亦不轻，何去瘀不顾气？不知本实未拔，治标足矣，何必顾本补内。

一每战即如血崩，人谓胞胎有伤，触即动血，谁知子宫、血海因热不固乎。子宫在胞胎下，而血海在胞胎上。血海，冲脉也。冲脉寒，血亏；冲脉热，血沸。血崩正冲脉热。然冲脉

---

① 当归：《辨证录》作"当归尾"。

热，何必交战始血来？盖脾健能摄血，肝平能藏血也。人未入房，君相二火寂然不动。虽冲脉热，血不外泄。及战，子宫大开，君相火齐动，以鼓精房，血海泛溢，不可止遏。肝欲藏血而不能，脾欲摄血而不得，故经水随交感至，若声应之捷。必绝色三月，用滋阴降火药，凉血海，则终身之病，可半载愈。用**清海丸**：熟地、桑叶、白术、玄参一斤，枣皮、石斛八两，北味三两，麦冬、沙参、骨皮、丹皮、山药十两，龙骨（煅，醋淬）二两①。为细末，蜜丸，滚水下，早晚各五钱，半年愈。此补阴无浮动，缩血无寒冷，只用发灰、白矾、黄连、五倍，外治幽隐之处，吾恐愈塞愈流。

调　经

一经先期来，其经多，人谓血热极，谁知肾中水火旺乎。火旺血热，水旺血多，似勿药有喜。但过于有余，则子宫大热，恐烁干男精。太过损之，既济道也。然火不可任有余，水必不可使不足。宜少清火，不必泄水。用**清经散**：丹皮、白芍、熟地三钱，骨皮五钱，青蒿、茯苓二钱，黄柏五分。二剂自平。清火仍滋水，火泄水不与俱泄，则两益。

一经先期来甚少，人亦谓血热极，谁知肾火旺水虚乎。女子经最难调，不细辨，必鲜效。先期者，火气冲。多寡者，水气验。前来多，火有余。此来少，水不足。倘俱谓有余，泄火不补水，或水火两泄，必加病。法不必泄火，但补水，水足火自消。用**两**

---

① 二两：此下《辨证录》有"白芍一斤"。

地汤：玄参、生地一两，白芍、麦冬五钱，阿胶、骨皮三钱。四剂经调。骨中热，由肾宫热，地骨、生地俱凉骨中热，则肾气自寒，又不损胃气。况药纯补水，水盛火安，得不平。

一经后期来甚多，人谓血虚，不知非也。盖后期来少，血寒不足；后期来多，血寒有余。经水虽本于肾，其流则脏腑之血皆归。故经来诸血尽来附益，以径开门启，不遑迅合，血乘而出也。血既出，则成不足。宜于补中温之，非后期俱不足也。**用温经摄血汤**：白芍、熟地一两，川芎、白术五钱，肉桂、柴胡五分，续断一钱，北味三分。二十剂调。此大补肾、肝、脾之精血，加肉桂去寒，柴胡解郁。补中有散，散不耗气；补中有泄，泄不损阴。故受补益，收温功。凡经后来俱效，诚调经摄血妙剂。倘元气虚，加参一二钱。

一经来断续，前后莫定，人谓血虚，谁知肝气郁结乎。经出肾。肝，肾子，肝郁亦肾郁，肾郁气自不宣。前后或断或续，正肾气或通或闭也。然肝郁肾不虚，未必至此。此子母关切，子病母有顾复之情，肝泄肾自有缱绻之谊。肝气或藏或闭，则肾气或去或留，相因而至者，又何疑？开肝郁即宣经水之流。**用定经汤**：归、芍、菟丝子一两，熟地、山药五钱，柴胡五分，炒荆芥一钱，茯苓三钱。四剂期定。此舒肾肝气，非通经药。补肾肝液，不利水。肾肝气舒而经通，肾肝津旺而水利，故为妙。

一数月一行经，无先后、多少之殊。此乃无病，气血两不亏损。夫妇人有天生仙骨者，经水以季为数，不以月为盈虚。

女子经水不泄，黄河便可逆流。真气内藏，则坎中之阳不损。倘加炼形之法，一年之内便飞升。然世人见经水不来，妄加药饵。然天仙骨之妇，世不少。嗜欲深者，天分损也，可不立方？名**助仙丹**：白术、山药、白芍三钱，茯苓五钱，甘草、杜仲一钱，陈皮五分，菟丝子二钱。四剂如旧，不可再服。此平补有妙理，健脾益肾，解郁消痰，不损天然之气血，便是调经之大益。何用重剂助火，热药通经。

一妇五六十岁，行经如紫黑块，或如红血淋，此血崩之渐也。七七天癸绝，又不服补阴济阳药，何精满化经？乃肝不藏血、脾不统血也。非泄精动命门火，气郁动龙雷炎。二火发动，血乃走，似行经，实非也。此非大补肝脾，血不骤止。然补肝脾，尤当兼补气以止血。用**安老丹**：参、芪、熟地一两，归、术、枣皮五钱，阿胶、荆芥、甘草、木耳灰一钱，香附五分。十剂愈。此补肝脾气，气足自生血，且能摄血。尤妙大补肾水，水足肝气益舒，肝舒脾气得养，肝藏血，脾统血，何虞崩哉。

一经忽来忽断，时痛时止，往来寒热，人谓血结，不知肝气不舒也。肝木最恶寒风，经来腠理大开。适风吹，则肝气闭塞，经水之门亦随闭。于是，腠理经络不宣，气行于阳则热，气行于阴则寒，此特寒之轻者。倘寒甚，则内热益深，热入血室，如见鬼状。此宜补肝血，通郁散风，随效。用加味**四物汤**：熟地一两，川芎、丹皮三钱，归、芍、白术五钱，甘草、玄胡、柴胡一钱。此用四物滋肝①肾，柴、芍、丹皮扬风郁，甘草、白术、玄胡利

---

① 肝：《辨证录》作"脾"。

腰脐，安腹痛，入表里，通经络。用之得宜，自奏功。

一经前疼痛，多紫黑块，人谓热极，谁知郁极，火不能化乎。肝火郁则不扬，经欲行，肝气不应，则抑其气而痛。然经满则不能内藏，肝火焚烧，内逼经出，火亦随而怒泄。紫黑者，水火两战之象；成块者，火煎成形之状。经失其为经，正郁火内夺其权也。似宜大泄肝火。然泄肝火，不解肝郁，则标去本未除。用**宣郁调经汤**：归、芍、丹皮五钱，柴胡、香附、郁金、甘草、黄芩一钱，白芥子二钱，炒栀子三钱。四剂愈。此补肝血，又解肝郁，利肝气，又退肝火也。

一经后小腹作痛，人谓气血虚，谁知是肾气涸乎。经，天一水也。满则溢，空则虚，何虚能作痛？盖肾水虚，则不能生肝。肝必下克脾土，土木相争，气逆故作痛。须舒肝气，益补肾药，水足肝气益定。用**后调汤**：阿胶、荆芥、归、芍、枣皮三钱，巴戟、甘草一钱，山药五钱。此平补肝肾，既止逆气，尤止郁。痛经后症最佳，不只腹痛。

一经前一二日，忽腹痛吐血，人谓火盛极，谁知肝逆血不下行而上吐乎。肝气最急，顺则安，逆则动。血随气而俱行，气安则安，气动则动。但经逆在肾不在肝，何随血妄行，竟从口出？不知少阴火，急如奔马，得肝中龙雷合冲，其势更捷，反经为血又至便，正不必肝不藏血始吐也。然各经吐血乃内伤，逆经乃火气内溢，激之使出。症不同，逆则一。似宜治逆以平肝，不必益精以补肾。然逆经而吐血虽不损血，反复倾倒，必伤肾气血，又上泄过多，肾水亦亏，须于补肾中行顺气。用**顺**

经汤：当归、熟地、丹皮五钱，白芍、茯苓、牛膝、荆芥三钱，沙参三钱。十剂不再逆。此补肾肝，用引血归经药，肝气不逆，肾气自顺。肾气顺，经又何能逆。

一经将来三五日前，脐下疗痛如刀刺，寒热交作，下如黑豆汁，既而经来，因无娠，人谓血热，谁知是下焦寒湿相争乎。寒湿，邪气也。女子冲脉为血海，任脉主胞胎，乃血室，皆喜正气相通，不喜邪气相犯。经由二经而出。寒湿弥满二经之外，必相争作疗痛。邪盛正衰，寒湿主浊，下如黑豆汁者，见北方寒水之象也。宜利湿温寒，冲任无邪，何至搏结作痛？用**温寒化湿汤**①：白术一两，茯苓、扁豆三钱，巴戟、山药五钱，白果十枚，莲子并心三十粒。于经前十日服。四剂邪去，经调种子。用白术利腰脐，巴戟、白果通任脉，山药、扁、莲卫冲脉，故寒湿去经水调。倘疑腹痛，妄用寒凉，则冲任寒冷，血海变冰②海，血室成为冰室。疗痛何日止哉。

一经过多，行后复行，面色菱黄，人倦无力，人谓血热，谁知血虚不归经乎。血旺经多，血衰经缩。何血虚经反多？不止血归于经，虽旺经不多；血不归经，虽衰必过多。世以过多为血旺者，错也。倘果血旺，一行宜止，岂可再乎？惟经多是虚，故再行，不胜其困。血损精散，骨髓空，不能华于面。宜大补，引血归经，宁有经后再行。用**四物汤**加味：熟地一两，川芎二钱③，归、芍、白术五钱，荆芥、枣皮三钱，续断、甘草

---

① 温寒化湿汤：《辨证录》作"温脐化湿汤"。钱本作"温剂化湿汤"。

② 冰：原作"水"，字之误，今据《辨证录》改。

③ 二钱：《辨证录》作"五钱"。

一钱。十剂后，加参三钱，再十剂愈。四物补血，加白术、荆芥行中有利；枣皮、续断止中有补；甘草调和，故血足，经归而血净。

一先泄三日后行经，此脾气虚也。脾统血，虚则不能摄血。且脾湿土，虚则不实，湿更甚。经水将动，脾气先不能固脾，血欲流注血海，湿气先乘，故先泄水后行经。宜先补脾气，盖气旺血自固，湿亦自消。用**健固汤**：人参、巴戟五钱，茯苓、苡仁三钱，白术一两。十剂不泄。此补脾气以固脾血，则血摄气中。脾血日盛，自运化其湿。湿化，何能作泄。

一经前大便出血，人谓血崩，谁知经入大肠乎。大肠与经路别，何能入？不知胞胎之系，上通心，下通肾，心肾不交，胞胎之血两无可归，心肾气不照摄，听其自走大便。若单止便血，则愈止愈多，反击动三焦气，拂乱不止。盖原因心肾不交，今不补心肾，使心肾气按，胞胎气不散，血自不乱行。用**归经两安汤**：人参、枣皮三钱[①]，归、术、白芍[②]、熟地、麦冬五钱，巴戟一钱，荆芥二钱[③]，升麻四分。三剂愈，受娠。此大补心、肝、肾，不顾胞胎，胞胎有所归者，以心肾气合也。心肾虚，气乃两分；心肾足，气乃两合。心肾不离，胞胎之气，听其静摄，血安有乱走？然补心肾可也，何兼补肝？以肝，肾子，又心母。补肝血，则肝气往来心肾，自引心入肾，引肾之心，如介绍之欢。

---

① 枣皮三钱：《辨证录》作"山茱萸二钱"。
② 白芍：原无，今据《辨证录》补。
③ 二钱：《辨证录》作"三钱"。

受 妊

一瘦怯久不孕育，一交感卧病终朝，人谓气虚，谁知血虚乎。血藏于肝，精涵于肾。交感泄肾精，与血虚何与？不知肝气不开，则精不能泄。及精泄，肝气益虚，以肾为肝母。母既泄精，不能分润以养肝，肝燥无水，且暗动以烁精，肾愈虚。况瘦人多火，又泄精则水益少，火益炽，水难制火，腰肾空虚，故倦怠而卧。此等女子偏易动火，然此火出肝木，乃雷火，非真火。交又易走泄，阴虚火旺，不能受胎。即受胎，逼干男精，随种随消。必补肾水，平肝木，水旺血亦旺，血旺火亦灭。用**养阴种玉汤**：归、芍、枣皮、熟地、山药五钱①，茯苓、丹皮、杜仲二钱，甘菊、牛膝一钱。服三月受孕，再服三月身健。此不特补血，又补精。精满，子宫易摄；精血足，子宫易容物。禁房事三月自坐孕，否则只可自健。

一饮食少思，胸膈饱闷，倦怠思卧，房事后呻吟不已，人谓脾胃气虚也，谁知肾气不足乎。气升上焦，脾胃易于分消；降下焦，脾胃难于运化。人生赖水谷以养，脾胃之气乌可降而不升。但脾胃气虽充脾胃中，实生两肾内。肾无水气，则胃气不能腾；无火气，则脾气不能化。然补脾胃气，可不急补肾中水火乎。但补肾不补脾胃，则肾中水火之气不能提于至阳之上。用**兼提汤**：参、芪五钱，白术、熟地一两，巴戟一两，枣皮三钱，枸杞二钱，柴胡五分。服四受孕。此补气多，补精少，似

---

① 五钱：《辨证录》用量为"三钱"。

以补脾胃为主。不知脾胃健，生精自易。是补脾胃，正补肾也。脾胃旺，又补精，阴足阳升，气自腾于上焦，况加升提乎。阳不下降，大地阳春，随遇皆生机，安得不受孕。

一下身非火不暖，交感绝无温热气，人谓天分薄，谁知胞胎寒乎。寒地不生草木，阴渊不长鱼龙。胞胎寒冷，何能受孕？虽男精热射，阴寒相逼，虽茹亦吐。夫胞胎居心肾间，上系于心，下系于肾。胞胎寒，乃心肾火微。故必补心肾二火。用**温胞散**：人参、杜仲、菟丝、芡实、山药三钱，白术、巴戟一两，故纸、肉桂二钱，附子三分。服一月愈。此补心即补肾，温肾即温心。心肾气旺，真火自生，心肾火生，胞胎之寒自散。倘为丸，朝夕吞服，尤能摄精，断无伯道之叹。

一素恬，饮食多则难受，呕泄，胸饱闷胀，人谓天分薄，谁知脾胃虚寒乎。夫胃非心不生，脾非肾火不化。心、肾火衰，脾胃即失生化之权，不能传化水谷，以化精微。如是自无津液以灌注胞胎，欲胞胎温暖，以养胎气，得乎？纵受胎，带脉之间，断然无力，亦必堕。乌可不补脾胃。然无须补心肾火。盖母旺子不弱，母热子不寒也。用**温土毓麟汤**：巴戟、覆盆子一两，白术、山药五钱，人参三钱，神曲一钱。服一月种子。此脾胃同补，即脾胃同温也。能温命门，又温心包，故药不多，四经并治，一用无不用也。二火旺，脾胃无寒冷，自饮食多化，气血盛，带脉有力，何不种子。

一小腹自觉紧迫，急而不舒，断难生子，人所不识。人谓邪气在腹，谁知带脉太急乎。带脉系腰脐间，宜暖不宜急。带脉急，由腰脐不利。腰脐不利，又由脾肾①不足。脾肾②虚，腰脐之气闭。腰脐气闭，带脉拘急，胞胎牵动。男精射入胞胎，胞胎虽茹，亦必小产，况又不节欲乎。此带脉急，不能生子也。是则宽带脉在利腰脐气，利腰脐必大补脾肾，带脉可宽。用**宽带汤**：白术一两，巴戟、熟地五钱，故纸一钱，苁蓉、人参、麦冬、杜仲、归、芍三钱，北味三分，莲肉不去心三十个③。四剂腹宽，一月受胎。此脾肾双补，又利腰脐气，带脉自宽。或北味、白芍酸收，何反宽带脉？不知血虚，则缩而不伸，气虚则挛而不达。芍药酸以平肝，则肝不克脾。五味酸以生肾，肾能益带，相碍实相成。

一素郁不生子，此肝气郁结也。夫心脉流利且滑，肝脉舒徐且和，肾脉旺大鼓指，始称喜脉。未有脉郁能生子者。盖三部脉郁，肝脉亦必郁。肝脉郁，心肾之脉亦郁；肝脉结，心肾之脉亦结。即心肾脉不郁结，肝脉独郁结，便非喜脉。盖郁则不喜，喜则不郁也。郁即不能成胎者，以肝气不舒，必克脾土。脾气塞，腰脐气不利，何能通任达带乎。带脉气闭，胞胎口不开，闭门不纳矣。必须开胞胎口，开口舍开郁无二法。用**开郁种子汤**④：香附、丹皮、茯苓三钱，白芍一两，当归、白术五钱，陈皮五分，天花粉一钱。服一月，郁气开，喜气盈腹，自两相和好，结胞顷刻。此脾肝郁，宣脾困，腰脐气利，不必通任脉，任自通；不必达带脉，带自达；不必启胞胎，胞胎自启。

---

① 肾：《辨证录》作"胃"。

② 肾：《辨证录》作"胃"。

③ 三十个：《辨证录》作"二十个"。

④ 开郁种子汤：原作"开玉种子汤"，今据《辨证录》改。

一肥胖痰涎多，不受孕，人谓气虚，谁知湿盛乎。湿从下受者，外邪也。胖女之湿，乃脾土内病。然脾土病自不化水谷以养四肢，宜瘦弱。不知肥胖女气虚肉盛，肉盛则肥，气衰则胖。外似旺，内实虚。内虚则气衰，气衰不能行水，湿停肠胃不化精而化涎。脾，湿土，痰多愈湿，脾不能受，自浸润胞胎，久成水窟。且肥胖女子内肉满，遮子宫，难受精者，势也。况又多水湿，男即鼓勇深入，射精直达子宫，滔滔若是，随入随流。法必泄水化痰。然不急补脾胃，则阳气不旺，湿痰未必去，人且病，安望茹而不吐乎？用**补中汤加味**①：参、芪、当归、半夏三钱，白术、甘草、柴胡一钱，陈皮五分，升麻四分，茯苓五钱。二十剂效。此提脾气升上，则水湿自下行；助胃气消下，痰涎轻上化。不必消克以损肌，浚决以开窍。阳气旺，自足摄精；邪湿散，自可受孕。

一口干舌燥，骨蒸夜热，遍体火焦，咳嗽吐沫，断难生子，人谓阴火动，谁知骨髓内热乎。寒地不能生物，烈日亦必害苗。骨髓与胞胎相关，前人未言，今发明之。胞胎为五脏外一脏，不列于五脏者，以其不阴不阳，上系于心包而通心，下系于命门而通肾，阴中有阳，阳中有阴，故善变化，生男女。然必阴阳两平，不偏不枯，否则不能生人。胞胎既通肾，骨髓之所化也。骨髓热，肾必热。肾热，胞胎亦热。况胞胎无骨髓之养，何以生人？骨髓热，骨中惟存火气，又何能成胎而作骨？治须清骨髓热。然热因水虚，补肾真阴，热自除，胞胎无干燥，珠露有涵濡。用**清骨汤**：骨皮一两，丹皮、沙参、麦冬、玄参五钱，北味五分，石斛二钱，白术三钱。服一月热解，三月受

<hr>

① 补中汤加味：《辨证录》作"补中益气汤加味"。

孕。此补精凉髓，不清胞胎，胞胎无太热矣。今髓热，艰于育子，本非胞胎不能受精。故少调肾，以杀火之有余，又是益水之不足，正易种子。

一腰酸背楚，胸腹胀闷欲卧，有疝瘕症，人谓腰肾虚，谁知任督困乎。任脉行前，督脉行后，然皆从带脉上下而行。故任虚带脉堕于前，督虚带脉堕于后，必小产。况任督间有疝瘕症，则外多障碍，胞胎缩入疝瘕内，往往精不能施，虽怀玉燕何益？必去疝瘕，补任督，则提挈有力，胜任无虞。外无障，内可容，安得不受孕。用**升带汤**：白术一两，茯苓、人参、荸荠粉、鳖甲（炒）三钱，神曲二钱，沙参五钱，肉桂、半夏一钱。服一月任督旺，二月疝瘕消。此利腰脐，正升补任督气也。任督升，疝瘕难存。况肉桂散寒，荸荠消积，鳖甲攻坚，茯苓利湿，有形自化于无形，又至受精再堕乎。

一小水涩，腹胀，腿虚浮，不受孕，此膀胱气不化也。膀胱与胞胎近，膀胱病，胞胎亦病。水湿必走膀胱，然必得肾气相通，膀胱之气始能化水，从阴器以泄。不然则膀胱之气化不化水湿必渗入胞胎，汪洋之田，何以生物。欲分消胞胎之湿，必须治肾中之火，使达膀胱。用**化水种玉丹**：人参三钱，白术、巴戟一两，肉桂一钱①，菟丝、茯苓、芡实②、前子二钱。二十剂愈。服二月，易受胎。此利膀胱水，全在补肾气。然濡润之品，恐益助湿，妙在补肾火，非益肾水。尤妙补火无燥烈，利水非荡涤，故膀胱气化，胞胎不至过湿。

---

① 一钱：《辨证录》作"二钱"。
② 菟丝、茯苓、芡实：《辨证录》用量均为"五钱"。

恶 阻

一妊娠恶心呕吐，思酸解渴，憎食欲卧，人谓恶阻，谁知肝血太燥乎。受孕本肾旺，肾旺足以摄精，至受精，则肾水生胎，不能分润他脏。肝，肾子。一旦肾母不养，肝气迫索，肾水不应，则肝气益急。火动，气乃逆，恶心呕吐生。虽不至太甚伤气，则一气伤则肝血愈耗，世用四物汤治胎前症，取生肝血也。但生血不能生气，则脾胃衰微，不胜频呕。吾恐气虚，血不易生也。宜于平肝补血中，宜用健脾开胃，以生阳气，则能生血，尤益胎气。然气逆用补，气旺不益逆乎。不知恶阻，其逆不甚，此虚逆。因邪逆，助气必逆增；因虚逆，补气而逆转盛。况助气于补血中，则阴足制阳，又何患逆。用**顺肝益气汤**：白芍、白术、麦冬三钱，当归、人参、苏子、神曲一钱，茯苓二钱，熟地五钱，砂仁一粒，陈皮三分。三剂愈。此肝、肾、脾、胃、肺同调，其实专主肝肾，肝平则气不逆，肾旺则血易生。凡胎不动，少恶阻者，服之无不安静如故，实胜四物。盖四物专治肝故也。

一胎至五月，倦怠，饮食无味，先肿足，渐至遍身，头面俱肿，人谓犯湿，谁知脾肺气虚乎。妊娠不必拘按月养胎法，总宜健脾补肺。脾统血，肺通气。胎非血不荫，非气不生，脾健血旺，肺精气旺。苟肺衰则气馁，气馁即不能运气于皮肤。脾虚则血少，血少即不能运血于肢体。气血两衰，脾肺失令，饮食难消，精微不化，必血气下陷不能升，湿邪即乘所虚之处，聚而浮肿。当补脾肺虚，不必去湿。用**补中汤加减**①：参、术五钱，芪、当三钱，陈皮、升麻三分，柴胡一钱，茯苓一两②。四剂愈，十剂不再犯。此方升提脾肺，似益气不益血。不知升气即升血，况湿气相犯，未便补血，补则气助以利湿气升，用何法？重用茯苓于补气中，虽利水仍健脾清肺。利水药多耗气血，但苓、术补多于利，故重用，以分湿邪，即补气血。

---

① 补中汤加减：《辨证录》作"补中益气汤加减"。
② 茯苓一两：此下《辨证录》有"甘草一分"。

卷十二

安　胎

一小腹痛，胎不安如下坠状，人谓带脉无力，谁知脾肾两亏乎。胞胎虽系带脉，带脉实关脾肾二经，损则带脉力微，胞胎何能胜任。然其所以亏，非饮食过多，即房劳大甚，不补脾肾，带脉拘急，胞胎所以下坠。然胞胎何关乎带脉？胞胎系通心肾，不通脾，似不必补脾。然脾后天，肾先天。脾非先天气不化，肾非后天气不生。补肾不补脾，肾精必不能遽生。故补脾正补肾。胞胎原借先后天之气，安得不固。用**安奠**① **二天汤**：参、术、熟地一两，山药、枣皮五钱，炙草一钱，杜仲三钱，枸杞、扁豆二钱。不必三剂。胎动本脾肾双亏，正须参、术、熟地，始能挽回于顷刻，世每少用参、术，故寡效。

一胎至三四月，口干舌燥，咽喉微痛，无津润，致胎不安，甚则血如经流，人谓火动，谁知水虚乎。胎非男精不结，亦非女精不成，逐月养胎，经络虽分，实不离肾。故肾水足胎安，

---

① 奠：原无，今据《辨证录》补。

肾水亏，肾火必动，胎乃不宁。故补肾水足以安之。但肾难遽生，须补肺金，则水有化源，无根之火，又何难制？方中少加清热，胎气易安。用**润燥安胎汤**：熟地一两，枣皮、麦冬五钱，益母草、阿胶二钱，生地三钱，黄芩一钱，北味二分。二剂安，十剂不再动。此补肾精，虽兼补肺，然补肺无非补肾，故肾不燥，火不烁，胎而安。

一吐泄致胎不安疼痛，急不可缓，人谓脾胃寒极，谁知脾胃虚极乎。脾胃气虚，则胞胎无力，必崩堕。况又加吐泄，脾胃愈虚，欲胞胎无恙，得乎？然胎犹不下者何？脾胃虽损，肾气尚固也。胞胎系于肾连于心，肾未损，肾气交心，心气通胞胎，故胞胎欲堕而未堕。且肾气能固，肾气必生脾；心气能通，心气必援胃。脾胃虽虚而未拖，故胞胎虽动而未落。可不急救脾胃乎。然脾胃将绝，只救脾胃，土气难生，更助心肾火，尤易接续。用**援土固胎汤**：人参、山药、枣皮一两，白术二两，肉桂二钱，附子五分，炙草一钱，杜仲、续断、枸杞、菟丝三钱，砂仁三粒。二剂愈。方救脾胃土十八，救心肾火十二。救火轻，救土重者，盖土崩，非重剂不援，火息虽小剂可助。热药恐太燥，不比温补，可多用。况胎动，本土衰，何必大用热剂助火，以伤胎气。

一素郁致胎动不安，两胁胀痛如子悬，此肝气之通也。养胎系肾水，然必肝血相助，肝血最不可缺也。肝舒则肝气不闭，肝血自不下藏，灌注胞胎，以助肾水。今肝苦郁，肝且闭塞不通，子无血荫，必上以觅食。故子悬乃气使之升，非子之自悬也。宜开肝郁补血，燥自定。用**解悬汤**：归、芍一两，炒栀子、茯苓三钱，枳壳五分，砂仁三粒，人参一钱，薄荷二钱，白术五钱。三剂安。去栀子再数剂妙。此平肝开郁，郁开，肝不克土；肝平，木不动火。况又健脾生胃，使水谷生精，分布各脏。肝肾润泽，胞胎自无干涩。

一跌仆损胎元，疼痛，人谓外伤，谁知内伤乎。凡胎气固，虽跌仆仍无恙。惟气血素虚，故略动便动胎。若作外治，未必效。且恐因治反堕。必大补气，少加行动药，则瘀散胎安。然补血宜多，补气宜少。用**救损汤**：归身、白术五钱，白芍、苏木三钱，人参、甘草、乳香末、没药末一钱，生地一两。二剂安。方妙去瘀不伤胎，补气血，复无停滞，更无通滑。无胎之跌闪亦效，治有胎更捷。

一胎安，腹不疼，但常有血流，人谓血虚胎漏，谁知气虚不能摄血乎。血荫胎，然心中之血必得气以包之。气虚下陷，血乃随气而陷。但气虚下陷，血未尝虚，何同陷？不知气虚血必旺，血旺必热。血寒静热动，动则跃跃欲出，况气虚，安得不漏泄？然幸气虚，倘气旺血热，血必大崩。宜补气之不足，泄火之有余，血自止。用**助气补漏汤**：人参一两，甘草一钱，白芍五钱，黄芩、生地三钱，益母草、续断二钱。再剂不漏。用人参补阳气，黄芩泄阴火，火泄则血中不热，无欲动之机。气补则血外能包，无可漏之窍，自气摄血，血归经，安有漏泄。

一胎七八月，忽儿啼，腰隐痛，人谓胎热，谁知气虚乎。儿在胎，母呼亦呼，母吸亦吸。然至七八月，母之气必虚，子不能随母气以呼吸，则子气必有急不及随之势；子失母气，拂其意，子作啼。宜大补气，使母气如子气，则子气安，啼亦息。用**止啼汤**：参、芪、麦冬一两，当归五钱，橘红五分，甘草、天花粉一钱。二剂止。此用参、芪、归、冬补肺气，肺气旺，胞胎之气亦旺。胞胎气旺，子尚不能随母气，吾不信也。

一口渴出汗，饮冷水，烦躁发狂，腰腹痛，胎动欲堕。此胃火炽，炎熬干胞胎水，故动而不安耳。胃，水谷之海，多气多血，以养各脏腑。盖万物皆生于土。土气厚物生，土气薄物死。土气之原，土中有火也。不知无火难生土，多火又烁水。土有火，土不死；土有水，土始不燥。使胃火过旺，必烁肾水，肾水干，土中无水，何以分润胞胎？土烁极，火热炎蒸，犯心神越，子逼迫，安得不下堕。须急泄火，而泄火须水剂，水旺火自衰，火衰胎自定。用**止焚定胎饮**：玄参二两，甘菊、茯苓、人参三钱，青蒿五钱，生地一两，知母、花粉二钱，白术五钱。不必四剂。火盛若此，非此大剂则火不息，狂不止，胎必不安。然药料虽多，仍是补水，有益无损，不必顾忌。

一痰多吐涎，偶遇鬼神，忽腹痛，胎向上顶，人谓子悬，谁知中恶胎不宁乎。凡邪气最伤胎，故孕妇宜谨。盖邪祟多于神宇潜踪，或幽阴岩洞游耍。况孕妇又多痰涎，眼目易眩，尤易相招。似宜治痰。然治痰必耗气，气虚，痰虽化，胎必动摇，尤须补气以生血，补血以活痰，少加消痰则气血不亏，痰又易化。用**消恶安胎汤**：苓、术五钱，甘草、乳香末、沉香末、苏叶一钱，归、芍一两，陈皮五分，花粉、人参三钱。一剂痛定鬼去。此大补气血，正足邪自消，痰清胎自定。

一胎形已成，或未成必堕，性甚急，多怒，人谓气血衰，不能固胎，谁知肝火甚，动而不静乎。肝藏血，肝气不藏，血自难固。盖肝中相火静则安，动则炽，又最易动难静，加大怒火更动矣。火动莫遏，则火势飞扬，不能生气化胎，反食气伤精。精伤胎又何养乎？宜平肝火，大利腰脐气，使气生血，血清其火也。用**利气泄火汤**：白术一两，参、归、芡实三钱，甘草一钱，黄芩二钱，白芍、熟地五钱。服二月，胎安。此补气，若不泄火则气旺，火不能平，转害气矣。加黄芩于补气中，益之归、芍、熟地则血不燥，气益和，气和血必和，气自利。况白术最利腰脐气哉。

小　产

一行房颠狂至小产，血崩不止，人谓火动极，谁知气脱乎。妊娠肾水荫胎，水本不足，水不足，火易沸腾，加久战，火心大动至颠狂。春兴甚酣，精必大泄。精泄，肾益干。水干，火更炽。水火两病，胎自堕。胎堕火犹未息，血随火崩，势不可止。当以止血为主。然火动由水亏，血崩本气脱，不急固气，则气散不能速回，血将何生？不大补气，则精涸不能遽长，火目愈炽。用**固气填精汤**：参、芪、熟地一两，归、术五钱，炒荆芥二钱，三七根末三钱。四剂愈。方妙在不清火，惟补气补精，救其匮乏，奏效者，以诸药甘温能除大热也。盖此乃虚热，实热可寒折，虚热须温补。故补气自摄血，补精自止血。一跌仆至小产，血流紫块，昏晕欲绝，人谓瘀血作祟，谁知血室伤损乎。女子血室与胞胎连，胞胎损，血室亦损。所谓唇齿之倚也。然伤胞胎流血者，其伤浅；伤血室流血者，其伤深。伤浅病在腹，伤深晕在心。凡跌仆未小产，胎不安者，宜固胎，不可轻去血；已小产，血大崩者，宜散血，不可重伤气。盖胎已堕，血既脱，则血室空虚，惟气存耳。倘又伤气，安得气不脱？故必补气以生血，新血生，瘀可止。用**理气止瘀汤**：参、芪一两，当归、黑姜五钱①，红花一钱，丹皮、茯苓三钱。三剂全安。方用参、芪补气，气旺血可摄；当归、丹皮补血，血生瘀难留；红花、黑姜活血，血活晕可除；茯苓利水，水利，血易归经耳。

一口渴烦躁，舌上生疮，唇肿裂，大便干结，数日不通，腹痛小产，人谓大肠之火，谁知血热烁胎乎。夫血养胎，然血温胎受利，血热胎受损。儿在胎，不啻探汤，如何存活？自外越下走，以避火气。胎欲不堕，得乎？然血既荫胎，血自虚耗，血虚宜生寒，何反热？不知血即阴水所化，血日荫胎，则取给甚急，而且虚，阴水不能速生以变血，则阴虚火动，阴中无非火气，则血亦无非火气矣。两火相合，焚逼儿胎，故下堕。宜清胞中火，补肾中精。或疑胎儿已堕，何必再顾胎？血不荫胎，何必大补水？不知火动极，以致堕胎，则胎中纯是火气，此乃虚火。实火可泄，虚火宜于补中清之。则虚火易散，真水可生。倘用寒凉，必寒气逼人，胃中生气索然，何以化精微、生阴水？必变痨瘵矣。用**四物汤加减**：熟地五钱，白芍、山药三钱，川芎、栀子、丹皮一钱②，当归一两，枣皮二钱。四剂痊愈。

一畏寒腹痛，因落胎，人谓下部大寒，谁知气虚寒犯，遂不能摄胎而堕乎。人非真火不生。然气衰则火不能旺。人之坐胎，

---

① 五钱：《辨证录》作"五分"。

② 一钱：《辨证录》作"二钱"。

受父母先天之火也。先天火，即先天之气成之，故胎成于气。气旺胎牢，气衰胎弱，胎弱日盛，气必日衰。况外寒侵内火更微，故腹痛胎落。腹痛时，即用参、姜等，则痛止胎安。竟不敢用致胎堕，仅存几微之气耳。不急救气，又将何法？用**黄芪补血汤**：黄芪二两，当归一两，肉桂五分。三剂安。倘认定是寒，大用辛热，不补气血，则过于燥热，必至亡阳。

一大怒忽腹痛堕胎，堕后仍腹痛，人谓肝经余火未退也，谁知血不归经乎。肝藏血，大怒则血不能藏，宜失血，不宜堕胎。不知肝性最急，血门不闭，血直捣胞胎。胞胎系通心肾，肝血来冲，必截心肾之路，胎气一时遂绝，胎故堕。堕仍痛者，因心肾未援，欲续无计，彼此痛伤，肝气欲归心，心不受；欲归肾，肾亦不受。故血未净，余痛无已。徒引肝血，不平肝气，则气逆不易转，即血逆不易归。用**引气归血汤**：归、芍五钱，炒荆芥、白术、丹皮、麦冬三钱，黑姜、香附五分，郁金、甘草一钱。此引血即引气，气归肝中即血归肝内，气血两归，犹腹痛，予不信也。

鬼　胎

一面黄瘦肌削，腹大如斗，常二三年不生，鬼胎也。或入神庙想云雨，游山林念交感，皆能召祟成胎。幸不淫荡，见祟惊惶，遇合愧恶，祟不能久恋。然淫气妖氛已结于腹成胎。先未觉，后渐腹大。人之气血不行，内外相包，一如怀胎、血臌，而实非也。须逐秽。然怀胎久，气血必衰。况非真妊，邪气更旺，正不敌邪，其虚弱之状，可用迅利药乎。用**荡鬼汤**：雷丸、红花、牛膝、丹皮三钱，参、归、大黄一两，枳壳、厚朴一钱，桃仁二十粒。二剂泄尽恶物愈。断不可三剂。用雷丸祛秽，又大黄扫除，佐红花、厚朴，皆善行善攻，自尽情逐下。参、归补气血，则邪去正又不伤，否则血崩气脱。倘自知鬼胎，如室女寡妇，邪虽盛，真气未漓。可用**红黄**[①]**霹雳散**：红花半斤，大黄五两[②]，雷丸三钱。亦能下胎。然过伤气血，不若前方有益无损，在人斟酌。

难 产

一数日不能生，人谓气虚力弱，不能送出，谁知血虚胶滞，胎中无血，儿不易转乎。胎成由于肾精，胎养半资脏腑血，故血旺子易生，血衰子难产。故临产必须补血。虽血难骤生，补气正所以生血。然徒补气，不兼补血，则阳过旺反不足，恐升而不降，故宜气血兼补。气血旺，气能推送，血又足以济，则汪洋之势易于转头，又何致胶滞哉。用**送子丹**：芪、归、麦冬一两，川芎三钱，熟地五钱。一剂生，且无横倒。方补气只黄芪，余皆补血。无论气血两平，阴阳交，易于生产。血旺于气，胞胎无非血也。如舟过浅水，用力难推。忽得春水，舟能自行，又遇顺风，有不扬帆而乎。血，水也；气，风也。无水，风虽顺何益？故补气必补血。

一儿已到门，不能生，此危时也，乃交骨不开也。盖产门上有二骨，两相斗合，未产骨合，将产骨开。女子儿门肉斜生，

---

① 黄：原作"花"，今据《辨证录》改。
② 五两：《辨证录》作"五钱"。

皮亦横长，可宽紧，可小大。苟非交骨联络，则儿门大开，用手可探。故交骨为儿门之关，亦女子锁钥之键。倘或女子此骨不闭，肠且直下。然交骨开合，气血主之也。无血，儿门自闭；无气，儿门不开。欲儿门开合，必须交骨顺滑，非大补血，交骨何易开合？然闭易开难。交骨不开，因贪色过泄，气血大亏，无以运行儿门，则交骨黏滞不开。故开交骨，必于补气血中用开交骨药，不必催子，自迅下。用**降子散**：当归①、柞木枝②、人参、川芎五钱，红花一钱，牛膝三钱。一剂子下。方用人参补气，归、芎补血，红花活血，牛膝下降，柞木开合，故效。苟单用柞木亦开骨，然不补气血，必开而不合，引风以入。若儿未到门，万不可用柞木。然此方亦无碍，以补气血也。若单用柞木，必俟儿已到门后，始无虞。

一生子手足先出，此气血甚衰也。凡儿在胎正坐，惟男向内，女向外，及生时，儿必旋转，此造化之奇，非人之强。然先天后天并行不悖，天机之动，必得母子气血以济之。故气血足胎顺，气血亏胎逆。盖气血既亏，母身自弱，子又何能强？每欲转而无力，故手足先见。急以针刺子手足，惊缩而入。用**转天汤**：人参、川芎一两③，当归二两，升麻四分，牛膝三钱，附子一分。一剂转，二剂顺生。方用升麻，又用牛膝、附子，盖非提挈则头不易转。既转头，非下行，身不速降，二者并用，非加附子，则不能使气血迅速而推生。

---

① 当归：《辨证录》用量为"一两"。
② 柞木枝：《辨证录》用量为"一两"。
③ 一两：《辨证录》作"五钱"。

一子已到门，交骨不开，子死母未亡，服药不效，母必死。今幸不死者，正因子已死，胞胎已堕，子母已离。子死，母气已收，不致同子气俱绝。然子在儿门塞住，仍宜推送，法补血生水，补气生血。倘徒用祛除降堕，以下其子，恐子未必下，母气先脱矣。用**救母丹**：当归二两，人参、川芎、益母草、赤石脂末一两①，荆芥三钱。一剂子下。方用芎、归补血，人参补气，气血既旺，上升下降，气推血送，所有阻滞？况益母草下死胎，赤石脂末化瘀血，自一涌齐出。

一儿在门边未死者，儿头必能伸缩；已死者，必不动。即以手推，不动如故。若未死，少拔其发必退入，故易辨。若死在腹中，察产母面，必无黑气。难产时，母有黑气现面者，子母两死。面无黑气，是母无死气，非子死而何？既死腹中，子自下。用**疗儿散**：人参、川芎一两，当归二两，牛膝五钱，鬼臼三钱，乳香末二钱。一剂下。原因气血虚，致儿难转，若再用催生药耗气血，儿气不能通达，及闭闷死，医杀之也。故难产，惟补气血，全活无穷。盖补气血，子自下。[批]面青舌赤，母死子活；唇青吐沫，子母俱毙。又有双胎一死一活，其候难知。临时观变，总以舌验子，面验母。文守江。

一数日胎不下，服催生药不效，人谓交骨难开，谁知气结不行乎。夫儿到门不能下者，乃交骨不开，宜用开交骨药。若未到门不产，非交骨不开，万不可妄用药开交骨。恐门大开，儿头不转，原难骤生。及早坐草，母见儿不下，心必恐，恐则

① 一两：《辨证录》作"一钱"。

神怯，怯则气下不升。气不升，上焦闭塞，气乃逆。上气既逆，则上焦胀满，气更难行。气阻于上下，不利气而催生，则气愈逆，胎愈闭。故但利气，不必催生，胎自下。用**舒气汤**[①]：参[②]、归[③]、紫苏、牛膝三钱，川芎、白芍五钱，陈皮一钱，柴胡八分。葱白七寸同煎，一剂下。气逆由气虚，气虚易恐惧，补气恐自定。恐定气不知何以顺。况苏、柴、牛、芍平肝疏肺，佐人参、芎、归，实有补利之益。［批］有令母坐小凳不跪者，法亦妙。文守江。

血　晕

一甫产后，目昏，恶心欲吐，心中无奈，或神外越，恍若天上行，此气欲脱血晕也。盖新产血室空，只存微气。心血前已荫始，后复随胎堕。心无血养，惟望气以固之。倘气又虚，心君无护，残血欲回救主，又非正血，不可归经，内庭变乱成血晕。须大补气血，不宜治血晕。或疑心为血晕，更补血，不更晕乎？不知新血不生，则旧血不散，补血生新，正活血逐旧。然有形血难生，无形气易长。补气以生血，不又易乎。用**解晕汤**：荆芥三钱，参、芪、归、炮姜一两[④]。四剂再不晕。此解血晕圣方。凡产后能服，断不退容颜。倘贫，量力用参，余依分两。

一产下即昏晕不语，此气血双脱也，本不治。然急用缝衣

---

① 舒气汤：《辨证录》作"舒气饮"。

② 参：《辨证录》用量为"一两"。

③ 归：《辨证录》用量为"一两"。

④ 一两：《辨证录》作"一钱"。

针刺眉心之穴，得血即语。以**独参汤**：人参一两，急煎灌之，无不生者。倘贫家之妇，无力卖参，用**当归补血汤**：黄芪二两，当归一两，煎灌。万不可轻加附子。盖以无经不达，反引药走而不守，不能专注胞胎，不若参、芪、归直救气血之绝，聚而不散。盖血舍空虚，无血养心，致血晕。舌乃心苗，心既无主，舌安能出声。眉心上通脑，下通舌系连心。刺之，则脑与舌俱通，心中清气上升，瘀自降。再用前方，则气血接续。虽单用前方，亦能生。然刺眉心尤无失，瘀冲心，故昏晕不语，解瘀血之冲，真扼要争奇。世但知灸眉心，然灸缓刺急，缓难救绝，急易回生。

一产后三日，发热恶露不行，败血攻心，狂呼叫，甚欲奔走，拿捉不定，人谓邪热在胃，谁知血虚心无以养乎。产后血尽随胞胎外越，五脏皆无血养，只存心中些微之血以护心。脏腑皆欲取给于心，全赖心包拦截各脏腑气，不许入心，故心安神定。然心包一虚，即不能障心，各脏腑气直入心中，以分心血。心包情极，遂号召勤王，反近狂悖，有无可如何之象，故似热而非实热。宜大补心血，使各脏腑分取以自养，不必求于心，则心安，心包亦安。用**安心汤**：干荷叶一片，当归二两，生蒲黄二钱，川芎一两，生地、丹皮五钱。一剂安，血亦下断，不可服两剂。方用芎、归以补血①，又用生地、丹皮凉血，似非产后所宜。不知恶血攻心，未免因虚热相犯，补中凉之，则凉不为害。况益荷叶，则七窍相通，能引邪外出于心，转佐蒲黄以分解恶血。

---

① 以补血：此三字原无，今据《辨证录》补。

胞衣不下

一胞衣三日不下，心烦意躁，时晕，人谓胞胎蒂未断，谁知血少干枯粘连于腹乎。世恐胞衣上冲。然胎衣何能冲心？但未下，瘀血难行，恐血晕。须大补气血，使生血以逐衣，衣自润滑。补气以助血，血生迅速，尤易推送。用**送衣汤**[①]：当归二两，川芎五钱，乳香末、没药末一钱，益母草一两，麝香五厘、荆芥三钱。水煎调服。立下。用芎、归补气血，荆芥引血归经，益母、乳香等逐瘀下衣。新血长，旧血难存。气旺上升，瘀自速降。胞衣非依子即依母，不随下者，以子不可依也，故留腹有回顾其母胎之心。母胎虽生子，蒂间之气原未绝，故流连欲脱而未脱。每有六七日不下，竟不腐烂，正以有生气也。可见，胎衣在腹不能杀人，补之自降。或疑胞衣既有生气。今用补宜益牢，何反降？不知子未下，补则益子；子已下，补则益母。益子，胞衣之气连；益母，胞衣之气脱；气连，胞胎之气通；气脱，胞胎之气闭。通则两合，闭则两开，故用补，衣反降。

一衣五六日，百计不下，绝无烦躁昏晕，人谓瘀血粘连，谁知气虚不能送乎。瘀在必晕。今无恙，血已净矣。血净，宜清升浊降。衣不下，乃清气下陷难升，致浊气上浮不降。然浊气上浮，必须燥，今安然者，是清浊两不升也。然用补气，浊气不上升乎？不知清升浊降，一定之理。苟于补气中，仍分

---

① 送衣汤：《辨证录》作"送胎汤"。

清浊，则升清正所以降浊。用**补中汤**①：人参三钱，黄芪一两，归、术五钱，升、柴三分，陈皮二分，甘草一钱②，萝卜子五分。一剂衣下。此方补气即提气，并非推送，何能下衣？不知浊气不降，由于清气不升。提气则清升浊自降。浊气降，腹中所存之物尽降，正不必推送也。况萝卜子能分理清浊，不致格，故神。

产　后

一产后小腹痛，甚至结块，按之益痛，此儿枕痛。前人谓儿枕头之物。夫儿枕之不痛，岂儿生不枕反痛乎。盖此乃瘀血成团未散也。此多是健妇血有余，非血不足，似可破。然血结瘀作祟，活血，瘀自除。破血虽可消瘀，必损气血，不若于补中逐秽则瘀去，气血又不伤。用**散结安枕汤**：当归一两，川芎五钱，山楂十粒，桃仁七个，丹皮、荆芥二钱，益母草三钱，乳香末一钱。酒调服。不必二剂。此逐瘀于补血，消块于生血，不专攻痛，痛自止。若用玄胡、苏木、蒲黄、五灵脂化块，此杀人之医，不足论也。

一产后小腹痛，按即止，人谓儿枕痛，谁知血虚乎。产后去血过多，原能腹痛，但痛如燥糠触体，乃虚痛，非实痛。产后虚尤宜补。况补血，多润滑药，产后肠中干燥正宜。故补血不特腹痛安，肠中亦甚便。用**腹宁汤**：当归、熟地一两，续断二钱，阿胶、人参、麦冬、山药三钱，炙草一钱，肉桂二分。

---

① 补中汤：《辨证录》作"补中益气汤"。
② 一钱：《辨证录》作"一分"。此下有"白术五钱"。

二剂愈，多服更佳。此补气无太甚，补血无太滞，气血生，痛自止。

一气喘，不急治立死，人谓气血虚，谁知气血两脱乎。气血两脱，宜立亡，何又喘？此血已脱，气犹未脱，血脱欲留，气又不能留血之脱，故反喘。如与贼战，既不能强又不安弱，其急声号召所可知也。故声呼而喘，症虽危可救，正在喘。肺主气，喘若肺气盛，不知实肺气衰。然血难骤生，只存些小之气，望肺相救甚急，肺因血失，气虚无力，难以提挈，安保其不遽脱。是救气须提气，提气须补气。用**救脱活母丹**：人参二两，肉桂一钱，当归、麦冬、熟地一两，枣皮、枸杞子五钱，阿胶、炒荆芥三钱。四剂痊愈。用参接续元阳，然不补血，则血燥阳旺，虽回阳不能制阳，必旋得旋失。即补血不急补肾肝精，则本实不固，阳将安续。故又用地、枣、枸杞以补肝肾，后益肺气，则肺旺升提有力。又恐新产用补阴药腻滞，加肉桂补命门火，非惟火气有根，易助人参生气，且运化地黄等以化精微。然过于助阳，倘血随阳动，瘀血下行，非万全计。更加荆芥引血归经，则肺气安，喘尤速定。

一恶寒身颤，发热作渴，人谓产后伤寒，谁知气血两虚，正不能敌邪也。凡正气旺，邪断难入。产母去血太多，气必大虚。气虚，皮毛不固，外邪易入，并不必外风，即一举动，风即入。然入易出亦易，凡外邪俱不必祛风。况产母寒由内生，热因内虚，治内外自解。用**十全大补汤**：参、归、茯苓三钱，黄芪一两，白术、熟地五钱，甘草、川芎、肉桂一钱，白芍二钱。二剂愈。此大补气血，不去散风邪。盖正足邪自除，况原无邪气，故易效。

一恶心欲呕，时吐，人谓胃气寒，谁知肾冷乎。夫胃为肾关，胃气寒，则胃不能行于肾中。肾气寒，肾亦不能行于胃内，是肾胃原不可分而治也。但产后失血，血亏必致肾水涸，水涸肾火必炎，何肾寒而胃亦寒？盖新产水乃遽然涸去，虚火尚不能生。火既不生，寒象自现。法当补肾水。然无水济，则火过热，必致阴虚火动，须于水中补火，肾中温胃，则肾无太热，胃有既济。用**温胃止呕汤**：人参三钱，橘红五分，白蔻一粒，巴戟、白术一两，茯苓二钱，炮姜一钱，熟地、枣皮五钱。四剂愈。此治胃多于治肾。然治肾仍是治胃，故胃气升，寒尽散，不必用大热药以温胃祛寒。

一肠下，人谓儿门不关，谁知气虚下陷乎。此证似宜用升提。然新产瘀血在腹，忽升提并血上升，冲心之害殆有甚焉。只可用蓖麻难猝得，奈何？盖气陷乃气虚。补气，肠自升举。但药少则气衰力薄，须多用则阳旺力大。用**升肠汤**①：参、芪、归一两，白术五钱，川芎三钱，升麻一分。一剂肠升。此纯补气，绝不升肠，即加升麻，但引气不引血。盖升麻少用气升，多用血升。

一产后半月血崩，昏晕见鬼，人谓恶血冲心，谁知房劳乎。产后半月，气血新生，即血路净，胞胎之伤如故，定不可交合，重伤门户，令血崩，致昏晕见鬼。是心肾两伤，不只损伤胞胎

---

① 升肠汤：《辨证录》作"升肠饮"。

门户已也。明是犯色大战，致大泄精，精泄神脱矣。此证舍大补气，无二法。用**救败求生汤**：人参三两，熟地一两，归、术二两，川芎、枣皮、山药五钱，附子一钱。倘一剂效，连服三剂，减半再十剂，更生。否则不效。此回阳于无何有之乡，阳回而气回矣。气回可摄血归神，生精续命，故晕崩止。

一稳婆损伤尿胞，淋沥，须臾难忍。夫破伤破尚可完，岂伤胞独不可治乎？或谓破在外，可外治，破在内，外膏无可施力。然疮疡尚可服药长肉，胞损无毒，独难补缺陷耶。用**完胞饮**：参、归、白术一两，川芎、黄芪五钱，桃仁十粒，茯苓、益母草三钱，红花、白及一钱。以猪、羊胞煎汤，饥服，十日愈①。夫胞胎宜补胞，何反补气血？盖生产致人以手伤胞，其难产必矣。难产因气血虚，产后又大去血。不补气血，胞何以完？今大补气血，如饥人得食，精神骤长，少有损伤，何难完补。故一月三捷。

一产后肢肿，寒热往来，喘嗽，胸满不利，吐酸胁痛，人谓败血经络，渗四肢，以致气逆，谁知肾肝两虚，阴不能入阳也。产后气血大虚，自肾水不足，肾火沸腾。水不足，则不能养肝，肝木大燥，木中无津，火发于木。肾火有党，子母两焚，将火焰直冲而上，金受火刑，力难制肝，故咳嗽喘满。肝火既旺，必克脾土，土衰不能制水，故浮肿。然肝火乃假旺。假旺者，气若盛而实衰，故寒热往来无定，随气衰而为寒热。热非真热，寒亦非真寒，故气逆于胸膈不舒。胁，肝部，酸乃肝木

---

① 十日愈：《辨证录》作"二十日痊愈"。

之味。吐酸、胁痛，皆肝虚肾不能荣也。宜补血养肝，更宜补精生血。精足而血足，血足气亦顺矣。用**转气汤**：参、术、茯苓、芡实[①]、枣皮三钱，熟地一两，归、芍、山药五钱，故纸一钱[②]，柴胡五分。方多补精补血，何名转气？不知气逆由气虚，气虚者，肝肾气虚也。今补肾肝精血，即所以补肾肝气。气虚则逆，气旺有不顺乎？是补气即转气。气转，各症尽愈。阴入于阳，阴阳无格矣。

一水道出肉线一条，三四尺，动则疼痛欲绝，人谓胞胎下坠，谁知带脉虚脱乎。夫带脉束于任督，任前督后。两脉有力则带坚，两脉无力则带堕。产后亡血过多，无血养任督，带脉崩堕，力难升举，故随溺下。带脉下垂，每腰脐痛，况下堕出产门？其失关键更甚，安得不疼痛欲绝。大补任督之气，则带脉自升。用**两收汤**[③]：白术二两，人参、山药、芡实、熟地一两[④]，川芎、巴戟三钱，白果十枚，扁豆、杜仲五钱，枣皮四钱。二剂全收。盖任督连腰脐，补任督不补腰脐，则任督无力，带脉何以升举？惟并补之，任督得腰脐之助，则两脉气旺，何难收带脉于顷刻。

一阴内一物，形如帕，或有角，或二岐垂下，人谓产颓，谁知肝痿乎。肝痿何以成？皆因产前劳役伤气，又触怒。产后肝不藏血，去血太多，故肝之脂膜随血奔堕，似子宫实非子宫。

---

① 芡实：钱本用量为"二钱"。

② 一钱：《辨证录》作"三钱"。

③ 两收汤：《辨证录》作"两收丹"。

④ 一两：《辨证录》作"二两"。

若子宫状如茄子，到产门不出，门外惟肝脂膜，每出门至六七寸许，或粘席干落如掌大，使子宫堕落立死，安能生。宜大补气血，少用升提，则肝气旺易升，肝血旺而易养，脂膜自收。用**收脂汤**：黄芪一两，参、术、白芍五钱，升麻一钱，当归三钱。产后禁用白芍，何频用奏功？嗟！嗟！病在肝不可不用。况用于大补中，在白芍亦忘其酸收矣。且脂膜正藉酸收，助升麻提气也。

下　乳

一产后绝无乳，人谓乳管闭，谁知气血涸乎。乳乃气血所化。然血化乳，又不若气化乳尤速。新产血大亏，生血不遑，何能生乳？今数日乳不下，血少，气尤微。气旺乳旺，气衰绝乳亦衰绝者，势也。苟不补气但通乳，无气，血何以生？无血，乳从何化？宜补气以生血，不可利窍而通乳。用**生乳丹**[①]：参、芪一两，当归二两，麦冬五钱，猪蹄二个，木通、桔梗三分。此大补气血。盖产后气血衰而无乳，非乳房闭而断乳者可比。

一壮妇生产数日，忧郁，遂两乳胀满痛，乳汁不通，人谓阳明火，谁知肝气郁结乎。阳明多气血，化乳原属阳明。然阳明土，必得肝气通，则稼穑作甘，始成乳汁，未可全责阳明。壮妇亡血虽多，气实未衰，化乳在气不在血，宜有乳汁。今数日乳胀满痛，足欲化乳不可得，非气不能化乳也。乃肝气不扬，

---

① 　生乳丹：《辨证录》作"通乳丹"。

354　中医非物质文化遗产临床经典读本

阳明土因之亦郁，安能化乳？宜疏肝气，则阳明气血自通，用**通肝生乳汤**：归、芍、白术、麦冬五钱，熟地一两，通草、柴胡一钱①，志肉一钱，甘草二钱②。一剂通。药味太重，若非少壮女，虽因郁少乳，须减半治之。

---

① 一钱：《辨证录》作"二钱"。
② 二钱：《辨证录》作"三分"。

卷十三

惊疳吐泄

小儿大约因疳成吐，吐成泄，泄成惊。故口内流涎，疳兆也。起首即治疳，吐泄不作，何有惊生？疳失治，胃气伤矣。小儿纯阳，原无损阴气。胃伤者，伤阳气也。阳伤，阴亦伤矣。伤阴，伤脾气也。后天以脾胃为主，脾胃两伤，无气养心，惊症起。惊，虚证，非有外风入。然则吐泄惊俱脾胃虚寒，疳乃脾胃实热也。不知小儿多食水果，致口热成疳。口热似阳旺，然阳极变阴。故疳久作吐，正阳变阴之验也。可见，惊疳吐泄俱虚证，补脾胃，四症俱愈。世分惊为风，疳为热，吐泄为寒，孰是单补脾胃者。**用活儿丹**：人参①、神曲三分，白术、巴戟、白芍一钱，甘草、陈皮一分，茯苓二钱，柴胡二分，当归、山楂五分。二剂愈，三剂不发。方健脾开胃，又平肝，使肝无郁滞，自疏土气，则脾胃安，吐泄止，何至四肢无养，角弓反张，急慢惊风哉。

一生疳，两牙床尽肿，流涎，咳嗽咽肿，人谓脾热，谁知

① 人参：《辨证录》用量为"三钱"。

胃火上升乎。胃火宜泄，何不效？以火过盛，阳将变阴矣。故降火药以泄火，火不降转困者，正壮火食气也。少火宜泄，壮火宜补。不补胃治火，反泄火损胃，安得不加困？补胃，少息火，疳自愈。用**平疳汤**①：茯苓三钱，白术、桔梗一钱，陈皮、枳壳、黄芩二分，神曲五分，麦冬、玄参二钱，人参、苏叶三分。四剂愈，不发。此补胃以散火，火自平者，以火出土中也。土健火藏，土衰火现，故补土火藏于下，何至上升口颊乎。况加解火药，则土引火自归，火亦随土而自戢。

一生疳后，饮水即吐，后不饮亦吐，困极，人谓热吐，谁知热变寒乎。疳本热，久则寒者，以胃土之伤，土衰则火旺。火旺，土益衰。土益衰，前火不能旺矣。火土两衰，何得不寒？况儿最喜生冷，土衰加生冷即吐。故止吐以健胃为主，则胃强吐不再犯。用**六君**加味治：人参一钱，白术三钱②、茯苓二钱，甘草一分③，半夏五分，神曲二分④，陈皮三分，白蔻一粒。二剂痊愈。此健胃止呕，大人尚神，况小儿乎。小儿呕，人每轻症，不知胃气一伤，四肢失养，必角弓反张，乃因虚也。今扶胃气，胃健受食，既无呕吐，自有灌注，何有惊风。[批]一月内乳后辄呕逆，乃初生阴阳未平，不必治，亦不必畏。文守江。

一大吐后大泄，吐止，泄不止，倦极，人谓吐变泄，其气顺，谁知吐伤胃，泄伤脾。气顺，宜吐止愈。今吐止大泄，乃胃

---

① 平疳汤：《辨证录》作"平肝汤"。
② 三钱：《辨证录》作"二钱"。
③ 一分：《辨证录》作"一钱"。
④ 二分：《辨证录》作"三分"。

传于脾。由腑入脏，是由表入里，较吐更甚。盖吐补胃可愈，泄宜兼补脾。虽脾胃有同治法，补胃自必补脾。但吐后作泄，则补脾必须助胃。用**生脾助胃汤**：参、术三钱，甘草三分，肉桂一钱，茯苓五钱，神曲五分，附子一片。二剂痊愈。倘不效，不救。此方治小儿泄，效自如响。彼不应，乃阴阳两绝，非药之咎。

一吐泄，目上视，死亡顷刻，状如慢风，人谓惊风，谁知脾胃气将绝乎。若作慢风治，用牛黄等丸，下喉即死。脾胃气绝，是阴阳气欲脱也。非急用人参救气，何能再活？然价重，此证又须多用，无论近人无此胆，即古人亦无此法，故小儿多亡。夫小儿脾胃虚寒，何禁吐泄？尤宜多用人参。用**安儿至宝汤**：参、术五钱，茯苓、巴戟三钱，附子、麦芽、萝卜子一钱，枳壳、槟榔三分①，前子、扁豆二钱，白蔻三粒②。三剂愈。此方多用参附，故夺命于将亡。以参回阳于何有之乡，附子续阴于已绝之后，群药佐之，阴阳自分，积秽自除。世但祛除，不补中用攻，故不效。

一吐泄后，角弓反张，惊悸牵搐。此肝克脾胃土，土气欲绝耳。若用风药定惊，立亡。盖吐泄阴阳两亡，但有几希之气。不补脾胃以续气，反散风损气，能不死乎？且补脾胃土，不补命门、心包之火，则土寒，阳不能骤回，阴不能速长。宜补火生土，补土止惊。用**续命汤**③：参、术一两，茯苓、巴戟五钱，肉桂、半夏一钱，生枣仁三钱，志肉二钱，菖蒲、丁香、白

---

① 三分：《辨证录》作"三钱"。
② 三粒：《辨证录》作"三钱"。
③ 续命汤：《辨证录》作"续气汤"。

芍①、姜、附三分，柴胡五分②，甘草二分。此方以十岁为准，每岁减二分。慢、急惊风俱治，可谓急为风，慢为虚也。世谓惊为风，误矣。不作风治，十活九；作风治，十人十死；虚兼风治，十死八。以大虚，绝不治风，十人十活。喻嘉言谓：惊风二字，劝医绝口不道。虽过于愤激，然实有不得不大声以救者，但所立方，尚兼风治，犹未洞达底里。

一世人以急惊属风，慢惊属虚，此似是而非，杀人之说也。惊风二字杀人甚多，小儿何尝有风？一作风治，千人千死。无如杀运未除，此辈乱治。予治急慢惊，以**保赤定惊丹**：人参、茯苓、白芍三两，白术八两，半夏、柴胡、山楂、枳壳、神曲、甘草、干姜、麦冬一两，炒荆芥、槟榔、菖蒲、薄荷叶、麦芽五钱，木香三钱。各为末，蜜丸如龙眼核大。凡急慢惊，用一丸，重则二丸。但人参多多益善。然无参亦免死。

便　虫

一便寸白虫或蛲蛔，及吐长短虫，人谓湿热，谁知脾胃伤乎。小儿自喜生冷，湿热无疑。然脾胃健，湿热易消；脾胃衰，湿热难化，不生津液而生虫。倘不补脾胃，则脾气不能消，胃气不能化，虫且安居，又何以杀？惟补脾胃，则气旺自能制虫，况佐杀虫药乎。用**治虫丹**：苓、术、白芍三钱，甘草三分，白薇二钱，使君子二个③，黄连二分，枳壳、槟榔、半夏五分，百

---

① 菖蒲、丁香、白芍：《辨证录》无。

② 柴胡五分：《辨证录》无。

③ 二个：《辨证录》作"十个"。

部一钱。二剂虫尽化水。但服后，忌饮一时。此杀虫药虽多，然入健脾平肝内，则正无伤，虫尽杀。

一粪门拉长虫不下，又不进，不痛痒，人谓虫口咬住，谁知祟凭乎。虫口咬必痛，今安然如故。然虫不咬，宜随下。今半截在中，非祟凭乎？用外点方**点虱汤**^①：水银、冰片、樟脑、白芷一钱，硼砂一分，雄黄、轻粉、薄荷三分。各研，以不见水银星为度，水调少许，点虫头或身上，少刻化水。点点时须虔拜上天，此余游南岳，逢异人，自号雷公，状甚异。传余《活人录》，奇方最多，此其一也。

痘

一将出痘，身热口渴，眼如醉，此时以表药散之，则火毒大解。无如因循，数日现点始用。有形之解与无形之解不同，故轻变重，重变死。夫见点，当于补中带表，则正无伤伤，火毒又散。用**至慈汤**：人参、炒荆芥^②、陈皮三分，生草、柴胡、柴胡、花粉一钱，当归三钱，茯苓、麦冬二钱，玄参三钱。二剂愈，不必三剂。若已出，热则重变轻，死变生。此用柴胡、荆芥疏通表里，玄参去浮游火，生草解毒。妙在人参补气生津，佐前药使无壅闭，以达至隐之火毒。火毒非补不可。此方以十岁为准，如一岁十分用一，每岁增加。若十岁外，宜加参，余不必加。

---

① 点虱汤：《辨证录》作"点虱丹"。

② 炒荆芥：《辨证录》用量为"三钱"。

一遍身粒粒鲜红，明白佳兆也。不必用药，只须助正，自饱满贯浆，收靥亦速。然呆补无疏通，升上不降下，非善法也。用**安幼汤**：当归、玄参、熟地、麦冬三钱，丹皮、荆芥一钱，生草五分，陈皮^①、贝母三分，生地二钱，黄连一分。不必二剂。妙在补中带散无外阻，散中实补无内怯，毒大泄不外阻。世但知补，故多留后患。且呆补必变恶疮，人犹谓毒未净，用散火败毒药，至不救。哀哉。

　　一痘红盛烦渴，大便干燥，小便短涩黄赤，脉洪大不匀匀，舌上生疮，此阳证也。切忌温热。然火毒大盛，骤用寒凉，心火不遽退，热不骤解，反生变。宜寒中化热，凉中化火，则不违火性，自得寒凉。用**全痘散火汤**：玄参、炒荆芥三钱，黄芩、生草、栀子一钱，桔梗、生地、当归二钱^②。一剂愈。方用芩、栀清火，玄参退浮热。妙在荆芥、桔梗引火外出，生地、当归滋腑脏燥，则雨润风吹，必变火宅为清凉。故解散又无违背。

　　一痘空，色清白，发痒中塌，寒颤咬牙，腹虚胀，吐泄，脉沉微细弱，此阴证也。必大补气血，佐温热，则疮无冰冻。倘用寒散，则痘内陷，立亡。然色白，虚也，发痒，又有实证；身寒，凉也，发颤又有热证；腹胀，虚寒也，吐泄又多实热证。既非虚寒，一用温热，安得不死。不知舌红为热，白为寒。舌红带白，热中寒；舌白微红，寒中热；热极，大红又燥；寒极，纯白又滑。舌白又滑，阴症无疑。用**祛阴救痘丹**：人参、荆芥一钱，芪、归、白术三钱，附子三分。一剂色白即红，阳回阴

---

①　陈皮：《辨证录》用量为"三钱"。

②　二钱：《辨证录》作"一钱"。

寒之气尽散。此方补气血，气旺阴难留，血足阳自复。然必附子，奏功始神。又恐附子直攻其内，故加荆芥引之外散。

一痘隐不见，此气虚不能推送也。论理升、桔、羌、防能外泄，然不补则元气太虚，恐痘发他症又生。用**发痘散**：生芪二钱，甘草五分，当归、桔梗、荆芥一钱，防风二分。二剂尽出，不必再服。方虽用桔梗、荆、防，妙在芪、归属于推送，故火毒尽出。

一痘已见点，热气大盛，粒过多，人谓火毒太盛，谁知血虚不能润乎。若发散不补血，则火盛水干，痘难贯浆。用**养痘汤**：当归二钱，川芎、麦冬一钱，连翘五分，花粉、木通三分，甘草二分。二剂成浆。妙在芎、归、麦冬为君，少用连翘、木通、花粉则血旺，火不过炎，热消毒不内隐，故速效，又无后害。

一痘出四五日，大小不等，根窠不红泽，色暗，顶陷不起，人谓火毒倒塌，谁知血气虚乎？此必补气血中佐化毒、催浆。用**催痘汤**：人参三钱①，牛子、川芎、茯苓一钱，芪、归二钱，桔梗、肉桂五分②，陈皮二分，连翘三分。二剂效。妙在参、芪、归之多，发散化毒为佐。故气足不祛于中，血足不陷于内，自红润肥满。

一痘五六日，毒宜化，浆宜行，乃不红绽肥满，此气血大

---

① 三钱：《辨证录》作"三分"。

② 五分：《辨证录》作"半分"。

虚，切忌攻火败毒。宜补气血。用**护痘万全汤**：人参五钱①，黄芪、川芎、茯苓一钱，当归、白术二钱②，陈皮、牛子三分，花粉三分，桔梗五分。不必二剂。妙在不消毒攻火，但补气血，且补中有散，更非呆补。

一七八日，宜浆足，反疮平浆淡，食减，此气血不充也。人脾胃气弱，则肝血不生，血不生，则脾胃更弱，何能致浆足疮突哉。宜大补脾胃气，少佐补血。气血旺，脾胃自健。脾胃健，痘自充。用**保痘汤**：人参、荆芥一钱，芪、归、术、麦冬二钱，陈皮五分。如痒，加白芷三分、蝉蜕二分。否则不加。如色白而薄，倍参、芪，一剂效。此纯补气血，补气尤多，以血得气易生也。气足血旺，自食增，浆老结靥。

一九日十日，浆淡痂薄，人谓痘毒内蕴，谁知气血亏乎。然气血虽虚，痘毒未清，不顾火毒，但呆补，则火毒内藏，痘后必有回毒。宜补中微散。用**全痘汤**：参、术二钱，牛子、通草、荆芥一钱，茯神、当归、银花三钱，陈皮三分，甘草五分。一剂愈。何用参不用芪？以黄芪过补气，不若参既补气，不增闷尤妙。况牛子、银花补中泄毒，得补益，又获散利。

一十一二日，潮热不思食，当靥不靥，痂落无托，此气血虚，毒多未化也。用**化痘仙丹**：银花、芪、归三钱，白芍二钱，人参、荆芥、牛子、甘草一钱，山楂五粒，防风三分。二剂痊愈，不必三剂。妙在用牛子·荆芥、银花于参、归、芪、芍中，

---

① 五钱：《辨证录》作"五分"。
② 二钱：《辨证录》作"一钱"。

则胃气不伤，脾气大旺，肝血既润，复不克土，则毒解无留。大凡痘不补，则火毒不出，但补亦不出。今补中带散，故未出者能出，既出者尽出。

一痘已见形，又出一层红斑，或似斑非斑，或零星错杂，皆是夹疹。人谓痘毒深，后再发，谁知痘出时又感风寒，使内热留中，闭塞腠理，激腑毒尽出乎。宜脏腑并治，然治脏不若先治腑。盖痘毒出脏，毒深；疹毒出腑，毒浅。浅之毒散，深毒自难留，故治痘须先治疹。用**分痘汤**：升麻、生草①、荆芥一钱，玄参、麦冬、生地三钱，当归、青蒿二钱，半夏五分。一剂疹全散。此退阳明火，解肺热。妙在多用升麻引火向外，发皮毛，虽消疹，实成痘。何为治疹后，再治痘哉。

一痘证已全，数日后复发热，出红斑，痒甚，愈抓愈痒，先如粟米，渐大如红云一片。人谓痘毒前未畅发，谁知痘毒全无，乃收痂后纵欲，饮食又兼风热②而成乎。此名盖痘疹，似痘非痘也。宜散风热，不必顾痘毒。然风热解，痘毒亦无不解。用**安痘汤**：玄参五钱，当归三钱，连翘、花粉一钱，白芍、丹皮、荆芥、甘菊二钱，升麻五分。二剂尽散。此化毒不耗气，解热不损血，故风热全消，痘无变证。

一痘五六日后色黑，或炭灰色，顶陷不起，食入即吐，此坏证也。然小儿纯阳，阳气易离，阴气难绝。倘一阴可续，则

---

① 生草：《辨证录》用量为"二钱"。

② 热：原作"寒"，今据《辨证录》改。

引阴接阳，每重生。用**起死救儿汤**①：参、归、麦冬、茯神三钱，玄参、银花一两，白术、荆芥、花粉二钱，甘草一钱。二剂愈。此妙全在银花、玄参之多，既解毒又散火，又加参、术、归、冬，以助二味祛除，故能转败成胜。切勿惊重与用参多。盖药不重，则火毒难消；参不多，则阴阳难复。

一前人稀痘或截痘法，多解毒，药损元气，元气虚，毒即难解。且毒成于火，清火又用寒凉，小儿一服寒凉，脾胃匮乏，火毒安能外泄？予用**止痘丹**：生草一钱，银花三两，玄参一两，贝母五分，苦参、丹皮三钱，黄芩二钱。天赦日，将水二碗煎至一碗，不必再煎。将此一碗汁，又熬至三分。用茯苓五钱为细末，将汁调为丸，如米大。儿半岁，蜜拌，二日服完，必下黑粪，永不出痘。

疹

一发热二三日，肌肤隐发红点，人谓发斑伤寒，谁知出疹发表，热毒外散，偶犯风寒生冷，皮肤闭塞，毒气壅住腠理乎。其症皮肤片片皆红，红或变白，白或转红，红变紫，气喘腹满，甚而作痛。毒气入脏，欲出不能，存亡顷刻。必须化斑，不必治疹。盖疹与斑皆热毒。用**消斑化疹汤**：玄参、白芍五钱，归尾、石膏、骨皮、丹皮、青蒿、麦冬三钱，荆芥二钱，木通、升麻、甘草一钱。二剂消。方用微寒，以疹斑虽起大热，亦因脏腑干燥，内无水制而外现也。今滋津液，则水足制火。又得引火解毒，

---

① 起死救儿汤：《辨证录》作"起死救儿丹"。

直走皮肤，毒自外泄解散。况玄参清浮游火，何必多用大黄扑灭其炎，伤脏腑乎。

一出疹大渴，恣饮，呕逆不止，变泄痢，咳嗽，小水不利，阴囊浮肿，胁痛筋软膨胀，人谓火热不解，谁知水蓄不消乎。夫心火亢炎，因而作渴，饮水必入心，心不受水，传脾为呕吐泄利；传肺，为咳嗽；传肾，为便闭囊肿；传肝，为胁痛筋软膨胀。夫水本克火，然水多则滞，火反得水以滋沸腾，疹消他症生。宜惟分消水势，疹自消。用**分水消疹散**：茯苓、前子、木通①、白术三钱②，猪苓二钱，苡仁一两，桔梗一钱，荆芥五分。二剂愈。方专治水，只桔梗、荆芥少提气，不特水气因升提下行倍速，且使疹亦从膀胱下泄。但不用升麻，以升麻提气，必使疹毒由皮毛出，反牵利水之肘。不若此二味提气不走皮肤，反佐诸药走膀胱，水疹同治。

一疹后牙根溃，肉腐出血，臭冲鼻，此症因医治疹不治浮火，使热积皮肤，不用解散清凉，致火毒入胃，久不散，因作祟。此证仍须散火热毒。倘恣食肥甘，湿热动虫，必变为走马疳，穿腮落齿，或面颊浮肿，环口青黑，唇崩鼻坏，生疮作痒，多不救。用**救疹散毒汤**：玄参、茯苓、青蒿、生地三钱，甘草、荆芥五分，黄芩、白薇、干葛一钱，白果十个，麦冬二钱③，陈皮三分。三剂痊愈。此和解，不大凉，以疹愈，势虽盛，火毒实轻，毋以外证重，即用劫夺。苟轻用苦寒，每轻变重，重必死。

---

① 木通：《辨证录》用量为"二钱"。
② 三钱：《辨证录》作"三分"。
③ 二钱：《辨证录》作"三钱"。

吃　泥

一吃泥，此肝旺也。肝过旺必克脾胃，土虚不能敌肝，思土以救。宜平肝补脾胃，则土气无亏，自见土不吃。用**六君加减**治。人参一钱，茯苓、黄土三钱，甘草、陈皮、黄芩五分，半夏三分，白术、白芍五钱。四剂不思吃泥。此方健脾胃，加黄芩清火，白芍平肝，肝平火清，土自得养，尤妙加黄土，投其所好，益足展健运。

胎　毒

一半岁或一二岁，忽生大疮，此父母或感杨梅，或受胎后感淫毒，贻害小儿。用：银花二两，生草、黄药、锦地罗三钱，人参、花粉二钱。二剂。倘外口不愈，另用：蜗牛、生草、儿茶、樟脑、黄丹、水粉、枯矾三钱，冰片、轻粉一钱，麝香三分，地龙粪五钱。为细末，麻油调，敷疮口上，数日敛。轻者，不必外治。切勿自秘，以受天谴。

卷十四

背　痈

一背间先发红瘰，渐红肿，此发背也。古云：外大如豆，内大如拳；外大如拳，内大如盘。然痈疽必须辨阴阳。有先阴变阳，有先阳变阴者，前后俱阳俱阴者。阳证虽重实轻，阴证似轻反重。先阴后阳生，先阳后阴死。何以辨之？阳证形高突，色纯红，初起必疼，溃烂多脓，收口身轻爽。阴证形平陷，色带黑，初起必痒，溃烂多血，收口身沉重。至变阳变阴，以此消息。倘红肿高突，乃阳症。乘毒初发，肉未化，急以散毒药治，随手而解。发背至横决，皆因循失治，以致阳证变阴。救痈如救火，宜急扑灭，否，必沿烧屋庐，不尽不止。毋谓阳症可轻缓。治用**急消汤**：忍冬藤二两，紫花地丁一两，茜草、生甘草、花粉、桔梗三钱，甘菊花①、贝母二钱，黄柏一钱。不必四剂。此阳毒初起最神，无迅烈之虞，有和解之妙。倘孟浪用毒药，毒幸散，真气耗损，变成别证，医之咎也。［批］一切大肿毒，不论部位阴阳，已溃未溃，肿毒通治，方最神。此方前

---

① 甘菊花：《辨证录》用量为"三钱"。

已附《奇效医述》，兹不注。文守江。

一背心发瘰，痒甚，已而背重如山，陷隐发红晕如盘，此阴证初起形象，尤非前阳痈比。此冤孽病，必胡言乱语，将平日欺心事尽情发扬。此症本不治，然转阴变阳，医之事也。此证虽崇凭，然必正气大虚，邪乃得入。必须大补气血，佐散郁解毒，则正旺自散。用**变阳汤**：参、芪二两，银花半斤，附子一钱，炒荆芥三钱，柴胡二钱，白芍一两，生划、花粉五钱。水十余碗，煎至二碗服，三剂愈。盖阳毒可攻，阴毒须补。方用参、芪补气，气旺则幽阴之毒不敢入心肺。银花性补，善解阴毒，得参、芪功益大。然非附子，则不能直入阴毒中，又出阴毒外。又益甘草以解余毒。然毒结于背，以气血之壅也，壅极郁极也。故加柴、芍、荆芥、花粉消痰通滞，开郁引经，自气宣血活，瘀散毒消。

一背痈溃烂，洞见肺腑，疮口黑陷，不能卧，口渴思饮，人谓阳证败坏，谁知阴虚不能变阳乎。背痈虽分阴阳，至溃后惟宜补，不消毒。至见肺腑，前此失补，毒过沿烧，好肉尽化为瘀而成腐肉，腐必洞见底里。倘胃气健能食，犹可救。若恶食，必无生者。然能用参、芪、归、地亦有生者，不可弃而不救。用**转败汤**：人参、熟地、麦冬二两，生芪、当归、枣皮一两，肉桂①、远志、茯苓三钱，白术、银花四两，北味一钱。一剂。或胃开或少能饭，可救。惟杳无应验，是胃将绝。或服之饱闷，少顷安者，亦有生机。此补气血，更补肺肾阴。盖阴生则阳长，后以银花解余毒，则毒散血生，血生肉长，肉长皮合。

---

① 肉桂：《辨证录》用量为"二钱"。

倘但解毒，不补气血阴阳，阴毒不能变阳，哀哉。

一背痈愈，口不收，百药敷之不效，人谓余毒未净，谁知阴不能济阳乎。痈疽初起，毒盛变脓，毒衰脓尽。毒化疮口不收，乃阴气虚，非毒气旺。世用败毒药，是虚虚也，欲肌肉长，得乎？然但用阳药补阳，不补阴亦不效。盖独阴不生，独阳不长。脓血已净，阴必大虚。但补阳，则阳旺阴虚，虽阳欲济阴，阴不能济阳。补阳，阴愈虚，疮口愈难合。宜大补阴，使阴精盛，自灌注疮口，不必用生肌药，肉自生矣。用**生肤散**：麦冬、当归一两，熟地、忍冬二两①，枣皮三两②，参、术五钱③，肉桂三钱④。六剂愈。此补阴多补阳少，使阴胜阳。然补阳仍补阴者，盖以能入阴中，以交于阳内也。用忍冬藤取其领诸药至疮口，非用解余毒也。

一背痈愈，肉长口平，忽开裂流水，此不谨色怒也。疮痈忌色，其次忌怒。犯恼怒，新肉开裂；犯色，新肉流水。然此论小疮耳。若背痈犯怒，不过多病，犯色多致死。疮口开裂，色必变紫黑，流水处，肉必败坏。必须药补气血，不可仍治其毒。倘前毒未净，断不收口，复腐败者，实新肉不坚，自求决裂也。况发背新愈，精神气血空虚。故犯色遂变出非常。然一木焉能支厦？又必须大剂救之。用**定变回生汤**⑤：人参四两，黄

---

① 二两：《辨证录》作"一两"。
② 三两：《辨证录》作"一两"。
③ 五钱：《辨证录》作"五分"。
④ 三钱：《辨证录》作"一钱"。
⑤ 定变回生汤：《辨证录》作"寒变回生汤"。

芪三两，归、术、麦冬、忍冬藤、茯苓二两①，北味二钱，肉桂三钱，枣皮五钱。四剂平复。若再犯，即再服此方，必死。此救疮疡坏证仙丹。人疑泄精决裂，何反置熟地不用？盖熟地补阴最缓，症犯实急，故多用气血药，非熟地不可用也。数剂后，宜减分两，多加熟地以善后。

一夏月发背痈，疮口不起，脉大无力，发热作渴，自汗盗汗，用参芪，加肢逆冷，大便不实，喘促呕吐，人谓火毒太盛，谁知大虚，补不足以济乎。疮口不起，本阴证，脉大又似阳，然无力非阴而何？发热作渴，乃水不济火，故随饮随汗。即阴证似阳，用参芪何反逆冷吐呕？正以未用附子，不能斩关入阵，祛荡阴邪也。用**助阳消毒汤**：人参八两，黄芪一斤②，当归、白术四两，陈皮一两，附子五钱③。水煎膏，作二剂服，顿退。数剂，疮起而溃，分两减半，数剂愈。此时此证非大补必立亡。大约阳痈用消毒，阴痈万不可用，舍痈从证，实善法也。

一背痈溃后，或发热，或恶寒，或痛，或脓多，或流清水，自汗盗汗，脓成不溃，溃不收，人谓毒未净，谁知血气大虚乎。凡气血盛，阴阳平，何能生毒？惟脏腑内损，毒始藏，久必外泄，乃痈发，毒自不留。然脏腑本虚，又加脓血则更虚。其外口未敛，似有余。气血未生，实不足。不可偏补一脏，致偏胜。然用大补汤④每不效，非方不佳，用不得法也。盖背痈非细小

---

① 二两：《辨证录》作"一两"。

② 一斤：《辨证录》作"一两"。

③ 五钱：《辨证录》作"一两"。

④ 大补汤：《辨证录》作"十全大补汤"。

之剂所能补。余定一方，请正同人。参、归一两，黄芪、熟地二两，白芍、白术、茯苓五钱，肉桂二钱，川芎、生草三钱。自效。夫痈未溃，先化毒，已溃亟补虚。纵有余毒，不必败也。盖败毒，非寒凉即消耗，消耗损真，寒凉伤胃。真损则邪气盛，胃伤则谷气全无，何能生肌肉？惟大补汤助真益胃，故收全效。且不特治已溃，凡未溃皆效，惜人未知。

肺　痈

一胸膈作痛，咳嗽时更痛，手按痛处，尤气急，此肺热成痈耳。肺娇脏，药不能到，故难治。肝热害肺，已成痈，似宜泄火救肺，肺药难入。然脾，肺母；肝，肺仇；心，肺敌。三经未不尝受药。补脾土能生金，平肝木不侮金，清心火则不刑金，三经皆益肺无损。肺气得养后解肺邪，何痈不散。用**全肺汤**：玄参三两，生草五钱，银花五两，花粉、茯苓、白芍三钱，麦冬二两。二剂消。肺痈须内消，不可令出毒。内消不外脾肝心三经。或曰：肾，肺子，何不可治肾以消乎？然肺痈虽成于火烁，实肺气自虚。补肾虽使肾不耗肺，然肺肾相通，补肾恐肺气下降，火毒转不遽散，不若治三经，使肺得养，自化毒，不遗夫肾之妙也。

一胸膈痛，咳嗽吐痰更觉疼甚，按痛处难忍，咽喉间，先闻腥臭，随吐脓血，此肺痈已破也。肺痈未破易消，已破难治，以脓血难净也。盖肺生痈，因肺火不散。然肺火来，因肺气虚。不补肺以散火，未成何以消，已成何以散？既溃又何以愈？是肺虚不可不补。然胃，肺母，补胃气，肺气自旺。今痈破多吐脓血，肺气尤虚，虽毒尚存，必于补气中，行攻散，则毒易化，正气无伤。用**完肺散**①：人参一两，玄参、银花二两，蒲公英五钱，花粉、生草、桔梗三钱，黄芩一钱。六剂愈。此补胃气，即泻胃火，胃气旺，肺气自衰，胃火衰，肺火自不旺，故败毒又生肉。虽诸药亦入肺，不单走胃，然入胃十八，入肺十二，仍治胃益肺。或问：肺痈已破，病入里，似不宜升提肺气。喻嘉言谓：宜引胃入肠。今仍用桔梗开提肺气，恐不可为训。嗟乎！所用皆治胃药，入胃有不引入肠乎？然肺气困顿，清肃之令不行，用桔梗清肺，上气通，下行更速。

一久嗽后，肺管损，皮肤黄瘦，咽嗌音哑，自汗盗汗，眠卧不得，稠痰腥秽，毛悴色憔，嗽时必忍气须臾，轻轻吐痰，否则膈上大痛不已，气息奄奄，全无振兴，人谓肺痈，谁知肺痿生疮乎。此证本难治，肺痈生于火毒，治宜速；肺痿生于劳伤，治宜缓。火毒宜补中用泻，劳伤宜补中带清。泻与清不同，补则同。但泻中用补，可用大补；清中用补，可用小剂。忽亡忽助，虽有若无，始奏功。用**养肺去痿汤**：银花、麦冬三钱，款冬、贝母、白薇三分，生草②、紫菀③、百部五分，生地、百合二钱，天冬一钱。三十剂渐愈，六十剂痊愈。方不寒不热，养肺气于将绝，保肺叶于将痿。倘求速效，必至倾危，宜忍耐全生，勿欲速送死。

一多食燔熬烹炙煎炒，美酝香醪，乘兴酣饮，至咽干舌燥，吐痰唾血，喘息膈痛，不得卧，人谓肺火炽，谁知肺痈已成乎。

---

① 完肺散：《辨证录》作"完肺饮"。
② 生草：《辨证录》用量为"五钱"。
③ 紫菀：《辨证录》用量为"五钱"。

肺，五脏华益，喜清气熏蒸，最恶燥气炎逼。今饮皆辛热，则脏之中全是火，肾水无源，肾益加燥，势必取资肺金，而肺已病，不益虚更燥乎。况各经纷逼，火烈金刑，肺干生痈，必至之势。宜化毒，益养肺降火兼补火，庶已成可痊，未成可散。用**枝桑清肺丹**：桑叶五钱，紫菀、生草二钱，犀角屑五分，款冬一钱，百合、人参、阿胶、贝母三钱，杏仁七粒，银花、熟地一两。水煎，调犀角末服，数剂效。此肺肾同治，全不降火。盖火因饮而旺，乃虚火，非实火。故补火金坚，虚火息。补中带散，补非呆补，火毒易解。

肝　痈

一素多怒，易动气，忽胁满，发寒热，久胁痛，手按痛不可忍，人谓肝火盛，谁知肝叶生痈乎。人但知肺痈，不知肝亦生痈。且《灵》《素》未言，但古今气运不同，痈毒亦异。况肝生痈，未尝无理。恼怒，肝叶开张，肝气即逆。大怒，肝叶空胀，未易平。时时恼怒，肝不得安。且怒必动火，怒愈多，火愈盛。火盛，烁干肝血，则肝气大燥。肝无血养，更易怒，能不郁结成痈乎。凡肝痈者，痛必在左，左胁皮必红紫，舌必青。以此辨之，必不差。宜平肝泻火去毒，若因循至溃，不救。用**化肝消毒汤**：归、芍三两，炒栀子、银花五钱①，生草三钱。三剂减，七八剂愈。方用归、芍滋肝，则肝血骤生。又甘草缓急，栀子清火，银花解毒，安得不效。但火毒盛，肝血大亏，非大剂亦徒然。倘执肝火旺非肝痈，单用归、芍治胁痛，定不效。

---

① 五钱：《辨证录》作"五两"。

一左胁疼痛非常，按更甚，此肝痈也。肝不只怒生痈，忧郁亦生。但恼怒痛急，忧郁痛缓。初起用大剂逍遥散治立止，因失速治，肝郁不宣，血亦因而结。血结不通，遂成痈。势似缓，然肝气急，痈成毒发甚骤。世有胁痛数日死者，正痈也，非胁痛即能死，可不急治乎。用**宣郁化毒汤**：柴胡、香附、薄荷二钱，归、芍、银花一两，陈皮、枳壳一钱，花粉、生草三钱。四剂痊愈，后用四物大剂调治。肝痈不可见，胁痛世常有，吾特言急治，何至成痈。

大肠痈

一腹痛甚，手不可按，右足屈不伸，人谓火盛存食，谁知大肠生痈乎。凡腹痛，足不能伸者，肠内生痈。大肠生痈，足尤不能伸。但大肠痈无不成于火，火盛不散，郁结成痈。然火有余，本水不足，水衰火旺无制，乃养毒不解。法宜壮水以制火，则毒自化。用**清肠饮**：金银花三两，当归二两，地榆、麦冬、玄参一两，生草三钱，苡仁五钱，黄芩二钱。四剂毒尽。方纯润肠，又活血解毒，虽泻火，实滋阴。故相济相成。倘不益阴润肠，惟攻毒降火，则大肠先损，何胜火毒之凌烁。

一大肠痈，右足不伸，饮食不思，腹痛甚，便脓血，肛门如刀割，此已溃也。能食生，不能食死。然亦有因火毒炽不能食者。凡疮以胃气为主。无胃气，毒无论阴阳多不救，故治痈以扶胃气为第一治法。加败脓祛毒，正无伤，火毒又散。今痈破，不思食，则胃气尽降，大危症。不补胃但治痈，必死。用**开胃救亡汤**：参、术、玄参、山药、苡仁一两，金银花二两，生草三钱，山羊血末一钱。水煎调服。四剂痊愈。方救胃败毒，祛脓在其中。妙在金银花治毒仍滋阴，又得参、术助力，散毒尤神。山羊血止血消浊且通气，引药直入痈中解散之，合用则调和，抚绥有人，攻剿有人，自胃气大开，化精微，转输大肠。倘胃气未伤，尤效，勿疑畏以枉人命。

一大肠生痈，小腹痛甚，淋漓不已，精神衰少，饮食无味，面痿黄，肢软，自汗盗汗，不能卧，人谓火盛生痈，谁知水衰不润乎。大肠传导，全藉肾水灌注。今醉饱房劳，过伤精力，致火动水涸，又加生冷，致气血乖违，湿动痰生，肠胃痞塞，运化不通，气血凝滞成痈。然先本肾水不足，溃后复流其水，是因虚复虚。若作火毒治，必变死证。必大补肾水，并补脾胃气，则脾胃化精，生水更易，枯涸得滂沱，自淹贯重苏。不治痈，痈已化，气血足，肌肉生。用加味**六味地黄汤**①：熟地二两，山药、枣皮八钱，丹皮六钱，茯苓三钱，泽泻一钱，人参、麦冬一两，黄芪五钱。数剂顿愈。用六味补水，人参、芪、麦冬补脾胃土，土旺自生金。肺与大肠相表里，且又为肾母，自子母相需，表里相顾，故神。

小肠痈门

一腹痛口渴，左足屈不伸，按痛处更不可忍。夫大肠痈屈右足，小肠痈屈左足。此小肠生痈也。但大肠泄火从糟粕出，小肠泄火必从溺出。用**泄毒至神汤**：金银花三两，生草、车前

---

① 加味六味地黄汤：《辨证录》作"六味地黄汤加味"。

子、刘寄奴、泽泻三钱，茯苓、苡仁一两，肉桂一分。不必四剂。方俱利水，只银花消毒，何独神？盖小肠毒必内消，内消舍银花无二味。以他药损正，小肠断不可损，故以银花为君。但不能直入小肠，用苡、苓、前、泻引入小肠。又加肉桂一分，得其气味引入膀胱，从溲化。又恐火毒盛，不能迅逐，更加刘寄奴速祛，甘草和调，既无留滞，复无峻烈，自火毒从溺出。

一腹痛呼号，痛却在左腹，按之不可忍，医谓食积大肠，谁知小肠外生痈乎。凡痈生肠内，在大肠屈右足，在小肠屈左足。痈生肠外，皆不屈足。但小肠痛左，大肠痛右。况食积时痛时止，不若痈痛不移不止，故痛在左，明是小肠生痈。痈生肠内尚可溃，生肠外，必不可使溃，以肠外无可出之路，小肠尤甚，必早治。用**内化丹**：金银花四两，当归二两，车前子五钱，生草三钱，茯苓、苡仁一两。四剂愈。此即前方之变方也。但前方于利水中，行败毒，此于利水中，补血以败毒。盖痈破利水，则毒随水出；未破，不补血，则水泄血虚，难于消化。然须早治，否则痈虽愈，瘀留肠外，必终身腹痛。

一腹痛骤甚，小水流血，左足不伸，人谓小肠生痈，谁知小肠火盛乎。生痈必由于微，未有一旦骤生。痈久脓生，脓净血出，岂有不溃不脓，先出血者。然左足不伸者何？盖小肠细，大肠宽，宽可容邪，细难容邪，理也。受火熬煎，肠中逼迫，肠不能舒，左足应之，暂屈不伸。但不若生痈之长屈不伸也，切不可因足不伸，误作痈，妄用解毒。宜于初痛足屈，察小便无血，乃生痈；若小便有血，乃火痛，断不差。宜泄火邪，不必化毒，痛止足伸。用**小柴胡汤**加味治：柴胡、甘草、人参、半夏一钱，黄芩三钱，茯苓五钱。二剂愈。小柴胡汤非治小肠药，何效捷？因小肠火盛，起于肝胆之郁也。木郁火生，不犯心而犯小肠。火炎上，反下炽，拂火性矣，此小肠受之作痛也。小便流血者何？盖火逼小肠之血，血恐火烁，故越出于小肠，走膀胱，反违水道不行而流血。小柴胡舒肝胆气，则火自炎上，又茯苓清水气，水流血自归。

无名肿毒

一头面无故生小疮，痒甚，次日头重如山，又次日面目青紫。症至危，不速救，数日必身发青黑死。若青不至心胸，尚可救。此素服房中热药，热极变毒也。凡久战不泄，虽气主之，实火主之。气旺，非火济不足鼓兴久战。补气，断不能舍参、芪；用热药助火，非参多，不足以驾其猛烈。然人参价高，方士乃少减人参，多加热药以壮其火。金石、火煅药乱用，以助命门火。命门火，肾火也，非真阴水不养。且肾火壮，则外势刚强，自多御女，戎何伤？无如愈战愈醋，火炽水干，即不频泄其精，水且不足制火，热毒自结肠胃。况久战未有不尽情大泄者，泄多火更旺，阳易举再战。或服药以助势，不知药益多，火益烈，战愈频，水愈烁乎。久之，水涸火炎，阳虽举不能久战，必忍精勉强以斗，精不化而变毒，结于阴部成痈，结于阳部成毒。头面，正阳之部位，较阴部更可畏，必多用化毒药。用**回生至圣丹**：生草五钱，金银花八两，玄参、蒲公英三两，花粉三钱，川芎一两。不必三剂。此化毒不耗气，败毒不损精。此毒因水亏极，泻毒药多损阴阳，惟金银花攻补兼妙，故用为君。惟少用则味单力薄，多用味重力厚。又玄参去火，甘草泻毒，蒲公英清热，花粉消毒，川芎散结，相助成功。

一无名肿毒生于思虑不到处，其势凶恶，有死之关，皆可名之，不必分上中下也。前言头面，前后、左右、四肢尚未言，不知得其法，皆通治。大约生无名肿毒者，多起于淫欲无度，加气恼忧郁，火乘有隙之处，蕴藏结毒，故一发莫救，故此毒尽阴症，宜解阴毒。然解阴毒药多烁真阴，因虚结毒，复解毒亏阴，故此症每不救。宜补阴中行散郁，佐解毒，微助行经，多收奇效。用**黑虎汤**[①]：玄参一斤，柴胡三钱，甘草一两。三味煎汤十碗，为主。生于头面，加川芎二两、附子三分[②]。前后左右，加当归二两、甘菊一两、附子三分。生四肢，加附子五分、白术二两、茯苓一两，俱再煎汁，取三碗，二日服完。未溃即消，已溃即散，不必二剂。玄参最退浮游火，得甘即解迅速之威。辅柴胡能抒其抑郁。且有药引至结毒处，大为祛除。妙在玄参一斤，力更大且妙，是补中带散，解阴毒不伤气。切勿疑药料之重不敢用。若些小症与非阴症疮毒，不必用此重剂，又宜知。

对 口

一对口忽生小疮，先痒后痛，随溃烂。夫生于对口犹轻，生于偏旁者尤重。盖颈项、肾督部位属阴，多阴疽，非阳疽。阳疽高突，红肿疼痛；阴痈色黑黯，不甚重，身沉重，困倦欲卧，呻吟无力，疮不突起，或现无数小疮口，不能从何处觅头。然阴阳二证皆可内消，正不必分阴阳。惟已溃，不审阴阳，用

---

① 黑虎汤：《辨证录》作"收黑虎汤"。

② 三分：《辨证录》作"二钱"。

药则祸生顷刻。内消用**三星汤**：银花二两，蒲公英一两，生草三钱。二剂全消。阳证已破亦效。阴证大溃，用**七圣汤**：参、术、生芪、当归一两，银花二两，白芥子三钱①，肉桂一钱。六剂愈。方治各处毒，低陷不能收口者，皆神效，不只对口阴证。以阳证可凉泻，阴证必温补也。

脑　疽

痈疽于脑顶，始名脑疽。若对口偏口，俱非真脑疽。脑疽九死一生。此肾火沸腾，脑为髓海，原通肾，肾无火，髓不能化精，多火不特不化精，随火升降，且化毒生痈。盖肾化精，必得脑中之气以相化。今脑中无非肾火，势必气化为火，火炎上，不及下降，即于脑中髓海自发其毒，较脑气下流为毒者更甚。故每更形改音，疮紫黑，烦躁，随饮随渴，甚至脑骨腐脱。倘饮食知味犹可救。用**五圣汤**：银花八两，玄参、麦冬三两，黄芪四两，人参二两。四剂渐愈。改用十全大补汤四两。服四剂②，又饮八味汤③恣饮，可痊愈。此疽得于房术居多。丹石燥烈，或洗或嚼，噙于口，藏于脐，阻精久战，真阴枯烁，髓涸火发，遂溃顶门，多致不救。

囊　痈

一阴囊左右生痈，名便毒。生囊下、谷道前，名囊痈。较之，

---

① 白芥子三钱：《辨证录》作"白术一两，生甘草三钱"。

② 服四剂：此三字原无，今据《辨证录》补。

③ 八味汤：《辨证录》作"八味地黄汤"。

便毒易治，囊痈最难疗。以囊下为悬痈。盖他处皮肉横生、直生，俱易合口，悬痈横中有直，直中有横，不易收口。此少年贪酒色，花街柳巷，忍精耐饥而斗，或已泄重交，或将败再鼓，或与毒妇疮妓合，多生此证。所谓欲泄不泄，化为脓血也。宜大补虚，佐消毒。用**逐邪至神丹**：银花四两，蒲公英、当归二两，人参、生草一两，大黄五钱，花粉二钱。三剂，已、未溃俱愈。此方未免过于霸道，且大虚又用大黄祛邪，似乎非宜。不知毒势盛，乘初起正未甚衰，大补泄火为得乎。倘因循畏缩，及流脓血，正必萧索，用参芪数斤，尚难复原。何若早用于解毒中，正无伤，毒易化，因势利导。

一饮烧酒入房，精不得泄，至夜半寒热，烦渴，小便淋赤，痰涎涌盛，次日阴囊肿，胀痛。又次日囊腐，玉茎贴囊者亦腐，人谓酒毒，谁知肝火得酒湿肆虐乎。缔湿何至腐？火酒大热，过饮醉死，身心腐烂。火酒乃气酒，过热自焚。人原有火，以火引火，安得不延烧。饮火酒入房，宜是命门火。然肝属木，肝木生火，理也。入房借火酒力，火势必猛，火动无根，何能久乎？精泄火可解。今阻抑，火无可泄，于是入肝，将依母自归也。然相火，内火，可附肝为家，火酒，外火，反得木焚体。囊与玉茎乃筋之会，入房火聚阴器，故囊肿而茎亦腐。宜解酒毒，益补气血，则湿热解，腐肉长。用**救腐汤**：参、术、白芍一两，芪、归二两[①]，茯苓、苡仁五钱，黄柏、泽泻、葛根、炒栀子三钱。八剂痊愈。酒毒成于拂抑，平肝泄火，利湿解毒。何又用参、芪、归、术？大凡气血盛者，酣饮无碍。服火酒而

---

① 二两：《辨证录》作"一两"。

腐势，亦气血衰，力不能胜酒，故两火合，遂焚身外腐。不急补气血，酒毒虽消，腐难速愈。

臂痈

一两臂忽生疮成痈疽，亦阴痈也。虽轻于头面、对口、肩背，然痛者阳证易治，用三星汤（见对口）立消。痒者，阴证难治，必大补气血，佐消痰化毒始效。阴主静，两手至动，至动生阴症，此反常，不可畏乎？况动变为静，又阳趋阴，非生近于死乎？欲阳返阴易，欲阴还阳难，谁谓臂痈可小视哉。仍宜慎重，用**消痈还阳丹**：人参、生草、花粉三钱，白术、生芪一两，银花二两，肉桂、乳香末一钱，当归五钱。三剂全消。此与七贤汤①同，义各异。七贤治已溃，以生肉为先，此方治未溃，以护肌为主。故七贤无乳香、花粉，以二味攻中有拥卫耳。

乳痈

一乳痈先痛后肿，发寒热成痈。此证男女俱有，盖女人生子食乳后贪睡，儿以口气吹之，使乳内气闭不通，遂至痛。此时以解散药治随愈。倘因循则痈成。若男子乃胃火盛，不上腾于口舌中，壅于乳房，乃生此证。此阳证，不比他痈有阴有阳，故但分初起多实邪，久溃为正虚。然邪有余，仍正不足，补中散邪，万全道也。正不必分先宜攻，后宜补。用**和乳汤**：贝母、花粉三钱，当归、蒲公英一两，生草二钱，穿山甲（土炒）一片。为末，水煎。

---

① 七贤汤：《辨证录》作"七圣汤"。

一剂愈。方用贝母、花粉消胃中壅痰。痰壅，乳房气不通。痰化，胃火失势。以公英、山甲解热毒，利关窍，自散。又恐药大迅逐，加当归、生草补正和解，正无伤邪又退，何至壅毒不行。

一乳痈已收，不慎房帏，复溃烂，变乳岩，现无数小口，如管非管，如漏非漏，似蜂窝，肉向外生，经年不愈。服败毒药狼狈，疮口更腐，此气血大亏也。凡乳房肉向外，筋束于乳头，故伤乳即伤筋，须急散，迟则筋弛难长。况泄精以伤元气乎。当泄精后，即用药补精填髓，尚不如此。既因循成岩，复见岩败毒，不虚虚乎。必大补气血以生精，不必再消毒。用**化岩汤**：参、芪、归、忍冬藤一两，白术二两，茜根、白芥子二钱，茯苓三钱。八剂愈，再二剂不发。此全补气血，不消毒，实为有见。虽忍冬消毒，性亦补，况同入补药中。但失精变岩，何不补精而补气血？盖精不可以速生，不若补气血，转易生精。且乳房属阳明胃，既生痈，未必能多气血。补之，则阳明之经旺，自生津液，滤注乳房。何必复补精，以牵制参芪乎。

一左乳结核如桃，不痛不赤，身体形渐瘦，人谓痰气郁结，谁知肝气不舒。乳属阳明，余何谓肝病？然阳明胃土见肝木郁，惟恐来克，于是胃亦伏而不扬。况乳近胁，正肝部位，与肝远，尚退畏舒，与肝为邻，何敢恣肆而吐气？气不舒，肿满之形成，气不敢舒，畏惧之色现，不痛不赤，正显其畏惧也。不必治阳明胃，治肝肿自消。用**逍遥散**加味治：柴胡二钱，白芍五钱，当、术、茯神、瓜蒌、半夏三钱，陈皮五分①，甘草、川芎、人

---

① 五分：《辨证录》作"五钱"。

参一钱。十剂消。去瓜蒌，再十剂，不发。方最解肝滞，肝气解，胃气不解自舒。况瓜蒌、半夏专治胸中积痰，痰去，肿尤易消。

一产后忽两乳细小，下垂过小腹，甚痛，人谓乳悬，谁知胃血燥乎。胃，水谷之海，多气多血。产后亡血过多，则胃空虚，饮食不能遽进，即进，各脏腑取给甚急，则胃气困。胃困，胃血益燥，何以解各脏腑之纷争？子又索母乳，内外取资，胃无以应。乳房，胃外廓。乳头，胃门户。胃苦内之纷争，欲出不可，得外，不免儿口吮咂，细小下垂，乃逃遁难藏，入地无门之状，危症也。急补胃气，益补血之味。胃气升，胃不燥，内足分给脏腑，何至痛而倒悬哉。用**解悬汤**：人参、川芎二两，当归四两，荆芥、益母草三钱①，麦冬②、炮姜一钱。八剂愈。用人参生胃气，芎、归生血，荆芥、益母草分解各脏腑，使归其经络，用麦冬、炮姜因胃燥，未免火动炎烧，产后不便大用寒凉，故用麦冬微凉，少解火势。

肚　痈

一小腹生痈，断无阳证，以属阴部位也。阴生阴毒，似至重，然纯阴无阳，一用阳药立效。人多用阴药消毒，反成难救。然余谓阳药，补气温火味也。盖阴地结阴毒，乃虚寒故也。寒因虚不行，毒因寒相结，用热药祛寒，自能寒散毒。用**辟寒救腹丹**：白术、银花三两，茯苓、肉桂三钱，附子一钱，当归二两，蛇床子五钱。一剂消。已溃，四剂亦愈。方用白术为君，

① 三钱：《辨证录》作"三两"。

② 麦冬：《辨证录》用量为"一两"。

利腰脐气也。腰脐气利，下腹部位尽利。后用银花、蛇床子祛毒，则毒易消。然寒极恐难入，又加附、桂，斩关而进也。一片干燥药，未免耗血，故用当归阳中之阴，少制其横，则阴寒尽散，又无阳旺，故奏功又免患。

多骨痈

一腿旁长强穴间疼痛，高肿成痈，久之，肉中生骨，取出又生，人谓多骨痈，谁知湿热毒之所化乎。此证因多食生果，湿热所成。治早，一二剂解散。因循失治与不得法，遂至湿壅添热，热盛化骨，日久迁延，卧床不起。或谓初起未尝有骨，可内散，生骨后，必须取出，药焉可解散？不知多骨乃无形所化，似骨非骨，非肉中真生骨也。真骨难化，似骨可化。宜利湿清热，佐补气血，骨自消。用**五神汤**：茯苓、前子、紫花地丁一两，银花三两，牛膝五钱。五剂痊愈。方用车前、茯苓利湿，紫花地丁清热，银花、牛膝补中散毒，故神。

恶疽

一四肢或头面生疽，头黑皮紫，疼痛异常，此阳证之毒①也。盖阳毒势骤，不急散毒，则养成大横，如贼初起，乌合易出，久则巢穴日大，非朝夕可破，人多轻视不急治，谁知小可变大乎？然痈溃于内，疽肿在外。溃内，难外治；肿外，易内消。虽毒尽由内发，疽病尤宜内治。用**消疽散**：生地、连翘、

---

① 阳证之毒：原作"阴疽"，今据钱本及《辨证录》改。

地榆、花粉三钱，忍冬藤、夏枯草、当归一两，白芷①、生草二钱。未溃，二剂消。已溃，四剂愈。凡疽，以此方投，神效。盖补血散毒，血活毒难留，凉血清火，血寒火易散。疽，阳毒，故咸宜。

疔　疮

一疔疮，一时疼痛非常，亦阳毒。世以黄豆令病人嚼之，不知腥臭便是疔，以此辨，不错。疮头必发黄泡，中有紫黑色，更细看泡中，必有红白一线，通出于泡内外。疔生足上，红线由足入脐；疔生手上，红线由手走入心；疔生疮面，红线由唇面至喉。急于线尽处，用针刺出毒血，免攻心。若见白线，不必治。总以消毒泻火为主。用**拔疔散**：紫花地丁、甘菊一两。三剂痊愈。不必外治挑开疔头。若已溃，加当归二两，亦不必四剂。

---

① 白芷：《辨证录》用量为"三钱"。

卷十五

杨梅门

一花街柳巷取欢，自觉马口如刀刺，此毒已过也。未几生鱼口，生痂疮，至遍身亦生疮，脓臭不堪。多用败毒药愈盛，有腐烂而死者。盖此毒中于泄精时，泄精元气虚，毒乘虚入。若元气大旺，毒难深入，即有传染，可一泄愈。今遍身毒疮，明是大虚，毒深不补虚，焉能效？倘只败毒，无异下石。用**三生汤**[①]：生芪、土茯苓三两，生草三钱。十二剂痊愈。方妙在不解毒，用生芪补气，气旺，邪自难留。得生草化毒，土茯苓引毒，毒去，正无亏，气生血得养。

一龟头忽生痂疮，服败毒药，毒从二便出。倘大肠燥结，则毒不走大肠，必尽趋小水出。小水口小，毒难尽泄，毒不留肠中，反结外势。毒盛必发，安得不腐？每连龟身亦烂。人多用外药敷。外敷虽不可少，然必先消火毒。用**散毒神丹**：黄柏、生草、炒栀子三钱，茯苓一两，肉桂一分[②]。四剂，毒从小便

---

① 三生汤：《辨证录》作"二生汤"。
② 一分：《辨证录》作"一钱"。

出，痛少止。后用**生势丹**敷之。炒黄柏三两，儿茶、生草一两，麝①、片三分，大黄三钱，乳香、没药、朱砂一钱，忌火煅。各为极细末，和匀渗之。不数日，脓尽血干，肉长，一月愈，但不能长龟头。再用大补汤，服一二月，可种子。倘多服败毒，必用泻火。无论命门寒极，外势亦且冰冻，安得阳和骤生。此前后实有次序。

一疳疮初发，鱼口将生，不急治，必遍身生疮，腐烂身体，多不救。人多以五虎散败毒，虽毒亦可下泄，伤元气正多。苟减败毒药，又恐留毒。盖毒气入，因元气虚也。今又败毒以重虚，无论毒尽下泄，已犯虚虚，况以败毒，毒更难散乎。宜于补中攻泄，毒尽出，正无亏。用**早夺汤**：参、归、苓、术、石膏、大黄、银花、生芪一两，远志、生草、花粉三钱，柴胡二钱。一剂，泄恶物，掘土埋之。二剂，臭秽尽。减大黄、石膏，加土茯苓二两，同前药煎，四剂必隐隐疮形现皮肤内。再二剂，尽消。再二剂，不发。方用大黄泄毒，石膏清毒，生草、银花化毒，柴胡、花粉散毒。妙在更用参、芪、归、术，以至仁佐至勇，战抚兼施，军声更振。少加祛除，贼化为良，岂民变盗哉。此方余实亲验，愿人留意。阴虚阳燥，加熟地数两，或玄参一两，余莫乱加。

一杨梅误服轻粉，毒虚于内，未几，自觉一裹臭气冲鼻出，次日鼻黑，不闻香臭。缓治鼻坏，便不治。且毒势甚盛，非杯水可救。况杨梅结毒于鼻，其毒更盛，以毒在肺也。毒气在肺，

---

① 麝：《辨证录》用量为"三钱"。

清气尽为毒气。肺气出于鼻，藏于肾。肾感毒移于肺，散于皮肤，则毒可外出。用轻粉收敛，发皮肤者，尽还肺中，肺欲还肾，肾不受，乃上冲于鼻，鼻孔细小不能遽泄，毒气尽结于鼻。须多药解毒，以肺不能直治，必隔一隔二治。用**护鼻散**：玄参、银花三两，麦冬二两，花粉三钱，生草一两，桔梗五钱。水煎，调生丹砂末三钱，四剂愈。更用**全鼻散**：玄参、银花、当归一两，生草三钱，麦冬五钱，人参二钱[①]，生丹砂一钱。如前服十剂尽愈。前方过猛以救急，后方和平以补虚。轻粉毒，非丹砂不能去，故前后皆用。轻粉，水银所烧；丹砂，水银之母。子见母，自相亲不相离，丹砂出，轻粉亦出，此人未知。倘鼻梁已倾，虽不重长，命可救。

一杨梅遍身皆烂，疼痛非常，人谓毒气在皮肤，谁知血虚毒结皮肤乎。杨梅发于髓之中，毒在骨髓难疗，在皮肤似易治。然毒未出皮肤，其毒蕴藏，泻骨中毒，可从下外泻。毒已出皮肤，其毒开张，敛肌中毒，不可由表入攻。宜补血，泻毒，引从小便出，实得法。用**二苓化毒汤**：白茯苓、当归二两[②]，土茯苓、银花二两，紫草[③]、生草二钱。水酒各半煎服。十剂痊愈。方平淡，实有奇功。杨梅生于肾虚，不补虚治疮，反泻毒耗血，故世治杨梅多不效。

---

① 二钱：《辨证录》作"三钱"。

② 二两：《辨证录》作"一两"。

③ 紫草：《辨证录》用量为"三钱"。

腰 疽①

一腰眼间忽长疽眼，疼痛呼号，似阳证，然腰肾至阴地，未可作阳疽治。若竟作阴证，又不可。此证本过忍不泄而成，似阴分之过。但腰间虽去肾不远，火盛毒成，则阴中有阳，未可纯以阴证治。须合阴阳并治以化毒，毒乃如扫。倘不补阴，竟治其毒，则肾气愈伤，毒难速化。补阴不补阳，则阴无阳不生，毒且深藏肾宫，不得泄。用**两治汤**②：白术、杜仲、当归一两，银花三两，防己一钱，豨莶草三钱。三剂愈。用白术、杜仲利腰脐，气通，毒自难结。又银花、当归补中有散，防己、豨莶直入肾逐湿热。阴阳无偏胜，邪正自解纷。

擎 疽

一手心忽肿突成疽，昼夜疼痛非常，所谓擎疽也。此冤家债主相寻，每多流血以死，似不必治。然自怨自艾，处仁迁义亦可救。此亦人有火热之毒，乘机窃发也。但火热非起乎一朝，解毒难凭于小剂。盖毒成于热，热起于火，火有余，终是水不足，非大料滋水，安得取胜。必大用补水之剂，少佐解毒，擎疽自愈。用**释擎汤**：玄参、银花二两，生地、当归一两，紫花地丁五钱，贝母二钱。未溃三剂，已溃六剂，必愈。后苟迁善不减，改过不勇，未变他病。此方滋水治火，补正解毒，能自居无过，又何拟议。

---

① 腰疽：原无，《辨证录》作"腰疽门"，今补。
② 两治汤：《辨证录》作"两治散"。

脚疽

一脚指忽先痒后痛，指甲黑，次日脚指黑，又次日足面俱黑，黑至脚上胫肚即死，此无名肿毒。因多服春药，是火热毒，非脚疽比。脚疽只黑脚指，不黑脚面。然虽不如无名肿之横而速，杀人则一。盖脚为四余，宜毒不到，今毒聚不散，反出指甲间，则毒盛非常，治转不可轻。人之气血周流，毒必不聚一处。惟气血大亏，不能遍行经络，火毒恶邪，乃团结骨节。脚疽，正气血亏，不能周到也。乌可单泻毒重虚其气血。必大补气血，加泻毒药，全胜道也。用**顾步汤**：芪、归、牛膝、金钗石斛一两，人参三钱，银花三两。三剂痊愈。若已溃，多数剂自愈。银花解毒，非牛膝、石斛不能直达足指，非参、芪、当归，不能使气通血活以散毒。此方即名肿毒亦效。也有用刀去脚指。不若急用此方，补中带散，免痛苦又全生。

一脚腿忽肿一块，色如常，又不痛，人谓痈疽，谁知气虚乎。夫痈成于肿，未有肿而不变痈者，余何谓气虚非痈？盖气所以行血，气行则血行。气血行，纵有邪气，断难成肿。彼邪气盛每因血衰。肿而成痈，每作痛，色必红赤。今不痛不红，有肿之名，无肿之实，纯是气虚，血无所养，非邪盛气不能鼓也。惟补正气，不必化毒祛邪。用**补中益气汤**：参、归五钱，芪、术一两，柴胡、陈皮一钱，升麻五分①，生草、半夏二钱，茯苓三钱。十剂肿消。盖真气夺则虚，邪气盛则实。真既虚，邪愈盛，

---

① 五分：《辨证录》作"五钱"。

不补气，气何以行？肿何以化？此方善补气，故即消肿。况益消痰去湿之品，更易收功。

鬓疽

一两鬓忽红肿生疽，高突数寸，头面眼鼻俱浮，状异平常，阳毒也。盖鬓近太阳，乃阳部位，阴气不能到，故当作阳证治。然每有变阴症者，故阳药中宜加阴分药，以预防之。若溃烂，更须阴药多，阳药少，消息善治。用**理鬓汤**，已溃烂、未溃烂俱收功。银花三两，白芷二钱，芎、归一两，夏枯草三钱。未溃，二剂消。已烂，四剂愈。方用银花、夏枯解火毒，得白芷、川芎入两鬓、太阳间，二味更得施其祛逐。又妙当归补气血，阴阳双益，邪自难变。

唇疔

一疔生口角旁，或在上下唇，不论大小，皆脾胃火毒也。宜速散，否则毒炽，且妨饮食，每腐烂而死。以疔愈小，毒愈横也。宜急泻火毒，不可损脾胃气，则毒不难散。用**救唇汤**：紫花地丁、银花一两，白果二十个，桔梗、生草三钱，知母一钱。三剂痊愈，溃烂五剂奏功。治头面疔疮俱效，治口唇尤捷者，以白果、桔梗善走唇口，引银花、地丁至患处解毒也。

瘰疬

一痰块生颈项，硬如石，久成瘰疬，流脓血，自耳下串连不一，有流行患走状，故名鼠疮，又名串疮，言如鼠之能穿也。世谓因食鼠窃物而成，不尽然也。此证多起于痰，痰块多起于郁，未有不郁能生痰，亦未有无痰成瘰疬者，故必以开郁为主。然久则气血必耗，况流脓血乎。故消痰不开郁，开郁并化痰皆虚虚。用**消痈汤**①：白芍、白术一两，柴胡二钱，花粉、蒲公英三钱，茯苓、紫贝天葵五钱，陈皮、甘草一钱，附子一片。八剂消，服一月痊愈。再服六君，必不发。蒲公、天葵消痈神药，非佐以柴、芍，则肝木不平，非补以术、苓，则脾胃不健，何胜攻痰破块之烈哉。惟有攻有补，则调剂咸宜。得附子引之，直捣中坚，故愈沉疴于旦夕。

一瘰疬溃烂，颈下及胸膈皆痰块，已头破欲腐，遂发寒热，肌瘦食减，盗汗自汗，惊悸恍惚。大约瘰疬初起，先解郁，佐补虚消毒。倘执而用之，必速死。用**转败丹**：参、归二两，柴胡二钱，白芍、银花三两，白术一两，半夏五钱，生草三钱。八剂愈。前方减半，再十剂，疮口悉平不发。此补多于消，开郁化痰存其中。世但知攻毒，故愈攻愈坏。盍以此方试之。

痔　漏

一肛门内外四旁，忽生红瘰，先痛后痒成痔，日久不愈，此皆湿热所成。纵饮及江南人往往有之。正因地气湿热，又加酒毒也。肛门通大肠，凡有湿热，亦同大便出，何积而成痔？以湿热在大肠不能久留，必尽趋肛门。肛门，大肠锁钥，有关

---

① 消痈汤：《辨证录》作"消串丹"。

防之意。于是蓄久湿热之毒，肛门独受。有毒必外形，不生痔于门内，即生痔于门外，内外似殊，作楚则一，乌可舍湿热而他治乎？但肛门去脾胃远，化湿热，必假道于脾胃，恐肛门未受益，脾胃必先损。必须无损脾胃，有益肛门者始效。用**益后汤**：茯苓、白芍、山药、苡仁一两，地榆三钱，穿山甲一片，土炒为末。八剂消。每味再加十倍，以蜜为丸。每日未饮，先滚水下五钱。完一料，不再发。此利湿去热，脾胃无伤，肛门受益。

一肛门边生小疖，不慎酒色，腐烂成漏，不收口，后生肉管，流脓水甚苦。世人用刀针挂线，徒受苦，毒未除，口难长，经年不效，亦不戒酒色，治不得法也。盖他处皮肉，非纵则横，惟肛门皮肉有纵有横，最难生合。况大便出入，又易损，刀针挂线，已伤又伤，何能长皮肉。切戒轻用。惟消湿热毒为佳。然漏久，气血必虚。不治虚，无论漏不可止，气血反伤，终难奏功。必补中用消，何漏不痊。用**青龟丸**：乌龟二个①，茯苓五两，苡仁六两②，羊蹄后爪四副，穿山甲五钱，二味土炒，参③、归三两，干青苔二两④，黄芪八两，松三条⑤，阴干，忌火焙，白芷、槐米一两。各为细末。将龟用古石臼捣死，拌药末，锅内蒸熟，将龟肉与甲火焙干，为末，同药蜜糊丸。日三钱，完，痊愈不发。但非戒酒色三月，不能奏功。此方不可思议，去湿

---

① 二个：《辨证录》作"一个"。
② 六两：《辨证录》作"六钱"。
③ 参：《辨证录》用量为"二两"。
④ 二两：《辨证录》作"一两"。
⑤ 三条：《辨证录》作"二条"。

不散气，败毒不损血。愿人敬服，守戒以去病。

一大便先射血后溺粪，人谓便血，谁知肛门暗生血痔乎。久必变漏，宜流脓水。不知受病不同，症亦异。此饮烧酒过多，热毒走直肠不得泄，乃结小痔不化，久之皮破血出。此出血于直肠外，非出于直肠中，乃膀胱血也。膀胱化气不化血，酒毒渗入膀胱，将酒气化水，出于阴器，酒毒烁血，不从阴器出，不得不趋大肠，肛门无奈，门别户牢，无可出路，酒毒结于直肠外，毒向内攻，直肠痔生。痔生必破，有隙可乘，膀胱之血注之，久且以血引血，不只膀胱之血尽归也。乘大便之开合，血先夺门而出，故先射，正见欲出之速。若不清上游，但截下流，非计之善也。用**清源散**：黄连、槐米、地榆、人参、三七根末三钱，苓、术、白芍五钱，葛根、前子二钱，白芷三分，穿山甲(土炒为末)一钱。水煎，调末服三剂，血更多，减黄连，再三剂愈。宜断酒，能禁女色三月，不发。妙在黄连多，以解酒热毒，先清源也。上游无病，下流自安，又分配得宜，去湿化热，堵截有方，故庆平成，何患洪水哉。

一胸生疮，不慎酒色成漏，竅长数头流血液，久则神形困倦，腰痛难伸，人谓心漏，谁知肾虚成漏乎。心气必得肾气以相生，肾气必得心气以相闭，心漏成于肾气泄也，可不急治肾衰乎。然治肾，心气不闭，与不补同。盖有出气无止气耳。或谓：凡漏疮成于湿热，但闭心之窍，不去湿热，恐漏亦不愈。不知心漏成于肾虚，肾虚则寒非热也。肾虚，真水虚，非邪水盛。宜补真阴，邪水消，温肾寒，湿热退。用**温肾丹**：鹿茸、附子二个，青盐、人参二两，瓦葱二枝、红枣四两。为末，煮枣，捣为丸。日空心酒下三十丸。服月余愈。方奇在鹿茸既能益肾中水火，更补心中缺陷。又附子辛热，无经不达，引入心肾，填补空窍。加青盐，以转坚。盖漏疮必多窍孔，故流血。血得咸则止。瓦葱者，消湿热于无形，心漏非湿热，然少有存留，则孔窍难塞，故用以防变。又恐气虚不能运化，更益人参生气血，助茸、附通达上下，尤易成功。

顽　疮

一手足或胸背头面生恶疮，终年不愈，臭腐不堪，外药内服药不效，世谓顽疮，言冥顽难治，不治未得其妙也。夫生疮乃气血不和，不和者，或湿浸，或热盛，或湿热寒邪交至，遂气结血滞，结皮肉而生疮，久之脓血不净，因生虫。人用杀虫药，反伤皮肉，气血愈虚，力难兼到，弃皮肉于膜外而不顾，疮乃顽。故治疮宜行气活血，虫与毒不必治。然气必补，始行于周身，血必补，始行于遍体。用**救顽汤**：芪、归、麦冬、白术、熟地一两，生草三钱，枣皮、茯苓五钱，柴胡[①]、防风、连翘一钱，半夏二钱，附子一片。二剂更红肿，切勿畏。再八剂，必愈。方活血行气，乃医之力。气行血活，虫将安寄？故不必杀虫而顽疮愈。

一内股生疮，敛如豆许，翻肉一块如菌状，人谓虫蚀外翻，谁知肝经风热烁血乎。肝热则生风，此内风也。外风清凉，内风蕴热，故外风宜散，内风宜清。然但清风不补血，则热不可

---

① 　柴胡：《辨证录》用量为"一两"。

解，风不可舒。必须养血之中益之清热，则燥不能燥，热退风自静。用**清风汤**：白芍一两，参、归五钱，白术、炒栀子、丹皮、沙参、花粉三钱，甘草、柴胡、连翘一钱，川芎二钱。数剂疮自敛。此滋血养肝，非消肉化毒，何以愈？盖疮成于肝旺，平肝，血不燥，自风散热退。苟不平肝，内降火，外追蚀，则蚀又翻，翻又蚀，肉益大，气益虚，变且生矣。

接 骨

一折骨，先将骨凑合端正，用杉木皮夹之，绳缚住，紧用布扎，无令动摇。若因疼痛少松反害事。收拾停当，然后用药。苟皮破出血，尤须外治。然皮未伤，内外夹攻，亦佳。内治必活血去瘀，血不活则瘀不去，骨不能接。用**续骨神丹**：当归二两，大黄五钱，败龟板为末、生地、白芍一两，丹皮、续断三钱，牛膝、乳香末、没药末、红花二钱，桃仁三十个，羊踯躅一钱。四剂，去大黄，又四剂痊愈。外治用**全体神膏**：当归、生地、红花二两，续断、地榆、茜草、小蓟、木瓜、人参、川芎、刘寄奴、芪、术一两，甘草五钱，杏仁，去皮、柴胡、荆芥三钱，桑木枝四两，皂角二钱。用麻油三斤，熬数沸，麻布沥去渣，再熬至滴成珠，加黄丹末，水漂过二斤四两①，另收为膏，毋使太老。再用乳香、没药、自然铜，用醋焠七次、花蕊石、海螵蛸三钱，麒麟竭五钱，白醋②一两，为细末，乘未冷时投膏中，桑枝搅匀，瓦器盛。临用，火煨摊膏，重一两。用**胜金丹**：麝香、花蕊石、象皮三钱，血竭三两，古石灰、紫

---

① 二斤四两：《辨证录》作"一斤四两"。
② 白醋：《辨证录》作"白蜡"。

石英二两，海螵蛸、乳香末、没药末两，樟脑、人参、儿茶、三七根末、木耳炭一两，冰片，自然铜，如前淬干、地虱，干、土鳖、琥珀一钱，土狗十个，生草末五钱。和匀，罐盛，贴之。三方绝奇异。倘未甚伤，只须膏药一个，不必掺药末。此内外同治，旦夕收功。

一由高堕下，昏死不苏，人谓恶血奔心，谁知气为血壅乎。夫跌仆出于意外，若坠下自堕地必死，是先挟畏死之心，不比一蹶伤者，心不及动。故气血错乱，昏绝不救。宜逐瘀佐醒气，则血易散，气易开。倘徒攻瘀血，则气闭不宣，无益。用**苏气汤**：乳香末、没药末一钱，苏叶、荆芥、丹皮三钱，当归五钱，白芍五钱，大黄二钱①，桃仁十四个，羊踯躅、山羊血五分。三剂愈。此醒气活血兼用，故神。妙在羊踯躅与苏、荆，因气乱而乱之，血易活，气易苏。

金　疮

一金疮，必多流血，血尽发渴，饮水则立亡，故金疮须忍渴。世有饮水愈者，何也？必素有热病，得水则热解，不可执以为常，是止渴，非补血不可。然疮口大开，所补仍然外泄，故补血仍须止血，止血更须生肉，则恶血不攻心，内火不烧胃，庶死可生，断可续。用**完肤续命汤**：生地、当归、麦冬、玄参三两，人参二两，生草、乳香末、没药末、刘寄奴、花蕊石三钱②，三七根末、续断、白术五钱，地榆一两。四剂愈。此补血

---

① 二钱：《辨证录》作"一钱"。

② 三钱：《辨证录》作"二钱"。

加止涩，则血不流，肉易长。又助气者，盖血不速血，心补气以生血。且血生接肉，不若气旺接肉更易。凡刀伤皆效，但视伤之轻重，分药料之多寡。

物伤门

一虎伤，不论牙爪，流血必多，其孔一时便黑，痛难忍。急用生猪油或生猪肉塞之，肉入孔，随塞随化，庶不再腐。急用地榆末半斤敷伤处，血顿止，随用药解渴。盖流血多，虎又有热毒，直来犯心，故心渴必甚。切忌饮水，不得已，与小便饮之。用**制虎汤**①：芪②、归、生地、麦冬③、地榆、三七根末一两。一剂安卧，次日伤处大痒，又一剂，又卧。如是五日愈。此大补气血生肌，加地榆化虎毒，三七止血收口。药无奇，收实神。

一蛇伤，或足，或头面身腹极肿，三日不救，毒即攻心死。蛇，阴物，出洞口，尚未饮水，毒尤酷，必以解毒为主。但阳药解之，则毒愈炽。必须阴分药，顺其性解之。用**祛毒汤**④：白芷、蒲公英、紫花地丁一两，生草五钱，夏枯草二钱⑤，白矾三钱。三剂痊愈。白芷得夏枯草，阳变为阴。地丁、公英、草、矾尽消毒，属阴，故助白芷直攻蛇毒。或疑蛇毒，即忌阳药，何又用白芷？不知蛇毒非用白芷不除，入阴分药中自效。又问：

---

① 制虎汤：《辨证录》作"治虎汤"。
② 芪：《辨证录》用量为"三钱"。
③ 归、生地、麦冬：《辨证录》用量均为"三两"。
④ 祛毒汤：《辨证录》作"祛毒散"。
⑤ 二钱：《辨证录》作"二两"。

雄黄亦治蛇毒，何不用？盖白芷阳中有阴，若雄黄纯阳，外用可建功，内用必偾事。[批]本集中癫狗咬方用斑蝥、麝香、大黄等，不但孕妇、痨瘵人忌用，即常人服之，甚受苦楚。惟马钱子极佳，此方诸书未传，江归年屡用效，故集中方不载，方已附《奇效医述》后，用者查之，但以寅伤，印结痂愈。一言验癫狗吠去肉，大多不在此论。文守江。

癫

一发癫，皮厚生疮，血出如疥，或痛痒，或干湿，如虫非虫，人谓湿热留皮肤，谁知气血不能周到滋润乎。世以苦参汤或豨莶、白芷外治不效，正气血虚也。盖气足，经络无闭塞，血旺，毛窍不干枯。且气血旺，则湿热散消，何致瘀滞不通，散结皮肤。故治癫，以补气血为主，佐消湿散热。虽十载沉疴尚效，况目前乎。用**扫癫丹**：黄芪三两，当归、银花二两，防风二钱，苓、术、麦冬、白芍、熟地、玄参一两，生草、荆芥、花粉三钱，枣皮、川芎①五钱。十剂痊愈。此大补气血，何异槁苗逢甘霖，有何尘埃之飞野。

刑　杖

一受刑皮肉腐烂，疼痛呼号，似外治佳。然刑重徒外治，安能使血不犯心？是内治断宜急。然外治多神方，内治少应验，每一时心乱死。今内治用**卫心仙丹**：大黄、红花、丹皮、木耳

---

① 　川芎：原无，今据钱本及《辨证录》补。

三钱，当归、生地一两，桃仁三十粒，白芥子二钱。一剂血散，不必二剂。外治用**护身仙丹**①：大黄、当归、龟板一两，乳香、没药、三七根三钱，骨碎补五钱，麝香五分。将猪板油一两②、白蜡一两、松香五钱，铜锅内化开，各药为细末拌匀，为膏贴伤处，外以油纸包，布缠住。重者二膏。若夹棍，不必四个，可行步。内方使恶血尽散，外方使死肉速生，合用故神奇。

---

① 护身仙丹:《辨证录》作"护心仙丹"。
② 一两:原作"一斤"，今据《辨证录》改。